AF836950

Online-Material auf psychotherapie.tools

Mit dem untenstehenden Freischalt-Code erhalten Sie die digitalen Arbeitsmaterialien aus diesem Buch. Hierfür ist eine Registrierung auf psychotherapie.tools notwendig:

1. psychotherapie.tools/online-material öffnen.
2. Freischalt-Code eingeben.
3. Auf »Freischalt-Code einlösen« klicken. Der Code ist einmal gültig.
4. Im Warenkorb auf »Credits einlösen« klicken und Vorgang nach Login abschließen.
5. Arbeitsmaterialien nutzen.

Die Arbeitsmaterialien stehen Ihnen in Ihrem Kundenkonto unter »Mein Material« dauerhaft zur Verfügung. Sie sind für Ihren persönlichen Gebrauch bestimmt.
Als Institution mit mehreren Nutzer:innen wenden Sie sich bitte an vertrieb-psychotherapie.tools@beltz.de

EU3HTUCCXJ

Liesegang

Fetale Alkoholspektrumstörung (FASD) bei Kindern und Jugendlichen

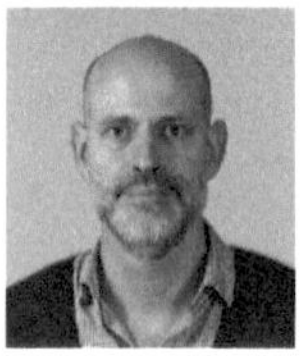

Jörg Liesegang ist Facharzt für Kinder- und Jugendpsychiatrie und Psychotherapie, Verhaltenstherapeut und Systemischer Supervisor (DGSv). Als Oberarzt am Evangelischen Krankenhaus Königin Elisabeth Herzberge in Berlin leitet er eine Tagesklinik sowie die Psychiatrische Institutsambulanz mit der Spezialsprechstunde u.a. für Fetale Alkoholspektrumstörung. Schwerpunkte seiner Arbeit sind zudem die Ermöglichung von Teilhabe bei psychischen Behinderungen. Jörg Liesegang ist verheiratet, Vater von zwei Kindern und musiziert gerne.

Jörg Liesegang

Fetale Alkoholspektrumstörung (FASD) bei Kindern und Jugendlichen

Praxisbuch zur Teilhabe-Ermöglichung
Mit E-Book inside und Arbeitsmaterial

2., neu ausgestattete Auflage

BELTZ

Dr. med. Jörg Liesegang
Ev. Krankenhaus Königin Elisabeth Herzberge gGmbH
Psychiatrische Institutsambulanz der Abt. Psychiatrie,
Psychosomatik und Psychotherapie des Kindes- und Jugendalters
Herzbergstr. 79
10365 Berlin

MIX
Papier | Fördert gute Waldnutzung
FSC® C089473

Dieses Buch ist erhältlich als:
ISBN 978-3-621-29288-7 Print
ISBN 978-3-621-29289-4 E-Book (PDF)

2., neu ausgestattete Auflage 2025

Verlagsgruppe Beltz
Werderstraße 10, 69469 Weinheim
service@beltz.de

Lektorat: Dr. Svenja Wahl, Anja Pilsl
Umschlagbild: _LeS_ /Getty Images
Illustratorin: Kattrin Liesegang
Herstellung: Uta Euler
Satz: WMTP Wendt-Media Text-Processing GmbH, Birkenau
Gesamtherstellung: Beltz Grafische Betriebe, Bad Langensalza
Beltz Grafische Betriebe ist ein Unternehmen mit finanziellem Klimabeitrag (ID 15985-2104-1001).
Printed in Germany

Weitere Informationen zu unseren Autor_innen und Titeln finden Sie unter: www.beltz.de

Inhaltsübersicht

Inhalt

Geleitwort

In seiner Funktion als Psychotherapeut und als noch junger Arzt für Kinder- und Jugendpsychiatrie ist Dr. Jörg Liesegang ein Praxisbuch über das oft schwierige, umfang- und facettenreiche Krankheitsbild der Fetalen Alkoholspektrumstörung (FASD) gelungen, sodass jeder der sich mit der Diagnostik und Beratung von Kindern beschäftigt, deren Mütter in der Schwangerschaft Alkohol als teratogene Noxe zu sich genommen haben, zu diesem Buch greifen sollte.

Bei der Fetalen Alkoholspektrumstörung sind es überwiegend die Veränderungen von Hirnfunktionen, die im Alltag die Teilhabe am normalen Leben erschweren. Diese Veränderungen müssen vom Arzt oder Berater einer anderen Berufsgruppe erkannt und gewürdigt werden. Aber dieser Prozess wird nur zusammen mit dem betroffenen Kind oder Jugendlichen möglich sein. Um es mit den Worten des Autors auszudrücken: »Die meisten Menschen wollen nicht eingeschränkt sein und die gemeinsame Verständigung über vorliegende Schwächen und mögliche Hilfen kann für die Betroffenen einen existenziellen Kampf um ein gesundes Selbstbild bedeuten.«

Zentral ist folgende Feststellung: Menschen mit einer FASD werden oft dazu aufgefordert, sich mehr anzustrengen, obwohl sie selbst den Eindruck haben, sich bereits zu 180 Prozent angestrengt zu haben; das sei nicht fair, sagt der Autor zurecht und setzt den Ansatz der »neurobehavioralen Perspektive« dagegen. Seine behutsame Näherung an das betroffene Kind und dessen Diagnose, sein Rat zunächst zuzuhören, partnerschaftlich und auf Augenhöhe entsprechend den veränderten Hirnfähigkeiten zu handeln, zeichnen die Haltung dieser Perspektive aus.

Ich wünsche diesem Buch Erfolg und große Verbreitung und vor allem der Fetalen Alkoholspektrumstörung, dieser »silent disease«, wie sie in den USA auch genannt wird, die dringend notwendige gesellschaftliche Aufmerksamkeit.

Berlin, Oktober 2021 *Prof. Dr. Hans-Ludwig Spohr*

Vorwort

Dieses Praxisbuch ist in der Arbeit mit Kindern und Jugendlichen, die sich mit Fetalem Alkoholsyndrom in der Behandlung in unserer Spezialambulanz befanden, sowie deren Eltern, Lehrerinnen, Ergotherapeutinnen und Erzieherinnen entstanden. All diese Menschen fühlten sich bisher in unterschiedlichem Maße mit ihren Schwierigkeiten im Alltag nicht verstanden oder gesehen. Die bisherigen Ansätze von einseitig mehr Strenge hatten in Schule, Kindergarten und Familie zu eher mehr Frustration geführt. Den Kindern wurde vorgeworfen, sich nicht genug anzustrengen, und den Eltern wiederholt aufgetragen, noch konsequenter und noch starrer zu erziehen.

Es ist weitläufig bekannt, dass viele Menschen mit einer Fetalen Alkoholspektrumstörung (FASD) über unterschiedlich ausgeprägt veränderte Hirnfähigkeiten verfügen (Wagner, 2013). Allzu häufig wird jedoch übersehen, dass dies im Alltag weitreichende Konsequenzen und Forderungen an die Umwelt stellt. Veränderte Hirnfähigkeiten resultieren oft für die betroffenen Menschen in unsichtbaren psychischen Behinderungen im Alltag.

Folgender Vergleich wird im Laufe des Buches immer wieder eine Rolle spielen: Würden Sie ein blindes Kind auffordern, eine Schrift an der Tafel zu lesen? Würden Sie einem Jugendlichen im Rollstuhl die Aufgabe stellen, die Treppe hochzulaufen? Würden Sie einen jungen Menschen mit Einschränkung der Impulskontrolle auffordern, nicht wütend zu werden? Würden Sie von einem jungen Menschen mit Einschränkungen der Aufmerksamkeit und des Gedächtnisses erwarten, dass die Hausaufgaben ohne Hilfe erledigt werden? Würden Sie im Eifer des Gespräches mit einem Menschen mit verlangsamten Denktempo schnell sprechen?

Auf die ersten beiden Fragen, in denen es um körperliche Fähigkeitsveränderungen (Sehen und Beweglichkeit) geht, erscheinen die Antworten einfach. Bei den weiteren Fragen geht es jedoch um unsichtbare Fähigkeitsveränderungen. Wir erwarten ein gewisses Funktionieren von unserem Gegenüber. Was, wenn diese Erwartungen zum Beispiel in Bezug auf Gruppenfähigkeit oder Leistungsfähigkeit nicht erfüllt werden? Welche Erklärungsmodelle haben wir? Auf welche Ideen greifen wir bei sozialem Scheitern zurück? Beispielsweise: Das Kind ist unsozial. Welche Bewertungen benutzen wir? Beispielsweise: Das Kind ist faul. Das Kind wurde nicht richtig erzogen.

Werden wir mit diesen Erklärungen wirklich dem Sachverhalt der Situation gerecht? Bleiben wir mit diesen Erklärungen konstruktiv? Haben wir mit allen Konsequenzen wirklich versucht, uns Folgendes vorzustellen: Was, wenn das gezeigte Verhalten wirklich unmittelbar mit veränderten Hirnfähigkeiten zu erklären ist? Gibt es für uns als Fachleute einen Weg, das Thema Hirnfähigkeiten konstruktiv und mit Aussicht auf Entwicklung mit allen Seiten anzusprechen? Welche natürlichen Schwierigkeiten stecken in diesem Erklärungsansatz? Und welche Chancen bietet eine erfolgreiche Beratung für alle Beteiligten?

Folgende Kernaussagen sollen mit diesem Buch vermittelt werden:

- Menschen mit einer FASD haben in sehr individueller Ausprägung Einschränkungen von Hirnfunktionen.
- Menschen mit einer FASD werden oft dazu aufgefordert, sich mehr anzustrengen, obwohl sie den Eindruck haben, sich bereits zu 180 Prozent anzustrengen. Das ist nicht fair.
- Dieses Buch beschreibt eine möglicherweise neue Perspektive, wenn erhebliche Einschränkungen von hirnorganischen Fähigkeiten vorliegen.
- Die neurobehaviorale Perspektive versucht, die aktuellen Fähigkeiten von betroffenen Personen in ihren Systemen gemeinsam und konstruktiv zu beschreiben.
- Eine Person kann teilhaben, wenn ein ausgewogenes Verhältnis zwischen den jeweiligen Erwartungen und Fähigkeiten der Person und der Umwelt besteht.
- Teilhabe ermöglicht die alltäglichen Erlebnisse, Herausforderungen und Erfolge, die für eine sozial-emotionale und kognitive Entwicklung nötig sind.

Der Text ist mit dem Ziel der einfacheren Lesbarkeit in einer Genderform gehalten (der femininen). Gemeint sind jeweils alle Genderformen. Wir müssen die Möglichkeiten und Auswirkungen der deutschen Sprache in Bezug auf Gender-Themen ausprobieren – in der Hoffnung auf eine wirkliche Entwicklung in Richtung Unvoreingenommenheit und Diversität. Das passt thematisch zum Hauptanliegen dieses Buches.

Alle Angaben, insbesondere Leitlinienempfehlungen oder klinische Empfehlungen, sind mit größter Sorgfalt zusammengetragen. Der Autor übernimmt keine Haftung für die weitere Verwendung dieser Angaben. Mein herzlicher Dank geht an alle Eltern, Pflegeeltern, Kinder, Jugendlichen und Kolleginnen und Kollegen (insbesondere Frauke Reiprich), von und mit denen ich lernen darf und die mit ihren Erfahrungen, Anregungen und Rückmeldungen diesen Text überhaupt erst möglich gemacht haben. Meine Wertschätzung gilt der Lektorin Dr. Svenja Wahl, für die Geduld und die Anregungen, welche den Ideen eine Form gaben. Mein besonderer Dank geht an Nancy Hall von der Selbsthilfeorganisation FASCETS Canada East für ihre Haltung und ihr Engagement in der Vermittlung der neurobehavioralen Perspektive.

Berlin, Oktober 2021 *Jörg Liesegang*

1 Diagnosestellung einer FASD

In diesem Kapitel wird kurz die Diagnostik der Fetalen Alkoholspektrumstörung (FASD) vorgestellt. Ausführliche Hinweise zur praktischen Durchführung sind der deutschen Leitlinie »Diagnose der Fetalen Alkoholspektrumstörungen FASD« zu entnehmen (Landgraf & Heinen, 2016). Schwerpunkte sind die unmittelbaren Prozesse, die einer Diagnosestellung vorangehen bzw. folgen.

Anders als viele andere Diagnosen aus dem Bereich der psychischen Störungen beinhaltet die Diagnose FASD eine Ursache, nämlich die Tatsache, dass die Mutter das schädigende Gift Alkohol während der Schwangerschaft selber zu sich genommen hat. Diese Ursache löst Gedanken der Vermeidbarkeit und Verantwortung der Störung aus, die derart stigmatisierend und wertend wirken können, dass eine Diagnostik durch die Mutter oder ihr Umfeld verhindert wird – und sei es nur, um die Mutter und damit auch das betroffene Kind zu schützen.

Zusätzlich ist der Umgang mit Neurodiversität (d. h. dem Anderssein von Hirnfähigkeiten) in Deutschland immer noch derart unsensibel, dass die Diagnose teilweise zum Schutz des betroffenen Kindes selber verhindert wird (Zimpel, 2015; Zimpel & Hurtig-Bohn, 2016). Die Motivation gegen eine Diagnose mag sein, dass es besser ist, als ein »normales« Kind Schwierigkeiten zu haben, anstatt mit dem Stempel »Behinderung« Ausgrenzung und Abwertung zu erleben.

Schuldzuweisungen und Ablehnungen einer Diagnose sind Reaktionen einer Umwelt, die von Unverständnis und Empathielosigkeit geprägt ist. Hier schließt sich der Kreis vieler Schicksale von Menschen, die von einer FASD betroffen sind. Sie fühlen sich als Menschen, die es eigentlich nicht geben dürfte oder die so, wie sie eben sind, nicht in Ordnung sind. Beides hat fatale Auswirkungen auf die Entwicklung des Selbstbildes.

Ziel dieses Kapitels ist die Vermittlung einer Grundhaltung, die ich von einer betroffenen Mutter gelernt habe. Sie hatte bei einer chronischen Suchterkrankung in der Schwangerschaft mit ihrem Sohn in einem Ausmaß Alkohol getrunken, dass ihr Sohn ein Vollbild der FAS entwickelt hatte, und beschrieb diese Haltung wie folgt: »Wissen Sie, ich kann nicht verändern, wie krank ich damals war oder wie ich mich verhalten habe. Was ich aber verändern kann, ist, wie ich heute zu mir stehe. Und wie mein Kind verstanden und ihm geholfen wird.«

1.1 Entwicklung der Diagnostik der Fetalen Alkoholspektrumstörung

Die ersten schriftlichen Angaben zur Schädlichkeit von Alkoholkonsum in der Schwangerschaft sind im Buch der Richter im Alten Testament zu finden, stammen also aus der Zeit um 400 vor Christus (Löser, 1995). Eine Zusammenfassung der Entwicklung der letzten 120 Jahre findet sich bei Spohr und Steinhausen (2008). In der Neuzeit veröffentlichte 1899 der Liverpooler Gefängnisarzt William Sullivan die Erkenntnis, dass alkoholkranke Frauen in der erzwungenen Abstinenz des Gefängnisses gesunde Kinder gebaren, während sie zuvor bei krankhaftem Alkoholkonsum geschädigte Kinder zur Welt gebracht hatten. Im Jahr 1968 beschrieben Lemoine et al. ein typisches Schädigungsmuster bei Kindern von alkoholkranken Müttern.

Internationale Aufmerksamkeit erhielt das Fetale Alkoholsyndrom dann jedoch erst mit der Veröffentlichung von Jones und Smith und Mitarbeitern aus dem Jahr 1973 (Smith et al., 1973; Smith & Jones, 1973; Spohr & Steinhausen, 2008). Sie beschrieben ein auffälliges Muster von Gesichtsauffälligkeiten, Wachstumsveränderungen und kognitiven Entwicklungsauffälligkeiten bei Kindern als ein Syndrom, das bei mütterlichem Alkoholkonsum in der Schwangerschaft auftrat. In Deutschland machten dann Majewski et al. (1976) auf die Störung aufmerksam und prägten den teils bis heute verwendeten Begriff »Alkoholembryopathie« (Spohr & Steinhausen, 2008). Der sogenannte Majewski-Score ermöglichte anhand von Wachstumsstörungen, Fehlbildungen, statomotorischen und geistigen Entwicklungsstörungen die Diagnose der »Alkoholembryopathie« nach Schweregrade eingeteilt zu stellen (Löser, 2005; Majewski et al., 1976; Majewski, 1987).

4-Digit-Code. 1997 mündeten die bisherigen umfangreichen Studien zu Auswirkungen des Alkoholkonsums in der Schwangerschaft in das Diagnosesystem der Universität Washington in Seattle, USA. Dieses System ist auf vier Kriterien aufgebaut und wird daher als »4-Digit-Code«-System zur Diagnose von Fetalen Alkoholspektrumstörungen (FASD, Fetal Alcohol Spectrum Disorder) bezeichnet. Im »4-Digit-Code« sind die heute gebräuchlichen vier Kriterien der FASD-Diagnose als Basis der unterschiedlichen Unterdiagnosen innerhalb des Spektrums der Fetalen Alkoholspektrumstörung beschrieben (Astley, 2004, s. auch Tab. 1.1):

(1) Wachstumsstörungen
(2) Gesichtsauffälligkeiten
(3) Auffälligkeiten des ZNS
(4) Alkoholexposition

Das Vollbild »Fetales Alkoholsyndrom bei bekannter Alkoholexposition« liegt vor, wenn alle vier der aufgeführten Kategorien auffällig sind. Sind die ersten drei Kategorien eindeutig auffällig, kann ein im 4-Digit-Code sogenanntes Vollbild »Fetales Alkoholsyndrom ohne bekannte Alkoholexposition« diagnostiziert werden. Weitere Diagnose-Kategorien des 4-Digit-Codes sind beispielsweise das »Partielle Fetale Alkoholsyndrom bei bekanntem Alkoholkonsum« oder die Kategorie »Entwicklungsneurologische Störung« (»Neurodevelopmental Disorder«).

Tabelle 1.1 Die Kriterien des 4-Digit-Codes (Astley, 2004)

Wachstumsstörungen	Gesichtsauffälligkeiten	Auffälligkeiten des ZNS (Zentrales Nervensystem)	Alkoholexposition
▶ Körpergröße klein ▶ Körpergewicht gering	Auffälligkeit in den Bereichen ▶ kleiner Augeninnenabstand ▶ schmale Oberlippe ▶ Philtrum (Einbuchtung in der Mitte der Oberlippe) verstrichen	▶ Strukturauffälligkeiten wie Mikrozephalie ▶ Signifikante funktionale Auffälligkeiten in mindestens drei Bereichen wie Intelligenz, Schulleistungen, Anpassungsfähigkeiten, Soziale Fähigkeiten, Moto-Sensorik, Sprache/Kommunikation, Psychische Gesundheit, Verhalten, Aufmerksamkeit, Aktivität, Entwicklung	▶ Alkoholkonsum der Mutter in der Schwangerschaft in relevanter Menge bekannt

Fazit

- Die Fetale Alkoholspektrumstörung (FASD) ist der Oberbegriff für Entwicklungsstörungen, die durch einen relevanten mütterlichen Konsum von Alkohol in der Schwangerschaft bedingt sind.
- Die Diagnosestellung beruht seit Schaffung des 4-Digit-Code auf den Parametern
  - Wachstumsstörung,
  - Gesichtsauffälligkeiten,
  - ZNS-Auffälligkeiten und
  - Alkoholexposition in der Schwangerschaft.

1.2 Diagnosestellung mit der deutschen S3-Leitlinie

In Deutschland wurde unter der Leitung von Landgraf und Heinen (2013) die S3-Leitlinie zur Diagnose der Fetalen Alkoholspektrumstörungen (FASD) herausgegeben. Der

Diagnostikpfad basiert auf den vier Kategorien des 4-Digit-Codes (Astley, 2004) und führt zu den drei Diagnosen

- Fetales Alkoholsyndrom (FAS),
- partielles Fetales Alkoholsyndrom (pFAS) und
- Alkoholbedingte entwicklungsneurologische Störung (ARND, Alcohol Related Neurodevelopmental Disorder).

In Tabelle 1.2 sind die in Deutschland von den zuständigen Fachgesellschaften empfohlenen Diagnosen aufgelistet.

Tabelle 1.2 Die Diagnosen aus dem Bereich Fetale Alkoholspektrumstörung (FASD) der S3-Leitlinie (Landgraf & Heinen, 2013)

Diagnose nach Leitlinie	FAS (Fetales Alkoholsyndrom)	pFAS (partielles Fetales Alkoholsyndrom)	ARND (Alkoholbedingte entwicklungsneurologische Störung)
Diagnosekriterien nach S3-Leitlinie (Landgraf & Heinen, 2013)	▶ Wachstumsstörung ▶ alle 3 typischen Gesichtsauffälligkeiten ▶ Mikrozephalie oder mind. 3 ZNS-Auffälligkeiten ▶ bekannter oder nicht bekannter relevanter Alkoholkonsum der Mutter in der Schwangerschaft	▶ mind. 2 von 3 typischen Gesichtsauffälligkeiten ▶ mind. 3 ZNS-Auffälligkeiten inklusive Mikrozephalie ▶ bekannter oder wahrscheinlicher relevanter Alkoholkonsum der Mutter in der Schwangerschaft	▶ mind. 3 ZNS-Auffälligkeiten inklusive Mikrozephalie ▶ bestätigter relevanter Alkoholkonsum der Mutter in der Schwangerschaft
Diagnosen nach ICD-10 (WHO, 2020)	▶ Q86.0 Alkohol-Embryopathie (mit Dysmorphien) ▶ F07.8 Sonstige organische Persönlichkeits- und Verhaltensstörungen aufgrund einer Krankheit, Schädigung oder Funktionsstörung des Gehirns	▶ Q86.0 Alkohol-Embryopathie (mit Dysmorphien) ▶ F07.8 Sonstige organische Persönlichkeits- und Verhaltensstörungen aufgrund einer Krankheit, Schädigung oder Funktionsstörung des Gehirns	▶ P04.3 Schädigung des Fetus und Neugeborenen durch Alkoholkonsum der Mutter Exkl.: Alkohol-Embryopathie mit Dysmorphien (Q86.0) ▶ F07.8 Sonstige organische Persönlichkeits- und Verhaltensstörungen aufgrund einer Krankheit, Schädigung oder Funktionsstörung des Gehirns

ICD-10. In Deutschland wird die ICD-10-Diagnose Q86.0 (Alkoholembryopathie mit Dysmorphien; WHO, 2020) von den sozialen und rechtlichen Hilfesystemen zunehmend anerkannt (Schindler, 2017). Die Diagnose ARND (Alkoholbedingte entwicklungsneurologische Störung) zeichnet sich dadurch aus, dass die typischen Gesichtsmerkmale und Wachstumsstörungen fehlen. Eventuell ist dies der Grund, warum die ARND noch zu selten als Störung erkannt und diagnostiziert wird. In der Praxis zeigt sich jedoch, dass Kinder mit einer ARND im Alltag ebenso gravierende Einschränkungen ihrer Gehirnfunktionen haben können wie Kinder mit der Diagnose FAS oder pFAS. Bei Kindern mit einer ARND kann die Diagnose Q86.0 wegen den fehlenden Dysmorphien im Gesicht nicht gestellt werden. Dafür gibt es jedoch die ICD-10-Diagnose P04.3 (Schädigung des Fetus und Neugeborenen durch Alkoholkonsum der Mutter). Die zusätzliche Diagnose F07.8 (Sonstige organische Persönlichkeits- und Verhaltensstörungen aufgrund einer Krankheit, Schädigung oder Funktionsstörung des Gehirns) erlaubt es, die gravierenden Auswirkungen der fetalen Störung auf die Hirnfunktion als psychiatrische Störung auszudrücken und muss unbedingt mit kodiert werden. 1

ICD-11. Die aktuell in Entwicklung befindliche neue Fassung der ICD, die ICD-11, benennt den Oberbegriff Fetale Alkoholspektrumstörung als ein »Neurodevelopmental syndrome due to prenatal alcohol exposure« mit dem Code 6A0Y unter »neurodevelopmental disorders«. Das im Sinne der S3-Leitlinie definierte »Vollbild« Fetales Alkoholsyndrom wird mit dem Code LD2F.00 als »Fetal alcohol syndrome« benannt (ICD-11, WHO, 2021). Hier sind in der weiteren Ausformulierung und Übersetzung der deutschen Fassung der ICD-11 jedoch noch erhebliche Entwicklungen zu erwarten.

Laut S3-Leitlinie soll die Diagnostik durch eine Leistungserbringerin mit Erfahrung durchgeführt werden. Hier ist jede Diagnostikerin selber aufgerufen, sich über Hospitationen oder Fortbildungen in die Thematik einzudenken. Die Leitlinie selber gibt einen genauen Diagnostikprozess vor, hervorragend zusammengefasst in dem Kurzleitfaden »Pocketguide FASD« (Landgraf & Heinen, 2016), der frei erhältlich im Internet vorliegt. Untersucht bzw. erhoben werden Informationen aus den folgenden Bereichen:

(1) Wachstumsauffälligkeiten
(2) Gesichtsauffälligkeiten (Augeninnenabstand, Philtrum und Oberlippe)
(3) ZNS-Auffälligkeiten
(4) Alkoholkonsum der Mutter in der Schwangerschaft

Diagnostikprozess. Der Diagnostikprozess wird in der Praxis meist in umgekehrter Reihenfolge durchgeführt. Zunächst muss anamnestisch geklärt werden, ob die Mutter in der Schwangerschaft in relevanter Menge Alkohol getrunken hat. Dies ist meist der Anlass für die Vorstellung und bereits hier sollte sensibel auf den Wissensstand des betroffenen Kindes geachtet werden. Eventuell ist es sinnvoll, diesen Teil ohne das Kind nur mit der Mutter, dem Vater oder den Pflegeeltern zu besprechen, damit hier das Kind nicht überfordert wird. Häufig muss die Frage nach einem Alkoholkonsum auch erklärt werden. Leider hat die Frage nach einem Alkoholkonsum bereits das Potenzial, dass die leibliche Mutter sich beschuldigt fühlt und den Kontakt zu den Ärztinnen oder Fragenden innerlich oder sogar räumlich abbricht. Es ist empfehlenswert, die Frage nach Alkohol mit dem Vorstellungsanlass, mit den Entwicklungssorgen (s. Abschn. 1.4) und mit den Alltagsschwierigkeiten zu verknüpfen. Der Grund für die Frage nach dem Alkoholkonsum ist ein Ermöglichen von Hilfen, nichts anderes. Das muss klar formuliert werden.

Diagnose ohne Nachweis des mütterlichen Alkoholkonsums. Immer wieder entstehen berechtigte Diskussionen, da für die Diagnose des Vollbildes FAS der Alkoholkonsum der Mutter nicht bestätigt sein muss. Die Autoren der Leitlinie haben sich hier klar auf die Seite der Kinder gestellt, um die Diagnose FAS mit den dazugehörigen Hilfen auch bei den Kindern zu ermöglichen, deren Mütter den Alkoholkonsum aus unterschiedlichsten Gründen nicht bestätigen können. Natürlich besteht auch das Restrisiko, dass die Mutter den Konsum verneint, da sie wirklich keinen Alkohol getrunken hat. Um im Einzelfall das Bestmögliche für das Kind und die Mutter zu erreichen, mag es sich lohnen, grundsätzlich auch Differenzialdiagnosen der FASD im Hinterkopf zu behalten, z. B. multifaktoriell durch einen übermäßigen Alkoholkonsum des Vaters mitbedingte Symptome (Douzgou et al., 2012).

Auffälligkeiten des ZNS. Hauptteil und oft der eigentliche Grund für die Vorstellung sind die ZNS-Auffälligkeiten bzw. Einschränkungen des betroffenen Kindes im Alltag. Hier wird dringend eine ausführliche Diagnostik empfohlen, um den Hilfebedarf umfassend formulieren zu können. Für die Diagnose an sich ist das Vorliegen einer Mikrozephalie (<10. Perzentile) für die Diagnose FAS als Beispiel bereits ausreichend. Allerdings ist damit noch nichts über die Einschränkungen im Alltag ausgedrückt. Weitere relevante ZNS-Auffälligkeiten sind eine globale Entwicklungsverzögerung bzw. Intelligenzminderung (<-2 Standardabweichungen [SD]), das Vorliegen einer Epilepsie oder eine klinisch relevante (<-2 SD) Einschränkung aus den folgenden acht Bereichen:

- Sprache
- Feinmotorik
- räumlich-visuelle Wahrnehmung und räumlich-konstruktive Fähigkeiten
- Lern- bzw. Merkfähigkeiten
- exekutive Funktionen
- Rechenfertigkeiten
- Aufmerksamkeit
- Soziale Fertigkeiten und Verhalten

In der Leitlinie sind die jeweils üblichen psychometrischen Erhebungsinstrumente für die einzelnen Bereiche empfohlen (s. auch Tab. 1.3).

Tabelle 1.3 Auszug aus den in der S3-Leitlinie empfohlenen psychometrischen Erhebungsinstrumenten für die einzelnen Bereiche (Landgraf & Heinen, 2013, S. 170–174)

Intelligenz/kognitive Leistungsfähigkeit	▶ WISC-V (Wechsler Intelligence Scale for Children – Fifth Edition, Petermann, 2017) *
Sprache	▶ Skala »Sprachverständnis« (WISC-V, Petermann, 2017) * ▶ SET 5-10 (Sprachstandserhebungstest Kinder im Alter zwischen 5 und 10 Jahren; Petermann, 2010)
Fein-/Graphomotorik und grobmotorische Koordination	▶ Klinisch-neurologische Beurteilung ▶ M-ABC-2 (Movement Assessment Battery for Children; Petermann, 2015)
Räumlich-visuelle Wahrnehmung und räumlich-konstruktive Fähigkeiten	▶ Skala »Mosaik-Test« (WISC-V; Petermann, 2017) * ▶ Skala »Figuren legen« (WISC-V; Petermann, 2017) *
Lern- und Merkfähigkeit	▶ Skala »Arbeitsgedächtnis« (WISC-V; Petermann, 2017) *
Exekutive Funktionen	▶ BRIEF (Verhaltensinventar zur Beurteilung exekutiver Funktionen, Drechsler & Steinhausen, 2013) **
Rechenfertigkeiten	▶ ZAREKI-R (Neuropsychologische Testbatterie für Zahlenverarbeitung und Rechnen bei Kindern – Revidierte Fassung; Aster et al., 2013)
Aufmerksamkeit	▶ TAP (Testbatterie zur Aufmerksamkeitsprüfung; Zimmermann & Fimm, 1993) Untertests: Alertness, Daueraufmerksamkeit, geteilte Aufmerksamkeit ▶ DISYPS-III (Diagnostik-System für psychische Störungen nach ICD-10 und DSM-5 für Kinder und Jugendliche – III; Döpfner & Görtz-Dorten, 2017) Fragebögen: FBB-ADHS und SBB-ADHS * ▶ Skala »Durchstreichtest« (WISC-V; Petermann, 2017) *
Soziale Fertigkeiten und Verhalten	▶ CBCL (Elternfragebogen über das Verhalten von Kindern und Jugendlichen = Deutsche Schulalter-Formen der Child Behavior Checklist; Döpfner et al., 2014) ▶ YSR (Youth Self Report; Döpfner et al., 2014)

* Aktualisierung des Testverfahrens: Seit Erscheinen der Leitlinie (Landgraf & Heinen, 2013) ist der WISC-IV durch den WISV-V ersetzt worden, die Anpassung erfolgte durch den Autor.

** Der BRIEF ist ein relativ neues Fragebogen-Verfahren zur Erfassung von Exekutivfunktionsstörungen, das vom Autor ergänzend zur S3-Leitlinie zum Einsatz empfohlen wird.

Es wird immer noch diskutiert, inwieweit klinische oder anamnestische Untersuchungsergebnisse (z. B. Angaben aus der Schule) auch in die Bewertung der ZNS-Einschränkungen mit einfließen müssen. Die Argumente und Gegenargumente sind sehr stark. Einerseits kann von einer ZNS-Einschränkung gefordert werden, dass sie sich situationsübergreifend, also auch in den »Labor«-Bedingungen der psychometrischen Testung zeigen muss, um in die Bewertung nach der S3-Leitlinie einzufließen (Wagner, 2013). Andererseits ist es eben typisch für die Einschränkungen bei FASD, dass sie in stark reglementierten und übersichtlichen Bedingungen eher unauffällig sind, jedoch im Alltag eher auffällig. Ein gutes Beispiel für eine solche Diskrepanz kann die Gegenüberstellung der Einschätzung der Aufmerksamkeit mit der TAP als Aufmerksamkeitsprüfung unter strukturierten Laborbedingungen und der Rückmeldung aus Schule bzw. Familie sein. Gravierende Unterschiede der Ergebnisse mit unauffälliger TAP (Zimmermann & Fimm, 1993) und stark auffälligen Beurteilungsfragebögen ADHS (DISYPS-III; Döpfner & Görtz-Dorten, 2017) sind häufig. Eine Erfüllung des Kriteriums »Aufmerksamkeit« ist gleichermaßen bei einer auffälligen psychometrischen Testung in der strukturierten Testsituation und bei einem auffälligen Beurteilungsfragebogen gegeben. Klinisch gut belegt ist, dass ein ähnliches Vorgehen auch bei einer anderen gravierenden Hirnfunktionseinschränkung zu empfehlen ist, wenn diese situationsübergreifend von mehr als einer Person berichtet wird und zu einer starken Teilhabebeeinträchtigung oder Leidensdruck führt.

Gesichtsauffälligkeiten. Im weiteren Verlauf werden die Gesichtsauffälligkeiten beurteilt. Der Augeninnenabstand kann grob mit einem durchsichtigen Lineal gemessen werden, photometrische Verfahren wie in der Leitlinie empfohlen, gibt es an größeren Einrichtungen zur genaueren Messung. Hier ist ein Wert unterhalb der 3. Perzentile auffällig. Die Beurteilung des verstrichenen Philtrums (charmante Bezeichnung »Rotzrinne«) und der schmalen Oberlippe erfolgt auch in der S3-Leitlinie nach dem Lip-Philtrum-Guide aus dem 4-Digit-Code (Astley, 2004).

Wachstumsauffälligkeiten. Eine Wachstumsauffälligkeit wird nach S3-Leitlinie erhoben, wenn eine Messung aus den Bereichen Körpergröße, Körpergewicht, BMI zu einem beliebigen Zeitpunkt unterhalb der 10. Perzentile war.

Diagnosekriterien nach S3-Leitlinie. In Tabelle 1.4 ist zusammengefasst, welche Kriterien nach der S3-Leitlinie für welche Diagnose aus dem Bereich FASD zutreffen muss. Nochmals sei darauf hingewiesen, dass oft nur wenige Befunde ausreichen, um die Diagnose zu stellen. Um jedoch ein umfassendes klinisches Gesamtbild der Betroffenen zu gewinnen und eine gute Empfehlung geben zu können, ist immer eine vollständige Einschätzung zu den Hirnfähigkeiten, persönlichen Faktoren und Umweltfaktoren nötig.

Tabelle 1.4 Übersicht der Kriterien für die jeweilige Diagnose aus dem Spektrum FASD nach S3-Leitlinie

Diagnose aus dem Bereich FASD	Alkoholkonsum der Mutter in Schwangerschaft	ZNS-Auffälligkeiten	Gesichtsauffälligkeiten	Wachstumsauffälligkeit
ARND	bestätigt	mind. 3 Auffälligkeiten bei Kopfumfang, Entwicklungsverzögerung/Intelligenzminderung, Epilepsie, ZNS-Funktionen	unauffällig	unauffällig
pFAS	wahrscheinlich	mind. 3 Auffälligkeiten bei Kopfumfang, Entwicklungsverzögerung/Intelligenzminderung, Epilepsie, ZNS-Funktionen	mind. 2 von 3 Kriterien sind auffällig	unauffällig
FAS	begründeter Verdacht	Kopfumfang auffällig oder globale Entwicklungsverzögerung/Intelligenzminderung oder mind. 3 der 8 ZNS-Funktionen und Epilepsie auffällig	alle 3 Kriterien sind auffällig (Augeninnenabstand, Philtrum, Oberlippe)	mindestens ein Kriterium von Körpergröße, Körpergewicht, BMI zu einem beliebigen Zeitpunkt auffällig

Fazit

- In Deutschland können mit der S3-Leitlinie die Diagnosen Fetales Alkoholsyndrom (FAS), partielles Fetales Alkoholsyndrom (pFAS) und Alkoholbedingte entwicklungsneurologische Störung (ARND) gestellt werden.
- Die Stärke der Einschränkungen der Hirnfunktionen und das Ausmaß der Einschränkungen im Alltag bilden sich nicht in den verschiedenen Untergruppen der Diagnosen ab. Ein Kind mit einer ARND kann in seinen Hirnfunktionen ebenso stark eingeschränkt sein wie ein Kind mit einem FAS oder pFAS.
- Die Diagnose aus dem Bereich FASD ist relativ einfach gestellt, bedarf jedoch einer langsamen, gründlichen und kontinuierlichen Beratung und Begleitung.

1.3 Diagnose und Angst vor Stigmatisierung

Stigmatisierung. Eine Stigmatisierung ist der Gesamtvorgang einer automatisierten Zuschreibung von Eigenschaften zu einem Merkmal inklusive seiner Auswirkungen auf die Gesellschaft und die Einzelperson (Santer, 2015). Im Falle von FASD kann zum Beispiel die »Alkoholkranke Mutter« das Stigma sein, das zu einer Kategorisierung des Kindes und seines Umfeldes führt. Sätze wie »Was kann man denn schon von so einer erwarten …« erscheinen geschrieben derart ungerecht, dass ihr alltägliches Vorkommen vielleicht schwer vorstellbar ist. Im Alltag sind solche Aussagen jedoch weit verbreitet und nicht nur auf das Thema Alkohol begrenzt. Auch das Stigma Behinderung, insbesondere psychische Behinderung, löst viele automatisierte Zuschreibungen aus.

Ein Stigma ist eine Art Zeichen, das die betroffene Person mit sich herumträgt und das vom Umfeld »verstanden« wird. Das Stigma Behinderung kann so, auch in bester Absicht, vom Umfeld als »hilfsbedürftig«, »nicht ganz richtig« oder »krank« verstanden werden und damit den Kontakt mit der betroffenen Person in vorgegebene Bahnen lenken. Dadurch dass es zu dem Stigma ein gesellschaftlich gemeinsames Verständnis gibt, wiederholen sich sehr ähnliche Erfahrungen für die Betroffenen auf sehr ähnliche Art und Weise. Die negative Fremdzuschreibung wird durch die hohe Kongruenz der Erfahrungen von der betroffenen Person leicht als eine stimmige negative Selbstzuschreibung übernommen (Rauchfleisch, 1999).

Das Fachpersonal sollte hier als Modell dienen. Mögliche Schwierigkeiten, die aus der Art der Fragen und der Tendenz des Tonfalles resultieren, müssen vom Fachpersonal reflektiert werden, am besten bevor der Kontakt zu den Betroffenen stattfindet. Welche Einstellung hat die Therapeutin selber zu einem möglichen Alkoholkonsum der Mutter? Welches Fachwissen und welche Haltung hat die Therapeutin zu den Themen »Neurodiversität« und »psychische Behinderung«? Zusammengefasst ist die Frage, welche Anti-Stigma-Kompetenz (Freimüller & Wölwer, 2012) die Therapeutin als Summe ihres Wissens, ihrer Haltungen und ihres Verhaltens hat.

Schubladen-Denken. Oft wird diese Art von Stigmatisierung mit einem Schubladen-Denken verglichen. Menschen werden in Schubladen gesteckt. Zielführend ist hier vielleicht, sich die unterschiedlichen Formulierungsmöglichkeiten bewusst zu machen. Wenn ich von dem »FASD-Kranken« spreche, dann befindet sich der Mensch in der FASD-Schublade. Wenn ich von »einem Menschen mit einer FASD« spreche, dann behalte ich mir die Möglichkeit vor, wie folgt zu denken: Kann ich aus meiner Erfahrungs- und Fachwissen-Schublade FASD etwas herausziehen, was zu diesem Menschen passt?

Schubladen-Denken kann also auch anders herum gesehen werden. Menschen sollen nicht in eine Schublade FASD hineingesteckt werden. Vielmehr geht es darum, aus der Schublade FASD Hilfen herauszuziehen, die passen. Menschen denken gut und effizient in Kategorien und sie werden richtig gut, wenn kategorisiertes Wissen frei für den Einzelfall passend assoziiert wird.

Aus Angst vor Stigmatisierung kann es vorkommen, dass die sorgeberechtigten Eltern oder Pflegeeltern eine Diagnostik und damit eine Diagnose ablehnen. Nach aktuellem Patientenrecht darf ein Mensch eine notwendige Behandlung ablehnen, sogar, wenn dies ernste bis lebensbedrohliche Folgen für den Menschen selber hat (Große Feldhaus, 2019). Die Diagnostik wird hier als Bestandteil der Behandlung gesehen, sodass ebenso wie die Behandlung auch die vorangehende Diagnostik durch den mündigen Patienten abgelehnt werden kann, wenn er sich über die Tragweite der Entscheidung ein klares Bild machen kann.

Aufgabe der Sorgeberechtigten. Im Falle einer Diagnostik für ein Kind treffen die Sorgeberechtigten allerdings eine Entscheidung für ihr Kind. Die Frage ist hier für jeden Beteiligten, ob das Wohl des Kindes bei der jeweiligen Entscheidung berücksichtigt wird. Eine frühzeitig gestellte FASD-Diagnose kann einen Hilfeweg ermöglichen und damit mögliches Leid verhindern. Eine an sich indizierte, jedoch von den Sorgeberechtigten abgelehnte Diagnostik nicht durchzuführen, kann also auch als unterlassene Hilfeleistung gewertet werden. Wenn die Entwicklung des Kindes derart in Schwierigkeiten gerät, dass eine Diagnose notwendige Hilfeschritte ermöglichen könnte, muss dies dringend offen besprochen werden. Als letzten Schritt in Fragen des Kindeswohls hat der Diagnostiker die Möglichkeit, im Beisein der Sorgeberechtigten eine »insoweit erfahrene Fachkraft« des Jugendamtes hinzuzuziehen (SGB VIII, 2020).

Gleichzeitig müssen die Vorbehalte und Sorgen der Sorgeberechtigten und/oder Betroffenen ernst genommen werden. Auch hier ist das Wissen und die Haltung des Diagnostikers bezüglich der Themen Stigmatisierung, Hilfen und Möglichkeiten der Unterstützung bei FASD der entscheidende Baustein, sodass die Sorgeberechtigten und Betroffenen in eine Situation kommen, in der sie eine individuelle und passende Entscheidung treffen können.

Fazit

- Stigmatisierung ist ein reales Element in unserer Umwelt. Gerade bei dem Thema »Behinderung« kann eine Stigmatisierung die gesunde Entwicklung wesentlich einschränken.
- Diagnose-Schubladen sind ein Schatz von strukturiert erworbenem Wissen, aus welchen Konzepte und Ideen herausgeholt werden können, um zu schauen, ob sie zu dem individuellen Menschen passen.
- Menschen passen in keine Schubladen.
- Die Diagnose FASD wird erst durch eine stigmatisierende Umwelt zu einem Stigma.
- Die Diagnose FASD kann ein wichtiger und der notwendige Schritt zu einem gesunden Selbstverständnis und einer passenden Hilfe und Förderung für den Betroffenen sein.

1.4 Diagnose und die leibliche Mutter

Die Diagnose FASD beschreibt einen ursächlichen Zusammenhang. Die Ursache für ein FASD ist die Wirkung des von der werdenden Mutter konsumierten Alkohols auf das sich entwickelnde Kind. Alle Präventionskampagnen stützen sich auf diese Tatsache, dass die Entwicklung einer FASD – theoretisch – bei einem Menschen hätte vermieden werden können. Präventionskampagnen sind wichtig und richtig. Menschen müssen über die Risiken des Alkoholkonsums in der Schwangerschaft aufgeklärt werden (BZgA, 2020). Auch werdende Väter müssen wissen, dass ein hoher Alkoholkonsum die Spermatogenese beeinflussen und Schädigungen beim Kind bedingen kann.

Die Perspektive der leiblichen Mutter. Nicht richtig ist es allerdings, wenn Frauen, bei denen das Unglück passiert ist, dass der konsumierte Alkohol eine Schädigung des sich entwickelnden Kindes verursachte, mit dieser Tragödie alleine gelassen oder ausgegrenzt werden. Die Idee, dass eine FASD hätte vermieden werden können, darf nicht zu dem Umkehrschluss führen, dass die Mütter »selber schuld« seien. Ausgesprochen werden solche Aussagen immer wieder verneint, jedoch gibt es in vielen Hilferunden und Hilfeplangesprächen zu Menschen mit FASD Zwischentöne und unterschwellige Annahmen. Immer wieder sollten sich alle Beteiligten hinterfragen, mit welchen Konzepten im Kopf gerade gearbeitet wird.

Es gibt viele Gründe, warum die werdende Mutter in der Schwangerschaft Alkohol konsumiert hat (Römer et al., 2019). Eventuell wusste sie noch gar nicht, dass sie schwanger ist. Eine Schädigung des werdenden Kindes durch Alkohol kann auch in den ersten fünf Wochen nach Empfängnis stattfinden, also in einem Zeitraum, in welchem viele Frauen die Schwangerschaft noch nicht realisieren. Eventuell besteht auch eine Suchterkrankung: Hier besteht neben der Eigenverantwortung auch die hohe Verantwortung des Umfeldes der suchtkranken Person.

Perspektive der Pflegeeltern. Kinder mit einem Verdacht auf eine FASD werden relativ häufig durch Pflegeeltern oder Vormünder medizinisch vorgestellt. Oft haben die Kinder und Pflegeeltern jedoch noch Kontakt zur leiblichen Mutter, sei es als seltene Ansprechpartnerin oder als Person, zu der erst später im Verlauf der Adoleszenz Kontakt gesucht wird. Oft ist das Verhältnis der betroffenen Kinder und der Pflegeeltern zur leiblichen Mutter durch Enttäuschungen oder sogar traumarelevante Erfahrungen bereits sehr belastet. Eventuell wird der heranwachsende Jugendliche durch die Diagnose FASD wütend auf seine leibliche Mutter oder versteht nicht, wie die Mutter Alkohol konsumieren konnte. All diese Gedanken haben ein enormes Konfliktpotenzial, mit dem weder die Betroffenen selber noch die betroffenen Pflegeeltern und Mütter alleine gelassen werden dürfen.

Teilweise fehlt auch jeglicher Kontakt zur leiblichen Mutter, teilweise fehlen Angaben, sodass es in der Praxis häufig sinnvoll ist, eine Diagnose auch ohne belastbare Angaben zum tatsächlichen Alkoholkonsum der leiblichen Mutter während der Schwangerschaft zu stellen. Dabei darf jedoch nicht vergessen werden, dass es die leibliche Mutter mindestens als mentales Konstrukt in dem Kopf des betroffenen Kindes gibt. Das heißt, die Feststellung, dass eine FASD durch den Alkoholkonsum der leiblichen Mutter verursacht wurde, hat eine starke Auswirkung auf dieses mentale Konstrukt des Betroffenen. Da das sich entwickelnde Selbstbild mit diesem mentalen Konstrukt der leiblichen Mutter arbeitet, werden hier Fragen entstehen, die ebenso bearbeitet werden müssen. 1

Integration. Insgesamt ist das Thema FASD und die leibliche Mutter auch das Thema der Integration. Wie gelingt es, die leibliche Mutter oder auch nur das Bild der leiblichen Mutter in das System der Hilfen zu integrieren? Welche Stärken kann und darf sie sich und anderen (vor allem dem Kind!) zeigen? Wie können wir als Hilfesystem die Mutter dabei unterstützen, einen Umgang mit der stattgefundenen Situation zu finden? Ist es richtig, die Tatsache der Entwicklungs-»Störung« des kindlichen Gehirnes durch Alkohol als Störung oder Katastrophe zu bezeichnen? Leiten wir damit negative Entwicklungserwartungen und sich selbsterfüllende Prophezeiungen ein? Würden wir der Situation dagegen gerecht, wenn wir lediglich von einer Entwicklungs-»Besonderheit« sprechen würden? (Mehr zu diesem Thema in Abschn. 1.5)

Wenn das Ziel die Integration der Mutter in den Diagnoseprozess ist, dann ist Integration auch das Mittel. Im Falle von Pflegefamilien wird es meistens innerhalb praktischer Grenzen sinnvoll sein, die leiblichen Mütter mit in den Prozess der Diagnostik einzubeziehen und sie teilhaben zu lassen, solange dies nicht zu Lasten des Kindes geht.

Fallbeispiel

In einer Hilferunde treffe ich als Arzt zum ersten Mal auf die leibliche Mutter eines 5-jährigen Mädchens, das ich von den Pflegeeltern zur FASD-Diagnostik vorgestellt bekommen hatte. Das Mädchen erfüllt nach S3-Leitlinie die Kriterien für die Diagnose partielles Fetales Alkoholsyndrom (Landgraf & Heinen, 2013). Die Mutter verneint bisher rigoros jeglichen Alkoholkonsum unmittelbar vor oder während der Schwangerschaft. In den Wochen vor der Hilferunde wurde intensiv mit der leiblichen Mutter gesprochen, da nach 2 Jahren Abstand die Umgangskontakte mit der Tochter wieder aufgenommen werden. Die Pflegeeltern stehen den Umgangskontakten kritisch gegenüber, da das Kind nach den Kontakten zur leiblichen Mutter stets emotional sehr durcheinander war. Zudem hatte die leibliche Mutter mitbekommen, dass ihr Kind bei mir zur FASD-Diagnostik vorgestellt worden war. Die Mutter gibt von sich an, nicht mit Therapeuten bzw. Psychiatern sprechen zu können, sie begründet dies mit schlechten Erfahrungen in der Vergangenheit.

Zu Beginn der Hilferunde wird der Mutter die Gelegenheit gegeben, zunächst im geschützten Rahmen nur in Begleitung einer vertrauten Person Fragen an mich als Psychiater zu stellen. Die leibliche Mutter formuliert klar, dass sie sich bei Bekannten über FASD informiert hat. Sie spreche aus dem einzigen Grund mit mir, da sie das Beste für ihr Kind wolle. Sie sei selber Kind einer Alkoholkranken gewesen, ihr sei klar, dass sie »das Gleiche habe wie ihr Kind«. Sie gibt an, erst im dritten Monat die Schwangerschaft bemerkt zu haben. Sie habe daher in den ersten drei Schwangerschaftsmonaten verschiedene illegale Drogen und Alkohol konsumiert. Sie habe einen Entzug stationär durchgezogen, als sie von ihrer Schwangerschaft erfuhr.

Die leibliche Mutter gibt weiter an, selber sehr früh von ihrer Mutter getrennt worden zu sein, sie habe mehrere Hilfen der Jugendhilfe mit harten Abbrüchen durchlaufen. In der Kindheit habe sie vor allem darunter gelitten, dass ihre eigene Mutter sie nie in den Einrichtungen besucht hatte, ihre eigene Mutter habe sie ignoriert. Die Therapeuten hätten ständig von ihr gefordert, sich mehr anzustrengen, sich mehr zu kontrollieren, sich mehr zu konzentrieren. Sie selbst habe dabei immer das Gefühl gehabt, dass sie sich schon weit über ihre Fähigkeiten anstrenge.

Die leibliche Mutter gibt darüber hinaus an, dass sie es für ihr Kind besser machen wollte, aber dass nun »alles gleich passiert sei«. In der Rückmeldung versuchen die vertraute Begleitperson und ich, der Mutter ein anderes Bild anzubieten. Die leibliche Mutter stelle sich anders als ihre Mutter dem katastrophalen Ereignis, dass sie in der Zeit der Schwangerschaft suchtkrank war. Sie stelle sich auch den möglichen Vorurteilen einer Gesellschaft, die immer noch einen Unterschied mache, ob eine Frau sich in der Schwangerschaft mit Röteln anstecke und ein behindertes Kind gebäre oder ob eine Frau in der Schwangerschaft Alkohol trinke und ebenfalls ein behindertes Kind gebäre.

Mit Unterstützung der Vertrauten versuchen wir, das Bild zu entwerfen, dass die Mutter mit ihrem Umgang mit der Katastrophe und dem konstruktiven Zusammenarbeiten das wichtigste Modell für die Tochter ist, wie die Tochter selber mit Schwächen umgehen kann, die sie an sich spürt. Ebenso wichtig ist das Modell, wie wertschätzend die Umwelt mit der Mutter umgeht. Auf keinen Fall dürfe es zu unausgesprochenen Schuldzuweisungen gegenüber der Mutter kommen, dies würde von der Tochter sofort als Signal verstanden werden, dass sie etwas Schlechtes in sich hätte, für das die Mutter die Schuld trage. Vielmehr solle das Bild der Katastrophe verwendet werden: Diese sei passiert, aber nun könne von allen Beteiligten gelernt werden, mit ihr umzugehen. Die Mutter schaffte es wieder zurück in die Hilferunde zu gehen und sich diesem konstruktiven Weg mit Wertschätzung der Pflegeeltern und der eigenen Person zu stellen und zu beteiligen (Liesegang, 2020).

Perspektive auf die Beziehung zwischen leiblicher Mutter und Kind. Leibliche Mütter von Kindern, die in Pflegefamilien aufwachsen, werden oft auch über die Adoleszenz hinaus Kontakte zu ihren Kindern haben. Eine eventuell gestellte Diagnose FASD wird also ein Thema im Kontakt zwischen Kind und Mutter sein. Was passiert jedoch, wenn die leibliche Mutter bei der Diagnosestellung FASD nicht »mitgenommen« wurde? Was passiert, wenn die Mutter verneint, jemals Alkohol getrunken zu haben? Muss sich das Kind dann zwischen der Wahrheit der Mutter oder der Wahrheit der anderen entscheiden? Welche anderen Annahmen und Verbindlichkeiten sind dann noch an diese Wahrheit geknüpft? Wie wird sich der Kontakt zwischen Mutter und Kind weiterentwickeln?

Pflegeeltern, Betreuer oder leibliche Väter kommen im Umgang mit den Kindern mit einer FASD vielleicht an ihre Grenzen. Ist es da nicht naheliegend, die Person zu verteufeln, welche die vermeintliche »Ursache« für die Schwierigkeiten ist? Erneut ist dieser Gedanke verschriftlicht kaum auszuhalten. Niemand von uns möchte wissentlich die leibliche Mutter »verteufeln«, jedoch lohnt es sich auch hier, immer wieder die eigenen Konzepte und Annahmen im Alltag zu hinterfragen. Die giftigen Abbaustoffe des Alkohols haben die Entwicklung des Kindes geschädigt, nicht die Mutter. Welche Ideen haben wir selber zur Ursache von Alkoholkonsum und dem möglichen Nicht-Wahrnehmen einer Schwangerschaft? Welche Zwischentöne können wir feststellen und welche Auswirkungen werden sie auf das betroffene Kind der leiblichen Mutter haben? Welchen Stellenwert kann der Begriff der Milde bekommen, um den gegenseitigen Umgang zu gestalten?

Fazit

- Die Diagnose FASD sagt automatisch etwas über die Mutter des betroffenen Kindes. Wir Fachleute können nicht so tun, als ob dies anders wäre.
- Wir Fachleute müssen uns um diese Aussage bezüglich der Mutter kümmern, direkt mit der Mutter, falls das möglich ist.
- Das betroffene Kind braucht die Botschaft, dass die Mutter vom Umfeld mit ihren Nöten gesehen und respektiert wird.
- Das Bild des betroffenen Kindes von der leiblichen Mutter ist in Teilen nicht von der Entwicklung des Selbstbildes des betroffenen Kindes zu trennen.

1.5 Diagnose und Selbstbild

Das Selbstbild bezeichnet die Erklärung und die Geschichte, die wir für uns selber haben und uns selber immer wieder täglich neu geben (Schachinger, 2005). Inwieweit eine medizinische Diagnose überhaupt Teil des Selbstbildes wird, ist einerseits davon abhängig, wie sehr die Auswirkungen der Diagnose den Alltag der betroffenen Person beeinflusst und wie sehr die Umwelt die Diagnose benutzt oder benötigt, um den Menschen zu definieren.

Menschen mit eingeschränkten Hirnfunktionen, wie sie bei FASD vorkommen, merken oft recht früh, dass sie anders sind. Dabei wollen sie nicht anders sein. Die Benennung von schwer zu bewältigenden Aufgaben als ein Problem wird häufig als ein Teil des Problems gesehen. Leugnung, Verdrängung, Nicht-Wahrhaben-Wollen, Auf-die-leichte-Schulter-Nehmen oder ein mutiges Trotzdem-Schaffen können ein Weg sein, mit schwer zu bewältigenden Aufgaben umzugehen. Wenn diese Strategien jedoch nicht zur Bewältigung der Aufgabe ausreichen, kann es sinnvoll sein, ein Problem zu definieren, also zu benennen, um neue Lösungsansätze zu ermöglichen. In diesem Falle geht einer Problem-Lösung eine Problem-Definition und dann eine Problem-Akzeptanz voraus.

Selbstbild und Selbsterkenntnis. Probleme bei sich selber zu sehen, kann sehr schwer sein. Es kann das Selbstbild negativ prägen. Zum Glück scheint die Selbsterkenntnis sich jedoch fast immer dem Selbstschutz unterzuordnen (Baumeister, 1995). Wir alle schützen also lieber unser Selbstbild und lassen negative Darstellungen eher nicht zu. Auflistungen von Funktionseinschränkungen des Gehirnes bei FASD und die Sammlung der Verhaltensschwierigkeiten im Alltag können wie eine negative Darstellung des Selbst wirken. Was aus Sicht des Diagnostikers eine notwendige Symptombeschreibung ist, kann aus Sicht der Betroffenen eine Abwertung sein.

Psychoedukation. Hier zeigt sich der große Bedarf an einer sorgsam und klar kommunizierten Psychoedukation. Psychoedukation beschreibt die Vermittlung von Verständnis und Akzeptanz von psychischen Vorgängen bzw. Krankheiten (Behrendt & Schaub, 2005). Oft hören die Betroffenen stark widersprüchliche Aussagen. Während die Diagnostikerin und Therapeutin von Hirnfunktionseinschränkungen, Nachteilsausgleichen, psychischer Behinderung redet und versucht, der Betroffenen zu vermitteln, dass sie das Recht auf Hilfen hat, ist die Person selber vielleicht noch gar nicht so weit, einen Hilfebedarf bei sich selbst zu sehen. Eventuell ist das aktuelle Selbstbild des Kindes eher noch in einer (nicht ganz unberechtigten) Fremdschuldzuweisung verhaftet (die anderen verstehen mich nicht, ich werde immer zu Unrecht beschuldigt, niemand mag mich, so wie ich bin). Zusätzlich kommen eventuell aus der Schule Signale, dass sich das Kind »absichtlich« böse oder schlecht benimmt, dass es sich stärker selber steuern und kontrollieren muss. All diese Ansichten sind häufig. Um zu verdeutlichen, wie wenig stimmig sie sind, sind die Ansichten in Tabelle 1.5 nochmals gegenübergestellt.

Tabelle 1.5 Beispiele von unterschiedlichen Ansichten auf die Alltagssymptome bei einer FASD

Ansicht der Diagnostikerin bzw. Therapeutin	Selbst-Ansicht	Ansicht der Pädagogin
▶ Vorliegen einer Hirnfunktionsstörung ▶ Hilfebedarf ▶ Umwelt muss sich mehr anpassen	▶ Ich bin genau wie andere ▶ Ich bekomme immer die Schuld ▶ Andere verstehen mich nicht	▶ Kind muss sich besser steuern ▶ Kind muss sich mehr anstrengen ▶ Kind ist anders als andere

Kohärenz des Selbstbildes. Antonovsky (1997, S. 97) sprach in diesem Zusammenhang von der für die psychische Gesundheit notwendigen »Kohärenz« des Selbstbildes. In dem oben beschriebenen Durcheinander von Ansichten und Einschätzungen ist ein stimmiges, für das Selbst und die Umwelt verständliches Selbstbild kaum möglich. In diesem Durcheinander gibt es auch keinen Platz, konstruktiv über eine Diagnose FASD zu sprechen. Versuche, über Symptome zu sprechen, werden häufig nur als Anklage oder Kritik verstanden. Das Kind wird sich selber zu schützen wissen, in dem es einen Kontakt zu dem Thema FASD meidet. Möglichkeiten in den gemeinsamen Einstieg in das Thema FASD und die konstruktiven Hilfen, die möglich sind, finden sich in Kapitel 3 »Die Beratung im Alltag«.

Antonovsky und seine Ideen bezüglich der Entwicklung eines gesunden Selbst lassen sich in Bezug auf psychische Einschränkungen wie folgt umsetzen: So wie die Gesellschaft mit Menschen mit Einschränkungen und Behinderungen umgeht, so lernt der einzelne Mensch mit seinen eigenen Einschränkungen und Behinderungen umzugehen.

Die Ideen der Kohärenz lassen sich auch auf den Umgang mit der leiblichen Mutter übertragen. Vergegenwärtigen wir uns einen Satz aus der Prävention: Die FASD ist in Deutschland die häufigste vermeidbare angeborene kinderärztliche Störung. Vermeidbar bedeutet, dass die Mutter etwas hätte anders machen können. Leider habe ich von Kindern mit FASD den Satz gehört: »Kinder wie mich sollte es eigentlich gar nicht geben.« Welche Impulse aus ihrer Umwelt mussten die Kinder hören, um zu einem solchen Selbstbild zu gelangen? Was können wir dagegen tun?

Akzeptanz. Ein kleiner Schritt ist vielleicht die Menschen ohne Vorbedingung, so wie sie sind, in der Welt zu begrüßen. Dies fängt mit der Akzeptanz der leiblichen Mutter ohne Vorbedingung an. Jeder Mensch muss über das Risiko des Alkoholkonsums in der Schwangerschaft informiert sein und ein zukünftiger Alkoholkonsum von schwangeren Frauen muss mit allen zur Verfügung stehen Mitteln verhindert werden. Wenn aber der Konsum passiert ist, gibt es keinen Platz für »Was wäre, wenn«, sondern nur Platz für ein »Was ist, ist und was können wir jetzt tun«.

Neurodiversität. Bezüglich dem »Was ist, ist und was können wir jetzt tun« kann die Perspektive der Neurodiversität einen großen Beitrag leisten. Neurodiversität bedeutet, dass es normal ist, dass es unterschiedliche Hirnfähigkeiten gibt. Das Selbst der Betroffenen kann in einer »Neurodiversität«-freundlichen Umgebung leichter gute und wertvolle Anteile von sich selbst zu einem stimmigen Selbstbild zusammenfügen (Zimpel, 2016, Zimpel & Hurtig-Bohn, 2016). Dies zu unterstützen ist ein großer Auftrag an uns Diagnostikerinnen und Therapeuten, der sich an die Klärung unserer eigenen Haltung und Erwartungen richtet. Und ein ebenso großer Anspruch an unsere Zusammenarbeit mit allen Beteiligten den Systemen.

Fazit

- Das Bild des betroffenen Kindes von der leiblichen Mutter ist nicht von der Entwicklung des Selbstbildes des betroffenen Kindes zu trennen.
- Das Selbstbild eines Menschen mit Einschränkungen ist davon abhängig, wie die Gesellschaft mit Neurodiversität und Einschränkungen umgeht.
- Das Selbstbild ist von psychischen und charakterlichen Eigenschaften der betroffenen Person abhängig.
- Das Selbstbild ist beeinflussbar.

1.6 Diagnose und Perspektive

Eine Diagnose ist selten ein Selbstzweck. Eine Diagnose wird in der Regel gestellt, weil es eine Frage in der Gegenwart gibt (Was habe ich?) und eine Frage für die Zukunft vorliegt (Was kann ich dagegen machen?). Allein die Frage »Was kann ich dagegen machen?« ist bezeichnend für ein bestimmtes Verständnis von Krankheit, Diagnosen und Therapie. Gegen manche Diagnosen wie Blinddarmentzündung oder Harnwegsinfekt und vielleicht sogar Bluthochdruck kann man etwas machen. *Gegen* eine Diagnose FASD kann man aber nichts machen. Wir können jedoch etwas *mit* der Diagnose FASD machen.

Perspektive der Helfenden. Dieser wichtige Unterschied wird erläutert, weil er den Kernkonflikt der verschiedenen Ansätze bei FASD zeigt. Wenn die Helferinnen um eine Betroffene mit FASD versuchen, etwas *gegen* ein Symptom von FASD zu machen, dann gehen diese Helfer davon aus, dass das Symptom ein personenbezogener Faktor ist, der in der Arbeit mit der Person »wegtherapiert« werden kann. Wenn die Helfer jedoch den Betroffenen unterstützen, etwas *mit* einem Symptom von FASD zu machen, dann folgen diese Helfer einem Störungsmodell von gegenseitigen Abhängigkeiten und Bedingungen, wie es im biopsychosozialen Modell (Engel, 1977; Bengel et al., 2012) beschrieben ist. Ziel ist hier, die Störung als Zwischenergebnis einer Interaktion zu begreifen. Dabei werden die körperlichen (biologischen), die seelischen (psychologischen) und mitmenschlichen (sozialen) Einflüsse auf den Entwicklungsprozess der Gesundheit/Krankheit betrachtet.

Der Gesundheitszustand ist dabei ein fortwährender Umgang mit krankmachenden und gesundheitsfördernden Faktoren (Egger, 2005). Zur Wiederholung in diesem Zusammenhang sind die Aussagen von Antonovsky (1997, S. 36) nützlich: Gesundheitsfördernd ist der folgende Umgang mit Aufgaben (Probleme, Schwierigkeiten, Herausforderungen, Konflikte, Krisen, Krankheiten etc.):

- Aufgaben sind vorhersehbar und verständlich.
- Aufgaben können bewältigt werden.
- Es wird als sinnvoll erlebt, sich den Aufgaben zu stellen.

Biopsychosoziale Einflussfaktoren. Tabelle 1.6 listet einige mögliche biopsychosoziale Einflussfaktoren auf den Gesundheitszustand am Beispiel eines Menschen mit einer FASD auf. Die Einteilung bezüglich gesundheitsfördernden, krankmachenden und den anderen Kategorien ist dabei sehr schematisch und im Einzelfall lassen sich kontextabhängig viele Faktoren in mehreren Kategorien wiederfinden. Alle Einflussfaktoren können im Alltag eines Menschen mit einer FASD zu Aufgaben werden. Die Gesundheitsarbeit des betroffenen Menschen zusammen mit der helfenden Umwelt wird es also sein, die Aufgaben soweit möglich vorhersehbar, verständlich und bewältigbar zu halten.

Für die Perspektive von Menschen mit einer FASD bedeutet dies Folgendes: Menschen benötigen die Möglichkeit, die eigene Person mit ihren Fähigkeiten und Möglichkeiten zu verstehen (Psychoedukation). Menschen brauchen in der Umwelt Menschen, die ihre Fähigkeiten und Möglichkeiten verstehen (Anwältinnen). Menschen brauchen räumliche und soziale Orte, um sich Problemen stellen und bewältigen zu können (Teilhabe). Eine Störung der Teilhabe ist dabei immer als das Ergebnis einer Interaktion zwischen den Fähigkeiten einer Person und den Anforderungen einer Umwelt zu verstehen. Eine Störung oder eine Behinderung ist also nicht ausschließlich personenbezogen, sondern personen- *und* kontextbezogen (Muschalla et al., 2016).

Tabelle 1.6 Einige biopsychosoziale Einflussfaktoren auf den Gesundheitszustand eines Menschen mit einer FASD

	BIO (biologisch)	PSYCHO (psychologisch)	SOZIAL
gesundheitsfördernd	▶ durch hirnorganische Besonderheit eine besondere Sichtweise auf die Welt	▶ Wille zur Kooperation ▶ Bereitschaft von vorne anzufangen ▶ positive Erwartungshaltung ▶ kognitive Flexibilität ▶ wenig nachtragend	▶ Teilhabe ▶ Verständnis ▶ Unterstützung ▶ passende Erwartungen
krankmachend	▶ schwaches Arbeitsgedächtnis ▶ hohe Impulsivität ▶ niedrige Konzentration ▶ schwache Selbstregulation	▶ negative Erwartungshaltung ▶ negatives Selbstbild ▶ niedrige Frustrationsschwelle ▶ hoher Selbstbezug	▶ Ablehnung ▶ Unverständnis ▶ unpassende Erwartungen

Modell der Heilung. Noch einmal zurück zu einem »konventionellen« Verständnis des Themas Diagnose und der daraus ableitbaren Perspektive und Therapie. Wenn die Diagnose eine Entzündung beschreibt, welche behandelt werden kann, dann wird etwas gegen die Krankheit gemacht.

Im Falle einer Diagnose wie FASD besteht jedoch ein erweiterter Ansatz. Die bei einer FASD bestehenden Veränderungen wie eine kürzere Aufmerksamkeitsspanne, eine reduzierte Impulskontrolle oder ein eingeschränktes Arbeitsgedächtnis werden oft erst im Kontakt zu der Umwelt zu einer Störung. Die Umwelt erwartet oft neurotypisches Verhalten, das heißt ein Verhalten, das vorliegt, wenn es keinerlei neuropsychologischen Einschränkungen gibt. Veränderte Hirnfunktionen werden dann zu Schwierigkeiten führen, Anforderungen und Erwartungen der Umwelt zu entsprechen.

Beispielsweise können die meisten Kinder in der 7. Klasse selbständig Raumwechsel in spezielle Fachklassenzimmer in der Schule bewältigen. Ein Kind mit Störung der Orientierung und Handlungsplanung, wie sie bei einer FASD vorkom-

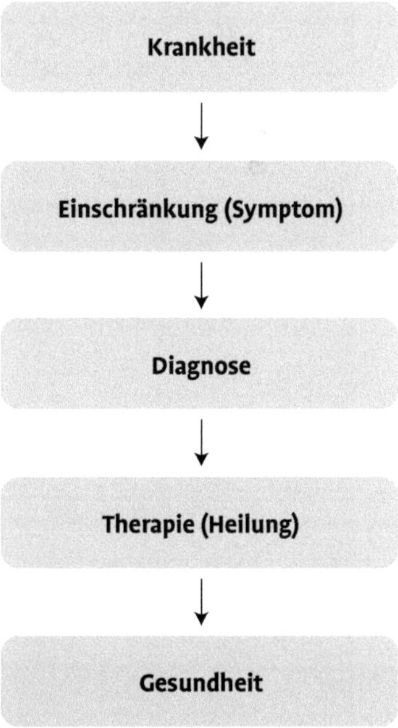

Abbildung 1.1 Modell der Heilung

men, kann jedoch an dieser Aufgabe scheitern. Kommt das Kind also in der 7. Klasse nicht zur Physik-Stunde im Physikzimmer an, wird eine Fehlstunde eingetragen, eventuell wird sogar ein Tadel wegen wiederholten Schwänzens ausgestellt. Bei dem Kind entwickeln sich entsprechende Frustrationen und Gefühle des Nicht-verstanden-Werdens, da es einen Tadel für etwas bekommt, was es selber nicht möchte. Gerne würde das Kind den richtigen Weg zum Physikzimmer finden. Zunehmend fühlt sich das Kind in der Schule unwohl und findet nach der versäumten Physikstunde emotional auch nicht mehr in eine Schulstunde im Klassenzimmer, in welches das Kind eigentlich seinen Weg finden würde. Situationen wie diese beschreiben den möglichen Rattenschwanz von sozial-emotionalen Problemen, die durch nicht gesehene Hirnfunktionseinschränkungen entstehen können. In Abschnitt 2.2 wird auf diese sogenannten sekundären Veränderungen bei FASD eingegangen (Streissguth et al., 1996).

Modell der gesunden Entwicklung. Abbildung 1.2 veranschaulicht einen erweiterten Blick auf das Thema Heilung und gesunde Entwicklung bei FASD. Es folgt dem »klassischen« Schema (Abb. 1.1). Die Krankheit bzw. die Störung FASD besteht aus einge-

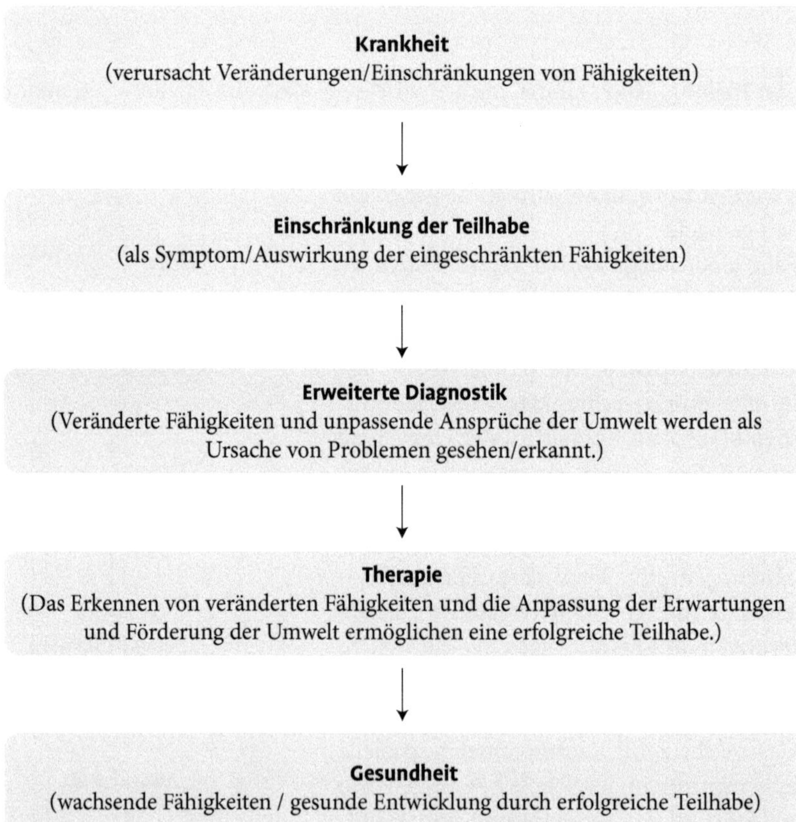

Abbildung 1.2 Modell der gesunden Entwicklung bei erfolgreicher Teilhabe

schränkten Hirnfähigkeiten. Diese Einschränkungen verursachen eine Einschränkung der Teilhabe, bei Kindern meist im familiären, sozialen und schulischen Bereich. Die erweiterte Diagnostik stellt einerseits die Diagnose FASD und erstellt ein exaktes Profil von Fähigkeitseinschränkungen und Stärken im Alltag. Andererseits erfolgt eine Analyse der Anforderungen und Umweltfaktoren des Kindes, um Situationen der Nicht-Passung, Überforderung, Frustration ebenso zu sehen wie Situationen des Erfolges und der Förderung. Indem Situationen des Erfolges und der Förderung verstärkt werden, wird eine »Heilung« im Sinne von Entwicklungsförderung erreicht.

Das Entwicklungsziel ist dabei offen. Niemand weiß, wie sich ein individuelles Kind mit FASD mit einer individuellen Förderung entwickeln wird. Alle bekannten Längsschnittstudien (u. a. Spohr et al., 1993; Steinhausen et al., 1993; Streissguth et al., 1996) sind ein Zeugnis von den durchschnittlichen Entwicklungsmöglichkeiten zu einem bestimmten Zeitpunkt und in einer definierten gesellschaftlichen Situation. Sie sind letztlich ein Blick in den Rückspiegel, mit der Aufforderung zu verstehen, was in der Zukunft besser gemacht werden kann.

Fazit

- Eine gesunde Perspektive ist möglich, wenn sich die betroffene Person mit ihren Fähigkeiten und Möglichkeiten zusammenhängend verstehen kann (Psychoedukation/Selbstbild).
- Eine gesunde Perspektive ist möglich, wenn es in der Umwelt Menschen gibt, die Fähigkeiten und Möglichkeiten der betroffenen Personen verstehen (Anwältinnen).
- Eine gesunde Perspektive ist möglich, wenn es für die betroffenen Personen Orte gibt, um sich Problemen zu stellen und diese zu bewältigen (Teilhabe).

2 Neurobehaviorale Perspektive

Das Wort »neurobehavioral« ist im anglo-amerikanischen Sprachraum sehr präsent (Zasler et al., 2013) und beschreibt Verhaltensauffälligkeiten (behavior = Verhalten), die hypothetisch stark im Zusammenhang mit hirnorganischen Auffälligkeiten stehen (neuron = Nerv). Das Grundkonzept der neurobehavioralen Perspektive ist ebenso radikal wie einfach: Was wäre, wenn die von einem Kind deutlich gezeigte Unfähigkeit, sich zu konzentrieren, die Schwierigkeit, sich in neuen Situationen zurechtzufinden, die Hemmung, eine herausfordernde Aufgabe zu beginnen, die Überempfindlichkeit auf Lärm oder Menschengedränge, was wäre, wenn diese Unfähigkeiten tatsächlich echte neurologische Einschränkungen des Gehirnes abbilden (Malbin, 2017)? Wie würde sich unsere Bewertung des Verhaltens der Menschen ändern, wenn wir als Hypothese von einer echten Einschränkung von hirnorganischen Fähigkeiten ausgehen? Was wäre, wenn das verhaltensauffällige Kind etwas wirklich *nicht kann* und nicht nur *nicht will*? Welche neuen Handlungsmöglichkeiten ergeben sich aus dieser Betrachtungsweise?

Unsichtbare Einschränkungen. Kinder mit Einschränkungen der Gehirnfunktionen fallen oft auf den ersten Blick nicht auf. Sie sehen nicht auffällig »eingeschränkt« aus. Wenn eine Behinderung in der Situation eines Mitmenschen wahrgenommen wird, ist es gesellschaftlicher Konsens, dass eine Anpassung eventuell erforderlich ist. Die meisten Menschen werden einem Menschen mit einem Blindenstock, der auf sie zuläuft, ausweichen. Die meisten Menschen versuchen zumindest, für eine Zeit lauter zu reden, wenn sie bemerken, dass ihr Gegenüber schwerhörig ist.

Kinder mit Einschränkungen der Gehirnfunktionen erleben diese einfache Art der Anpassung an ihre Einschränkung leider seltener. Wenn sie in der Klasse impulsiv explodieren, bekommen sie gesagt, dass sie sich mehr zusammenreißen müssen – dabei haben sie es bereits für über 20 Minuten mit 180 Prozent Anstrengung (gemessen an ihren Fähigkeiten) geschafft sich »zusammenzureißen« und sind eben in der 25. Minute erschöpft und überfordert zusammengebrochen. Wenn sie eine Aufgabe nicht erfüllen, weil sie die drei gleichzeitig gegebenen Einzelschritte der Anweisung nicht aufnehmen und abspeichern konnten, bekommen sie gesagt, dass sie faul seien oder sich verweigern würden, währenddessen das Kind händeringend in seinem Kopf nach der Aufgabe sucht, die es nur zu gerne erfüllen würde.

Das ist nicht fair. Dass junge Menschen, die sich zu 180 Prozent anstrengen, heute noch gesagt bekommen, dass sie sich mehr anstrengen müssten, ist nicht fair. Das ist der Grund, dieses Buch zu schreiben.

Die neurobehaviorale Perspektive entwickelte sich mit den neurobiologischen Erkenntnissen. Ein frühes Beispiel für einen neurobehavioralen Erkenntnisfortschritt ist der tragische Fall des Bahnarbeiters Phineas Gage von 1848. Durch einen Unfall erlitt Phineas Gage eine isolierte Verletzung des Frontalhirnes. In mehreren zeitgenössischen medizinischen Fachartikeln wurde die Verhaltensveränderung nach der Hirnverletzung beschrieben. Bei dem bisher als geduldig und besonnen bekannten Menschen war ein impulsives, reizbares und unzuverlässiges Verhalten entstanden. In zahlreichen, wesentlich später erfolgten Rekonstruktionen des Unfalls und des Verletzungsmusters von Phineas Gage wurde ein ausgeprägtes Frontalhirn-Syndrom beschrieben, das aus Beeinträchtigung der Exekutivfunktionen mit Einschränkungen der Selbstregulation, Impulssteuerung und Handlungsplanung bei sonst oft unveränderten Intelligenzfähigkeiten besteht (Damásio et al., 1994). Erstmalig konnte so ein abstraktes Verhalten wie Impulssteuerung mit einer bestimmten Gehirnregion anatomisch und damit funktional in Verbindung gebracht werden.

Neurodiversität. Insbesondere in den wissenschaftlichen Arbeiten zur Autismus-Spektrum-Störung zeigt sich der Wandel hin zur Annahme von veränderten Hirnfähigkeiten als Ursache für Verhaltensauffälligkeiten. Wurde der Autismus zu Beginn als eine Frühform der Schizophrenie eingeschätzt, existiert heute das biopsychosoziale Modell der Störungsentstehung. Dabei bildete sich immer mehr die Erfahrung heraus, dass zum Teil nicht die Hirnfunktionsveränderung an sich für das Ausmaß der Beeinträchtigung im Alltag verantwortlich ist. Vielmehr ist die Beeinträchtigung im Alltag davon abhängig, inwieweit die Umwelt des Betroffenen es schafft, Barrieren abzubauen und eine Teilhabe zuzulassen. Die zunächst als pathologisch (also krankhaft verändert) angesehenen Gehirnfunktionen wurden immer mehr als eine normale, wenn auch seltenere Ausprägung innerhalb eines großen Spektrums von Normalitäten der Gehirnfunktion beschrieben. Eine Abweichung von »neurotypischem« Verhalten wird nicht mehr automatisiert als krankhaft beschrieben, nur weil es selten ist. So besteht die Möglichkeit, seltene Ausprägungen von Hirnfunktionen als Teil der Neurodiversität zu begreifen (Ortega, 2010).

Bei der Fetalen Alkoholspektrumstörung sind es überwiegend die Veränderungen von Hirnfunktionen, die im Alltag die Teilhabe erschweren. Diese Veränderungen müssen einerseits erkannt und gewürdigt werden. Andererseits wird dieser Prozess nur mit dem von einer FASD betroffenen Kind oder Jugendlichen zusammen möglich sein. Die meisten Menschen wollen nicht eingeschränkt sein und die gemeinsame Verständigung über vorliegende Schwächen und mögliche Hilfen kann für die Betroffenen einen existentiellen Kampf um ein gesundes Selbstbild bedeuten.

2.1 Hirnorganische Veränderungen und Verhalten bei FASD

Forschungsergebnisse. Aktuelle Forschungsergebnisse haben einen deutlichen Zusammenhang zwischen dem vorgeburtlichen Alkoholkonsum der Mutter und Veränderungen von Hirnfunktionen nachweisen können (zusammenfassend: Nuñez et al., 2011). Typische veränderte Hirnfunktionen bei einer FASD sind u. a. Veränderungen der Selbstwahrnehmung, der Orientierung, der räumlichen und zeitlichen Wahrnehmung, der Selbstregulation, des Abstraktionsvermögens, des Regelverständnisses, der Handlungsplanung, der motorischen Entwicklung, des Gedächtnisses, des Lernens, der sprachlichen Entwicklung und der sozialen Interaktion.

In funktionalen Magnetresonanztomografien (fMRI) kann in Experimenten sichtbar gemacht werden, welche Teile des Gehirnes für eine bestimmte Aufgabe aktiviert werden. Die örtliche Zuordnung im Gehirn erfolgt dabei auf Millimeter genau, zeitlich wird eine Aktivität im Bereich von Sekunden erfasst. Der große Vorteil dieser Methode ist, dass nicht nur eine Hirnregion strukturell (d. h. hinsichtlich Größe, Verteilung der Nervenzellen) ausgemessen wird, sondern dass bei einer genau definierten Aufgabe festgestellt werden kann, welche Teile des Gehirns im Zusammenspiel aktiv werden. Diese Art der Bildgebung erlaubt es, das Gehirn als ein komplexes und zusammenarbeitendes System von kleineren Systemen zu untersuchen.

Die gefundenen Auffälligkeiten zeigten eine gute Übereinstimmung mit den bei FASD bekannten Einschränkungen. So war in der funktionalen MRI-Bildgebung in Bezug auf räumliches Gedächtnis und räumliche Orientierung ein deutlicher Unterschied zwischen Menschen mit einer FASD und der Kontrollgruppe zu sehen (Malisza et al., 2005).

Selbstregulation. Eine weitere interessante Versuchsanordnung mit direktem Zusammenhang mit der Selbstregulation und Schwierigkeiten im sozialen Alltag ist die Go-/No-Go-Aufgabe. Ein Beispiel ist das Kindergarten-Spiel »Alle … fliegen hoch«. Hierbei muss das Kind die Hände hochheben, wenn ein Gegenstand genannt wird, der fliegen kann (»Alle Flugzeuge fliegen hoch«). Jedoch muss das Kind die Hände unten lassen, wenn die Spielleiterin einen Gegenstand benennt, der nicht fliegen kann (»Alle Tassen fliegen hoch«). Unter Testbedingungen war deutlich, dass Menschen mit einer FASD während der Selbstregulations-Aufgabe im präfrontalen Kortex deutlich mehr Aktivität hatten als die Teilnehmerinnen in der Kontrollgruppe. Dies wird damit erklärt, dass die Menschen mit FASD mit einer »Überanstrengung« des präfrontalen Kortex eine zugleich vorhandene Unteraktivität im Nucleus caudatus (Striatum) ausgleichen müssen (Fryer et al., 2007).

Effizienz bei Lernvorgängen. Auch bei mündlich gestellten Lernaufgaben zeigten Menschen mit einer FASD eine im Vergleich zur Kontrollgruppe auffällige und größere Aktivität in den temporalen Gehirnregionen, wobei von außen betrachtet auch die Menschen mit FASD die Aufgaben ebenso wie die Kontrollgruppe lösen konnten. Erneut ist die Theorie, dass Menschen mit einer FASD zum Ausgleich von geschädigten spezifisch zuständigen Hirnregionen auf umgebende oder zusammenhängende Hirnregionen ausweichen müssen. Diese Ausweichvorgänge bei der Erfüllung von kognitiven Aufgaben sind weniger effizient und langsamer als die neuronalen Aktivitäten der Kontrollgruppe bei der gleichen Aufgabe. Menschen mit einer FASD können ihr Gehirn beim Lösen mancher Aufgaben weniger effizient einsetzen und müssen sich damit mehr anstrengen als Menschen ohne eine FASD (Sowell et al., 2007). **2**

Zur einfachen Visualisierung dieser wichtigen Tatsache dient das Bild zweier Gehirne (s. auch **INFO 1**). Das Bild des »neurotypischen« Gehirns in Abbildung 2.1 zeigt, wie für eine bestimmte Aufgabe exakt definierte Teile des Gehirnes effizient arbeiten, der Rest des Gehirnes ruht. Die oben beschriebenen Versuche (insbesondere Sowell et al., 2007) zeigen den Unterschied zu der Gehirnarbeit von Menschen mit einer FASD, die in Abbildung 2.2 veranschaulicht wird. Hier werden für die gleiche Aufgabe diffus viele Teile des Gehirns aktiviert und benutzt, als ob das Gehirn bei jeder Aufgabe »das Rad neu erfinden würde« und nicht auf gelernte effiziente Bearbeitungspfade zurückgreifen kann. Das ist anstrengend und benötigt Zeit. Und es kann die Möglichkeit eröffnen (oder die Schwierigkeit sein), immer wieder neue Wege zu finden, also von vorne zu beginnen.

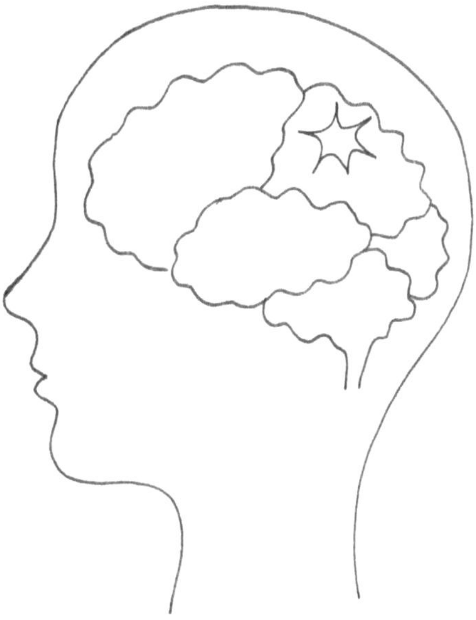

Abbildung 2.1 Ein Gehirn ohne FASD benützt bei einer Aufgabe nur die Teile des Gehirns, die wirklich nötig sind. Das spart Energie

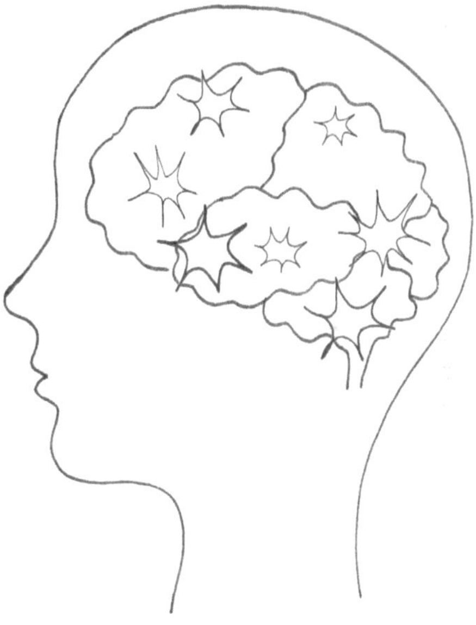

Abbildung 2.2 Ein Gehirn mit einer FASD benützt bei jeder Aufgabe einfach immer das ganze Gehirn. Das ist viel Arbeit und sehr anstrengend

Visuelles Arbeitsgedächtnis. In Arbeiten zum visuellen Arbeitsgedächtnis wurde untersucht, ob die bei FASD allgemein gesehenen Einschränkungen in verschiedenen Untergruppen nach dem 4-Digit-Code (s. Abschn. 1.1) unterschiedlich stark ausgeprägt sind (Astley et al., 2009). Alle Menschen mit FASD aus allen Untergruppen (FAS, pFAS, ARND) zeigten erhebliche Einschränkungen im Vergleich zur Kontrollgruppe. Dies bedeutet konkret, dass die hirnorganisch bedingten Einschränkungen eines Menschen mit der Diagnose Alkoholbedingte entwicklungsneurologische Störung (ARND) genauso stark sein können wie die hirnorganisch bedingten Einschränkungen eines Menschen mit der Diagnose Vollbild Fetales Alkoholsyndrom (FAS). Die aus den hirnorganisch bedingten Einschränkungen entstehenden Schwierigkeiten mit der Umwelt können bei Menschen mit einer ARND sogar noch stärker sein, weil es der Umwelt schwerer fällt, die eigenen Erwartungen und Anforderungen an die Fähigkeiten und Entwicklungsmöglichkeiten des Menschen mit einer ARND anzupassen. Menschen mit einer ARND sehen einfach nicht eingeschränkt aus und es fällt daher vielen Menschen (inklusive der betroffenen Person selber) schwerer, eine Einschränkung zu sehen (Malbin, 2017).

Fazit

- Menschen mit FASD können oft gleiche Aufgaben lösen wie Menschen ohne FASD, sie müssen sich dafür jedoch mehr anstrengen.
- Menschen mit FASD können unabhängig von der gestellten Diagnose FAS, pFAS oder ARND von gravierenden Einschränkungen der Hirnfunktion betroffen sein.

2.2 Verhaltensauffälligkeiten als sekundäre Veränderungen bei FASD

Unsichtbare Einschränkungen von psychischen Fähigkeiten, wie sie bei neurobehavioralen Störungen vorkommen, verursachen oft Anpassungsschwierigkeiten an eine Umwelt, die noch kein Raster, noch keinen Blick für die Einschätzung von psychischen Fähigkeiten hat. Die möglicherweise entstehenden Verhaltensauffälligkeiten sind sekundäre Symptome der primären Einschränkungen von Fähigkeiten. Sie sind eine typische Reaktion eines jeden Menschen auf sich wiederholende Situationen der Frustration durch unpassende Anforderungen an sich selbst oder durch die Umwelt.

Primäre und sekundäre Schädigungen. Streissguth et al. (1996) unterschieden beim Störungsbild des FAS zwischen primären Schädigungen und sekundären Einschränkungen:

- Primäre Manifestationen der fetalen Alkohol-Schädigungen auf das zentrale Nervensystem (ZNS) zeigen sich in folgenden Bereichen: globale Intelligenz, Lesefähigkeit, Rechtschreibfähigkeit, Rechenfähigkeit und die allgemeine Anpassungsfähigkeit.
- Als sekundäre Einschränkung werden psychische Gesundheitsprobleme, Schulabbrüche, Konflikte mit dem Gesetz, Inhaftierung, riskantes Sexualverhalten, Drogenprobleme, unselbständiges Wohnen/Leben und Probleme bei der Arbeit bezeichnet.

Die Forschungsgruppe stellte die Hypothese auf, dass die sekundären Einschränkungen normale menschliche Reaktionsmuster auf eine Überforderung sind, die bei jedem Menschen in einer solchen Situation möglicherweise ähnlich ablaufen. Psychische Probleme mit emotionalen Störungen, einem negativen Selbstbild oder soziale Probleme sind demnach keine isolierten Symptome einer FASD, sondern ein normales Resultat einer krankmachende Interaktion zwischen einem weniger anpassungsfähigen Menschen mit FASD und einer nicht angepassten Umwelt.

Normale Reaktionsmuster auf Überforderung bedeuten aber eben auch vermeidbare Reaktionsmuster, wenn es eine gute Passung und keine Überforderung gibt! Daraus leitet sich ein enormer Auftrag an die Umwelt und die Behandelnden ab, da die aktuellen retrospektiven Forschungsergebnisse zur Entwicklung von Menschen mit einer FASD desaströs sind (Spohr, 2014). Immer noch werden Symptome wie aggressives Verhalten, schulisches Versagen oder dissoziales Verhalten als charakteristisch für Menschen mit FASD benannt. Dies ist angesichts der Forschungsergebnisse von Streissguth et al. zu hinterfragen. Viele Eltern lassen sich von den statistischen Zahlen zur Entwicklung von Menschen mit einer FASD entmutigen. Es ist immer schwieriger, Pflegekinder mit einer diagnostizierten FASD zu vermitteln. Laut Bericht einer potenziellen Pflegemutter wurde ihr von einem Arzt im Krankenhaus gesagt: »Wissen Sie, was Sie sich da antun?« – Sie standen vor einem zwei Wochen alten Neugeborenen mit einer diagnostizierten FASD.

Entwicklungsrisiken und Entwicklungschancen. Die einseitige Benennung von Entwicklungsrisiken ohne nähere Angaben zu individuellen Beeinflussungsmöglichkeiten durch Fachleute ist aus fachlicher Sicht unverantwortlich. Eltern könnten eventuell dazu verleitet werden, zu denken: »Mein Kind muss doch scheitern, weil es FASD hat«. Oder: »Mein Kind wird im Gefängnis landen, weil es FASD hat. Mein Kind wird sich nie entwickeln, weil die hirnorganischen Schädigungen doch unveränderlich sind«. Dies ist eine fatale Missdeutung von statistischen Fakten und vor allem menschenunwürdig, da die individuellen Entwicklungschancen jedes einzelnen Betroffenen nicht berücksichtigt werden. Wir alle sind lernende und uns entwickelnde Wesen. Wir alle reagieren auf Frustration und Ausgrenzung, ebenso wie wir auf Erfolge und Wertschätzung reagieren.

Gleichzeitig wäre es fachlich unverantwortlich, wenn die Entwicklungsaufgabe eines Kindes mit einer FASD idealisiert, romantisiert und schöngeredet würde. Ja, die Art, wie sich Kinder mit FASD erziehen lassen, ist sehr wahrscheinlich erheblich anders als bei neurotypischen Kindern. Und ja, viele Eltern, Pflegeeltern und Betreuerinnen stoßen an ihre Grenzen und verzweifeln an ihren auf den ersten Blick geringen oder nicht sichtbaren Erziehungserfolgen. Aber ist dies nicht auch eine Frage der Erwartungshaltung? Erwarten wir eine neurotypische Entwicklung von einem Kind mit FASD? Erwarten wir, dass ein Schulsystem, das für neurotypische Kinder funktioniert, auch für Kinder mit FASD geeignet ist? Warum erwarten wir riesige Anpassungsleistungen von Menschen, deren primäres Kernsymptom eine reduzierte Anpassungsfähigkeit ist?

Noch einmal, damit diese wichtige Botschaft nicht untergeht: Vor den Untersuchungen von Streissguth et al. (1996) wurden Einschränkungen wie psychische Störungen, soziale Probleme oder Suchtprobleme oft als direktes Symptom von FASD angesehen und hatten damit den Charakter der Unvermeidbarkeit. Die Forschungsgruppe um Ann Streissguth hat untersucht, unter welchen Bedingungen besonders häufig aus primären Einschränkungen sekundäre Störungen werden. Sekundäre Störungen sind die Folge der schlechten Anpassung der Umwelt an die Bedürfnisse der Menschen mit FASD. Wenn dieser Gedanke zu Ende gedacht wird, öffnet sich ein riesiges Feld der Präventionsmöglichkeiten von sekundären Symptomen (Becker et al., 2019).

Konsequenzen für den Umgang mit Menschen mit FASD. Der Versuch, aus den Beobachtungen Streissguths Konsequenzen abzuleiten, ist nicht einfach. Eine Statistik ist immer schwierig, wenn sie als Begründung von Sachverhalten herangezogen wird. Ein Beispiel: Die Forschungen von Streissguth beschreiben eindeutig, dass Menschen mit FASD weniger Schwierigkeiten im Leben haben, wenn sie in Kinderjahren ein stabiles Zuhause ohne Gewalt und weniger Wohnortwechsel erfahren. Statistisch ausgedrückt treten bei der beobachteten Gruppe von Menschen mit einer FASD, die in einem stabilen Zuhause aufgewachsen sind, relativ wenig Schwierigkeiten in der späteren Lebensführung auf. Im Vergleich treten bei der beobachteten Gruppe von Menschen mit einer FASD, die in einem instabilen Zuhause aufgewachsen sind, mehr Probleme bei der Lebensführung auf. Können wir aus diesen Zahlen Maßnahmen ableiten? Sollen wir einem einzelnen Jugendlichen sagen: Du wirst mehr Probleme im Leben haben, weil du kein stabiles Zuhause hattest? Sollen wir aufgrund dieser Zahlen Pflegeeltern empfehlen, einen unaushaltbaren Zustand in ihrer Familie weiter auszuhalten, weil dann statistisch gesehen für das Kind eine bessere Entwicklung möglich ist? Was aus diesen Daten in diesem Fall gemacht wurde, ist ein kausaler Umkehrschluss. Solche Schlüsse sind bei Systemen mit vielen Einflüssen jedoch nicht zulässig.

Unzulässige Umkehrschlüsse

Ein einfaches Beispiel. In einem Versuch wird beobachtet, dass ein Stück Rasen sehr häufig nass ist, wenn es geregnet hat. Der unzulässige Umkehrschluss wäre folgender: Wenn eine beliebige Fläche nass ist, hat es vorher geregnet. Dass es geregnet hat, ist aber nur eine Möglichkeit unter anderen. Jemand könnte auch die Fläche gegossen haben oder die Fläche ist ein Sumpf und ist immer nass, egal ob es geregnet hat oder nicht. Entwicklungen sind häufig multikausal, sie haben mehrere Ursachen. Was für eine nasse Fläche gilt, gilt für das komplexe Konstrukt einer menschlichen Entwicklung erst recht.

Es ist nicht zulässig, mit Statistik Hoffnung zu nehmen. Um Missverständnisse zu vermeiden: Es ist auch nicht zulässig, falsche Hoffnungen zu machen. Wenn Pflegeeltern sich informieren und orientieren wollen, dann werden sie das tun und wir als Fachleute können sie dabei mit den vorhandenen Daten unterstützen. Dabei müssen wir die Daten übersetzen.

Entwicklungschancen unter günstigen Bedingungen. Wir wissen bisher relativ viel über die enormen sozial-emotionalen Entwicklungsrisiken, die es für Menschen mit einer FASD in den bisherigen Jahrzehnten gab. Was wir aber nicht wissen, ist, wie sich ihre Entwicklung statistisch auf einer breiten Ebene ändern würde, wenn es flächendeckend passende Beschulungs- und Integrationsangebote für Kinder mit einer FASD und deren Eltern bzw. Sorgeberechtigten geben würde. Wie würde sich die Situation ändern, wenn Pflegeeltern selbstverständlich eine weitere Hilfe zur Erziehung bekommen würden, auch wenn sie selber bereits eine »Hilfe zur Erziehung« sind. Wie würde sich die Situation ändern, wenn es Eingliederungshilfen in der Schule selbstverständlich nicht nur für Kinder mit somatischen Behinderungen, sondern auch für Kinder mit psychischen Behinderungen geben würde?

Noch liegen keine großen statistischen Längsschnittuntersuchungen vor, die untersuchen, wie sich Kinder mit einer FASD entwickeln, wenn sie derart gefördert und unterstützt werden, dass Frustration und Ausgrenzung auf ein Maß reduziert werden, das für neurotypische Kinder auch üblich ist. Überspitzt ausgedrückt: Was vorliegt, sind große statistische Untersuchungen darüber, dass es Kindern schlecht geht, wenn es ihnen schlecht geht. Und diese Studien haben ihren eigenen Wert, um die Gesellschaft auf Missstände hinzuweisen. Ihr Wert liegt aber nicht darin, einzelne Pflegeeltern im Hier und Jetzt hinsichtlich einer möglichen Prognose zu beraten. Was fast 25 Jahre nach der Veröffentlichung der Untersuchung von Ann Streissguth bleibt, ist weiterhin eine nagende und offene Frage: Tun wir als Gesellschaft wirklich alles uns Mögliche, um zu erreichen, dass Menschen mit bekannten und gut beschriebenen Risiken sich so entwickeln können, wie sie es könnten? Weil es eben nicht zu einer FASD gehört, dass sich ein Mensch unglücklich entwickelt. Vorbild können hier integrative Ansätze beispielsweise aus Kanada sein (Pei et al., 2019).

Fazit

- Sekundäre Krankheitssymptome (z. B. psychische Gesundheitsprobleme) resultieren aus dem Zusammenspiel von primären Einschränkungen (z. B. im Bereich globaler Intelligenz) und Umweltbedingungen.
- Umweltbedingungen sind veränderbar!
- Bei neurobehavioralen Störungen können sekundäre Symptome als vermeidbar (zumindest stark beeinflussbar) angesehen werden.
- Bei neurobehavioralen Störungen können Einschränkungen als stark entwicklungsfähig angesehen werden.
- Eine gute Passung von Fähigkeiten und Umwelt begünstigt die gesunde Entwicklung der primär eingeschränkten Hirnfähigkeiten.

2.3 Die neurobehaviorale Perspektive und die Pädagogik

Das neurobehaviorale Erklärungsmodell als eine Perspektive unter anderen. Immer wieder kommt es bei der Vorstellung der neurobehavioralen Perspektive in der Beratung mit Kolleginnen, Eltern, Erzieherinnen und Betroffenen selber zu Fragen und Diskussionen. Das ist gut so und man sollte sich weder als sprechende Beraterin dadurch entmutigen, noch als zuhörende Beraterin verleiten lassen, eine Idee des Gegenübers zu verwerfen, nur weil sie nicht in den eigenen aktuellen Denkansatz passt. Zur Erinnerung, mit dem Begriff »neurobehaviorale Perspektive« ist gemeint, dass eine veränderte Hirnfunktion die Ursache einer Verhaltensauffälligkeit ist. Wenn man als Beraterin als Anwältin der neurobehavioralen Perspektive auftritt, ist es aus meiner Erfahrung günstig, sehr offen für diesen Prozess des gegenseitigen Verständnis-Zuwachses zu sein. Um bei aller Offenheit für Einwände immer wieder auf den zentralen Punkt zurückzukommen: »Es ist Ihr Kind. Es ist Ihr Problem. Erscheint es Ihnen sinnvoll, über den Einfluss von Hirnfähigkeiten auf eine konkrete Situation nachzudenken? Könnte das neurobehaviorale Erklärungsmodell für ein auffälliges Verhalten eine interessante neue Perspektive bieten? Ergeben sich daraus neue Handlungsmöglichkeiten?«

Wenn auffälliges Verhalten in einer Beratungssituation zur Sprache kommt, dann gibt es meist einen hohen Leidensdruck und eine Vorgeschichte von Erklärungsmustern und Modellen. Oft dienen diese Modelle dazu, die Situation zu erklären und gleichzeitig aushaltbar zu machen. Eltern, die vielleicht noch nicht viel Erziehungserfahrung haben, sehen sich durch das Verhalten ihres betroffenen Kindes oft mit einer extremen – und sie an die Grenze ihrer Selbstwirksamkeit bringenden – Situation konfrontiert. Ihre eigene Handlungsfähigkeit, ihre Selbstwirksamkeit als erziehende erwachsene Personen wird durch die Situation (nicht durch das Kind) in Frage gestellt. Das ist nicht auszuhalten, daher resultieren aus diesem Zustand einfache und starre Erklärungsmuster. Sätze, die dann häufig fallen, sind: »Das Kind ist immer so …«, »Das Kind will nicht …« oder sogar »Das Kind macht das absichtlich falsch …«.

Folgende Fragen an die Eltern können weiterhelfen, auch wenn die Beraterin sie sich zunächst einfach still selber stellt:

- Welche Erwartungen haben Sie heute an das Gespräch?
- Welche Fragen haben Sie?
- Was haben Sie bisher ausprobiert und was hat funktioniert?
- Was hat nicht funktioniert?
- Wenn es nicht funktioniert hat, weshalb könnte es nicht funktioniert haben?
- Welche Erklärungskonzepte haben Sie?
- Gehen diese Konzepte für Sie noch auf?
- Sind Sie neugierig auf neue Konzepte?
- Haben Sie Fragen an mich als Beraterin?

Es ist eine einfache Weisheit, die im Beratungskontext gerade in sehr traditionellen Formaten wie dem Berater-Klient-Gespräch oft untergeht: Eine Antwort der Beraterin ohne eine Frage der Klientin ist selten etwas wert.

Beispiel

Ich saß in einer Runde von Sonderpädagoginnen und Sonderpädagogen einer Förderschule mit dem Schwerpunkt körperliche und motorische Entwicklung und es wurde der Fall diskutiert, dass eine normintelligent getestete Jugendliche in der 8. Klasse ständig ihre Hausaufgaben vergessen würde. Die Sonderpädagogin vertrat sehr instinktiv die Auffassung, dass man als Lehrerin einer Achtklässlerin nicht mehr die Hausaufgaben in ein Aufgabenheft eintragen oder ständig kontrollieren könne. Eine Achtklässlerin müsse das einfach selber können. Wir nahmen uns die Zeit und die Neugier in der Runde, bei diesem kleinen Punkt nachzuhaken. Dafür bin ich heute noch dankbar. Oft sind wir Helfenden in Hilferunden verleitet, von Problem zu Problem zu hüpfen, einfach weil jeder Punkt so wichtig ist. Das hat zur Folge, dass man zwar alles einmal angerissen hat, aber keinen einzigen Punkt geklärt hat oder die Gruppenintelligenz im Sinne von einem wirklichen Verständnisaustausch weitergekommen ist.

Wir hatten also die Zeit für folgende Fragen:

- Ihre Beobachtung ist, dass sich das Mädchen wiederholt als Muster die Aufgaben nicht aufschreibt und sie deshalb auch nicht gemacht hat?
- Das Mädchen bleibt deshalb im Unterricht hinter seinen Möglichkeiten zurück. Warum, glauben Sie, ist das so?
- Möchte das Mädchen Sie als Lehrerin persönlich ärgern?
- Ist ihm Schule nicht wichtig genug?
- Ist es in der Pubertät und übt sich in Opposition?
- Hat es einfach eine Hirnfunktionsstörung und kann aus mündlichen Anweisungen nur schwer den eigentlichen Auftrag entschlüsseln und hat dann auch noch die Schwierigkeit, Gedachtes in Geschriebenes umzuwandeln?
- Und wenn diese Arbeitsprozesse so viel aufwendiger für diese Jugendliche sind, reicht dann ihr Arbeitsgedächtnis noch dafür aus, sich daran zu erinnern, was überhaupt der ganze Auftrag mit allen Teilschritten war?
- Besteht die Möglichkeit, dass die Jugendliche die Hausaufgaben einfach nicht alleine verstehen, sich merken und aufschreiben kann?
- Warum versteht sie aber Aufträge im Sportunterricht so viel besser?
- Warum klappt es an manchen Tagen sehr gut mit den Hausaufgaben und an anderen Tagen gar nicht?
- Was verschenke ich mir, wenn ich einfach annehme, die Jugendliche kann es wirklich nicht, und ich ihr helfe?
- Schade ich der Jugendlichen womöglich mit einer übergriffigen Hilfe?
- Wie reagiert die restliche Klasse, wenn ich auf einmal anfange, eine Achtklässlerin so zu unterstützen?

Alle diese Fragen eignen sich dazu, die Perspektive zu erweitern und eine mögliche Hypothese zum Verhalten des Mädchens und zu eigenen Reaktionen zu gewinnen. Dieser Zugewinn an Erklärungsmöglichkeiten kann dann oft leicht für neue Fördermöglichkeiten genutzt werden.

Aus meiner Sicht kann und muss versucht werden, alle diese Fragen von möglichst vielen Seiten zu beleuchten. Dafür benötigt es die Neugier, ausgetretene Denkpfade zu verlassen. Es gehört auch dazu, als Helferin eine zunächst scheinbare Orientierungslosigkeit zuzulassen, weil Fragen-Stellen auch immer mit einem Nicht-Wissen assoziiert wird. Viele Menschen fühlen sich eventuell sicherer, wenn sie »Wissende« sind. Dabei gilt es vielleicht auch gerade hier, unseren Mitmenschen, in diesem Falle den Kindern und Jugendliche, für die wir arbeiten, ein Vorbild zu sein. Es liegt eine große Kraft darin, zu erkennen, dass man etwas nicht weiß, etwas nicht kann – mit diesem Zulassen des »Nicht-Wissens« oder »Nicht-Könnens« ist es erst möglich, etwas lernen zu können. Wir alle sind Lernende.

Veränderungen durch die neurobehaviorale Perspektive. Was verändert sich bei uns Personen in der Umwelt eines Betroffenen, wenn wir ein Anderssein von Hirnfähigkeiten als Ursache von Verhaltensauffälligkeiten und Einschränkungen der Teilhabe erkennen? Diane Malbin (2017) hat die Entwicklungen beschrieben, die möglich werden, wenn der Einfluss von Hirnfähigkeiten auf den Alltag berücksichtigt wird. Diese sind in Tabelle 2.1 wiedergegeben und ergänzt (s. auch **INFO 2**).

Tabelle 2.1 Entwicklungsmöglichkeiten durch die neurobehaviorale Perspektive (modifiziert nach Malbin, 2017)

Die Entwicklung von ...	zu ...
Persönliche Annahmen und Einschätzungen	
Das Kind will es nicht.	Das Kind kann es noch nicht.
Das Kind stört.	Das Kind ist überfordert und frustriert.
Das Kind ist faul und unmotiviert.	Das Kind ist erschöpft und möchte nicht mehr scheitern.
Das Kind lügt.	Das Kind konfabuliert und füllt Lücken mit Wörtern.
Das Kind ist unruhig und aufgeregt.	Das Kind ist übersensibel.
Das Kind benimmt sich jünger.	Das Kind ist in der Entwicklung mancher Hirnfunktionen im Vergleich jünger.
Das Kind versucht, die Aufmerksamkeit auf sich zu ziehen.	Das Kind braucht Kontakt, Strukturierung und Aufmerksamkeit.
Persönliche Gefühle	
Ich fühle mich hoffnungslos im Umgang mit dem Kind.	Ich vertraue, dass sich das Kind entwickelt.
Ich habe Angst.	Ich habe Verständnis.
Ich bin durcheinander und überwältigt.	Ich kann mir einen Plan machen.
Ich befinde mich in einem Machtkampf.	Ich arbeite zusammen.
Ich fühle mich isoliert.	Ich bin in einem Team.

Die Entwicklung von ...	zu ...
Professionelle Annahmen und Einschätzungen	
Ich unterbreche Verhaltensweisen.	Ich beuge Problemen vor.
Ich bewerte Verhalten.	Ich verstehe Verhalten.
Ich verändere Menschen.	Ich verändere Umweltbedingungen.

Fazit

- Die neurobehaviorale Perspektive bedeutet, die Möglichkeit in Betracht zu ziehen, dass ein auffälliges Verhalten Folge einer Hirnfunktionsstörung sein kann.
- Der einzige Zweck der neurobehavioralen Perspektive ist, dass sich die betroffene Person besser verstanden fühlt und es neue Ideen für neue Handlungsmöglichkeiten gibt.
- Die Beschreibung von Einschränkungen der Hirnfunktionen erfolgt im Dialog mit den Betroffenen: Gibt es ein gemeinsames Verständnis von den Einschränkungen und den Auswirkungen im Alltag?
- Gibt es eine gemeinsame Basis für die Aussage, dass die betroffene Person eine Einschränkung hat, wegen der sie Dinge tut, die sie eigentlich nicht will?

2.4 Die neurobehaviorale Perspektive und die Psychotherapie

Vermehrung von Handlungsmöglichkeiten. Die neurobehaviorale Perspektive löst teilweise starke Reaktionen bei Therapeutinnen aus. Einerseits habe ich die Befürchtung gehört, dass sämtliche Dynamik und innere psychologische Prozesse auf Hirnfunktionen reduziert werden. Andererseits suchen Therapeutinnen in der neurobehavioralen Perspektive ein eigenes Therapiemanual. Die neurobehaviorale Perspektive ist jedoch nur eine Perspektive unter anderen, beispielweise rein pädagogischen, psychodynamischen oder individuell-psychologischen Erklärungsmustern. Die Berücksichtigung des neurobehavioralen Standpunktes ist die Chance, die Erklärungsmöglichkeiten zu vermehren und damit die Handlungsmöglichkeiten zu erweitern. Die neurobehaviorale Perspektive kann in schwierigen Situationen mitgedacht werden, um zu sehen, ob sich durch diese Perspektive eine Bereicherung ergibt. Und am besten wird die neurobehaviorale Perspektive mitgedacht, bevor es überhaupt zu Schwierigkeiten kommen muss.

Im besten Fall kann die neurobehaviorale Perspektive präventiv mit den daraus resultierenden Verständniszugewinnen und Anpassungen eine sozial-emotionale Dekompensation verhindern, die aus Überforderung und schlechter Passung von Fähigkeiten und Anforderungen resultiert. Die neurobehaviorale Perspektive ist also eine Möglichkeit der Betrachtungsweise *vor* (spätestens während) einer notwendig werdenden Psychotherapie. Die neurobehaviorale Perspektive betrachtet die Passung zwischen Fähigkeiten und Anforderungen.

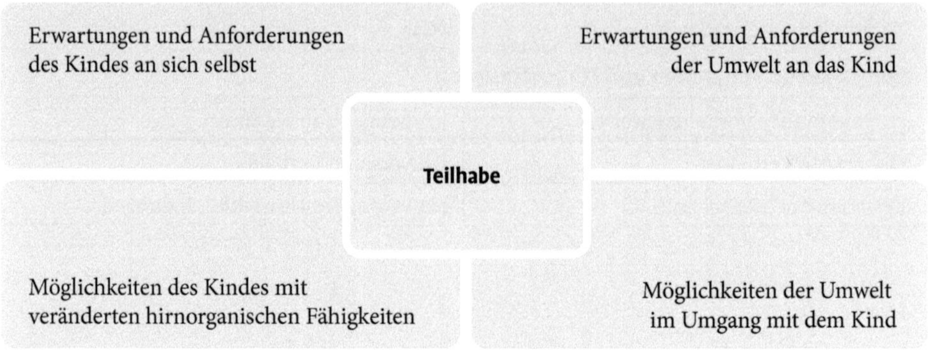

Abbildung 2.3 Ziel der neurobehavioralen Perspektive ist die Teilhabe durch Passung von Erwartungen bzw. Anforderungen und Möglichkeiten

Leider haben Menschen mit einer andersartigen hirnorganischen Entwicklung ein höheres Risiko, psychisch zu erkranken. Zusätzlich haben sie ein höheres Risiko, traumatische Erfahrungen zu erleiden (Sarimski & Steinhausen, 2008). Die Fähigkeiten zur Resilienz und psychischen Selbstheilung scheinen bei Menschen mit Entwicklungsstörungen tendenziell erschwert zu sein (Rittmansberger et al., 2019). Eine häufige fehlende Stimmigkeit zwischen Innenwahrnehmung und dem Leben draußen, also auch der Passung zwischen den bei sich selber gesehenen Fähigkeiten und der Möglichkeit der Umsetzung dieser Fähigkeiten in der eigenen Umwelt, verhindern ein kongruentes Selbstbildnis, welches eine wichtige Voraussetzung für die psychische Gesundheit ist (BZgA, 2001).

Psychotherapie-Fähigkeit. Auch gibt es das strukturelle Problem, dass immer noch Konzepte in der Fachwelt kursieren, nach denen Menschen mit Entwicklungsstörungen nicht oder nur reduziert fähig zur Psychotherapie seien. Es kann nicht laut, oft und deutlich genug gesagt werden, dass jeder Mensch mit einer wie auch immer gestalteten Kommunikationsfähigkeit psychotherapiefähig ist. Wenn überhaupt, scheitert eine Psychotherapie also an der Unfähigkeit der Psychotherapeutin, sich auf die Kommunikationsart der Klientin einzustellen.

Zur Einstellung auf die Kommunikationsart der Patientin gehört das Beobachten und Erfragen von wahrscheinlich vorhandenen hirnorganischen Fähigkeiten. Zum einen erlangen wir aus dieser Perspektive eine Hypothese zum Entstehen von vielen Problemen und Konflikten im Alltag. Diese Hypothese kann bestenfalls für die Ratsuchenden eine neue Perspektive sein und bisherige Erklärungsmuster ergänzen. Wenn man sehr streng an Berufsgrenzen festhält, bemerken wir natürlich, dass sich unsere Überlegungen auf dem Feld der Förder- bzw. Heilpädagogik bewegen. Entsprechend kollegial, offen und vorsichtig werden unsere Ideen geäußert werden müssen, da wir uns in der Fremdwahrnehmung auf fremdem Terrain bewegen. Andererseits sind wir Therapeutinnen auch Expertinnen für psychische Fähigkeiten und psychische (also unsichtbare) Teilhabeeinschränkungen. Eventuell werden wir am Anfang die ersten Anwältinnen für diese Perspektive sein, meistens mit den Eltern zusammen, die bereits seit Jahren versuchen, den Systemen zu erklären, dass ihr Kind anders ist.

Beispiel

Eine Therapeutin erklärte mir, dass einer ihrer Patienten ein ganz hohes Aufmerksamkeitsbedürfnis habe. Er könne es nicht aushalten, unterbrochen zu werden. Er reagiere dann übermäßig wütend und sage gar nichts mehr. Sie hätte die Strategie gefunden, ihm dann ganz die Aufmerksamkeit zu entziehen, dann komme er irgendwann wieder selber ins Gespräch.

Ich bot ihr eine andere Hypothese an: Vielleicht sei sein Arbeitsgedächtnis so schwach, dass er sofort vergesse, was er sagen wollte, wenn er einmal unterbrochen wurde. Deshalb reagiere er so stark, weil er seine Gedanken verloren hat, die für ihn wichtig waren. Die Therapeutin nahm den Gedanken sofort an: »Und ich entziehe ihm dann auch noch die Aufmerksamkeit, anstatt ihn zu fragen, was er sagen wollte, was er vergessen hat?« Die Therapeutin bedankte sich, weil sie durch die neue Hypothese neue Reaktionsmuster hatte, die sie ausprobieren wollte.

Beide Hypothesen können dabei bei dem gleichen Kind richtig sein. Es geht nicht um richtig oder falsch, sondern darum, auszuprobieren und mehrere Handlungsmöglichkeiten zu bewahren.

Zum anderen können wir unsere Psychotherapie an sich nur mit Kenntnis der hirnorganischen Fähigkeiten des Klienten gestalten. Wie schnell können wir sprechen, damit wir verstanden werden? Wie lang sollen unsere Sätze sein? Muss ich die Neonröhre ausschalten? Ist das Muster meiner Kleidung ablenkend? Muss ich nach zehn Minuten einen Methodenwechsel durchführen? Wie verwende ich Visualisierungen? Wie abstrakt und bildreich ist meine Sprache? Kurzgefasst: Welche Bedingungen braucht meine Klientin, um mich zu verstehen? Und welche Bedingungen brauche ich, um meine Klientin zu verstehen? Brauche ich am Anfang eine Übersetzerin? Ist das Setting einer Gesprächssituation passend? Kann ich Elemente aus der Spieltherapie oder anderen Therapieformen nutzen?

Aus systemischer Sicht sind manche Menschen mit Entwicklungsstörungen derart mit ihren Hauptbezugspersonen verbunden, dass für eine Übergangszeit eine im weiteren Sinne psychoedukativ angelegte psychotherapeutische Arbeit mit diesen Hauptbezugspersonen der sinnvollste Weg sein kann, die Klientin in ihrem Alltag zu erreichen.

Fazit

- Die neurobehaviorale Perspektive kann der Psychotherapeutin helfen, ein größeres Verständnis der Alltagswelt der Patientin zu erreichen.
- Die neurobehaviorale Perspektive kann wichtige Hinweise dafür geben, in welcher Form und mit welchen Methoden Psychotherapie am wirksamsten sein könnte.

- Eine wirksame Psychotherapie erfordert von der Psychotherapeutin unter anderem, sich auf die hirnorganischen Fähigkeiten der Patientin einzustellen.
- Die neurobehaviorale Perspektive ist keine Psychotherapie. Sie ist der normale und selbstverständliche Versuch, das Gegenüber zu verstehen und neue Impulse zur Verfügung zu stellen.

2.5 Die neurobehaviorale Perspektive und Entwicklung

Passende Anforderungen. Entwicklungsspielräume entstehen oft durch passende Anforderungen. Wenn es durch einen kompletten Barriereabbau in der Umwelt und Reduktion der Ansprüche keine Entwicklungsnotwendigkeit mehr gibt, gibt es eventuell auch kein Wachstum. Dies ist ein spannendes Argument, das letztlich jedoch für jede Hilfe gilt. Stellen Sie sich einen Gips bei einem Knochenbruch vor. Wenn dieser zu lange oder am falschen Ort angebracht wird, wird er der Funktion des Bewegungsapparates eher schaden als nutzen. Ein Gips muss also natürlich am richtigen Ort und Zeitpunkt eingesetzt werden, um dann auch zum richtigen Zeitpunkt wieder abgenommen zu werden. Anschließend ist vielleicht eine flexiblere Unterstützung des Knochens sinnvoller. Das bedeutet jedoch nicht, dass ein Gips sinnlos oder überflüssig wäre. Er muss nur richtig eingesetzt werden.

Im Grunde ist es mit Anpassungen an Funktionseinschränkungen genauso: Die Anpassung muss zu der tatsächlichen Einschränkung passen. Wenn jemand sich teilweise sehr gereizt-impulsiv verhält, weil er sehr geruchsempfindlich ist und das Klassenzimmer neben der Schulküche ist, werden ihm Lärmschutz-Kopfhörer nichts bringen, auch wenn die Hilfe gut gemeint war.

Passende Herausforderungen. Anpassungsmaßnahmen sollten dabei natürlich nicht außer Acht lassen, dass wir alle Herausforderungen in einem bewältigbaren Ausmaß benötigen. Und dabei sollte uns bewusst sein, dass die meisten Menschen mit psychischen Einschränkungen auch mit Hilfen mehr als genügend Herausforderungen haben, um an ihnen wachsen zu können (wenn sie sie bewältigen können). Der Schlüssel wird hier im sorgfältigen Gespräch zwischen Sorgeberechtigten, Betreuerinnen, Erziehern, Lehrerinnen und Betroffenen selbst liegen.

Immer wieder kommt es in der Beratung zu der Feststellung, dass die Eltern oder Helferinnen zwischen einem »Nicht Können« und einem »Nicht-Wollen« der Betroffenen nicht mehr unterscheiden können. Wir alle sind mehr oder weniger mit der Charaktereigenschaft Faulheit gesegnet und wählen gerne einmal den einfacheren Weg. Was sollte daran auch falsch sein, sich das Leben etwas leichter zu machen? Wenn jedoch das Thema Faulheit so groß wird, dass eine Verzögerung der Entwicklung befürchtet wird, dann sprechen Sie es an, schauen Sie, ob sich in dem System eine gemeinsame wohlwollende Haltung bilden kann. Menschen mögen es, wenn man sich mit ihnen beschäftigt und sich offen um ihre Entwicklung sorgt. Es ist ein Ausdruck davon, dass wir uns kümmern und einander nicht egal sind. (Abgrenzungsphänomene in einer der vielen menschlichen Pubertätsphasen lasse ich hierbei außer Betracht.)

Verstehen und rechtfertigen. Ein Fehlverhalten durch die Hypothese einer Hirnfunktionsstörung verstehen zu wollen, bedeutet nicht, das Fehlverhalten zu rechtfertigen oder gar zu akzeptieren. Es ist nicht akzeptabel, dass ein Mensch mit einer Hirnfunktionsstörung einen anderen Menschen beschimpft oder schlägt. Der Mensch selber möchte ja auch nicht beschimpft oder geschlagen werden. 2

Wichtig ist es jedoch zu sehen, wie sehr sich der Mensch bemüht hat, jemand anderen nicht zu beschimpfen oder zu schlagen. An welcher Stelle begann eine Überforderung und was kann aus dem Geschehenen gelernt werden, um eine Wiederholung zu verhindern? Ein Mensch mit einer Impulskontrollschwäche hat es sich nicht ausgesucht, diese zu haben. Er muss sich mehr zusammenreißen als andere, um sich sozial angemessen zu verhalten. Es ist nicht fair, dass sich jemand mehr anstrengen muss als jemand anderes, aber es ist so. Und weil sich jemand vielleicht mehr anstrengen muss, hat er es verdient, unterstützt zu werden – zumindest sollte sein Mehr an Anstrengung gesehen und honoriert werden.

Das Sehen von Leistung. Dieser Punkt wirft interessante Fragen in der Bewertung von Leistungen in der Schule auf. Inwieweit kann die »Mühe« oder »Anstrengung« der Schülerin gesehen werden? Bildet die mündliche Mitarbeit dies wirklich adäquat ab? Es gibt im Bereich Sport interessante Modelle der Benotung. Bewertet werden könnte z. B. auch nicht die Leistung, sondern die Teilhabe am Unterricht und die Entwicklung von Fähigkeiten. Wenn eine sehr gute Turnerin in der Unterrichtseinheit Turnen also gelangweilt auf der Bank sitzt und anderen nicht hilft, um dann in der Abschlussprüfung so meisterlich vorzuturnen, wie sie es vorher auch schon konnte, könnte diese Person ein »Sehr gut« bekommen, weil sie es einfach kann, oder aber auch ein »Ausreichend«, weil sie sich im Unterricht nicht eingebracht hat, sich nicht entwickelt hat und anderen mit ihrem Wissen und Können nicht geholfen hat.

Noch einmal in aller Deutlichkeit: Die Frage nach möglichen neurofunktionalen, hirnorganischen Funktionsstörungen als Ursache von auffälligem Verhalten ist keine Rechtfertigung für dieses Verhalten. Es ist der Beginn des Versuchs, zusammen Bedingungen zu schaffen, dass ein Mensch mit hirnorganischen Funktionsstörungen mit sozialer Sicherheit für alle am sozialen Miteinander teilnehmen kann.

Die Orientierung in den Perspektiven. In meinen Vorträgen in Schulen beginne ich meist mit der Tatsache, dass ich kein Pädagoge bin. Die Beschäftigung mit der neurobehavioralen Perspektive hilft oft wenig, die Frage nach Notfallmaßnahmen bei einer massiv eskalierten Situation zu klären. Brandschutz und ein Feuerwehr-Noteinsatz sind zwei verschiedene Expertisen. Daher ist es mir immer wichtig, darüber zu informieren, auf welche Fragen ich eventuell mögliche Antworten bieten kann. Und natürlich welche Antworten gerade erwartet werden.

Wenn man als Beraterin so offen ist, dann muss man allerdings auch damit leben können, dass die Ratsuchenden enttäuscht sind. Wenn die Ratsuchenden sich von einem Vortrag Hilfe für die Akutsituation erhofft haben, dann bekommen sie mit der neurobehavioralen Perspektive nicht das, was sie wollten und wahrscheinlich auch aktuell brauchen. Das muss klar benannt werden. Und wenn das Ergebnis ist, dass die Brände aktuell so groß sind, dass es keinen Platz für Brandschutz gibt, dann muss das System überlegen, wie es damit umgeht.

Dennoch ist auch in einer solchen Situation die Prävention anzupreisen. Prävention ist die sinnvollste Maßnahme, für Kinder günstige Entwicklungsbedingungen zu schaffen. Eventuell muss das System aber zunächst einmal klären, wie es genug Kraft für den Blick über Notfallmaßnahmen hinaus sammeln und aufbringen kann.

Fazit

- Das Vorhandensein einer Einschränkung berechtigt in einer solidarischen Gemeinschaft zu einem Hilfeangebot.
- Die Aussage ist: »Es ist nicht fair, dass du eine Einschränkung hast und dich mehr anstrengen musst als andere. Unsere Hilfe ist ein Versuch, etwas Unfaires fairer zu machen. Es bleibt jedoch die Tatsache, dass du dich in dem Punkt der Einschränkung mehr anstrengen musst als andere. Die Einschränkung rechtfertigt keine Fehlhandlungen.«
- Verständnis heißt nicht akzeptieren! Verständnis ist die Grundlage dafür, Hilfe und Unterstützung anzubieten.

2.6 Typische Fragen und Antworten zur neurobehavioralen Perspektive

Manchmal fällt es mir sehr schwer zu glauben, dass mein Kind etwas nicht kann oder ist es einfach nur faul?

Das Gute an dieser Frage ist, dass die Fragestellerin bereit ist, sich dieser Frage überhaupt zu stellen. Es gibt keine pauschale Antwort auf diese Frage. Alle Menschen sind auch einmal faul. Und alle Menschen haben Grenzen von Fähigkeiten und Belastungen. Wo diese Belastungsgrenze in einer jeweiligen Situation liegt, ist immer ein Zusammenspiel von Ansprüchen, Fähigkeiten, Motivation, Antrieb und Oppositions- bzw. Autonomiegedanken auf beiden Seiten. Das heißt, es wird immer wieder gefragt werden müssen und es werden vorschnell erscheinende Selbstentschuldigungen hinterfragt werden müssen. Junge Menschen benötigen oft die Fremdmotivation in einem für sie erträglichen Maß, damit sie über die eigenen Fähigkeiten hinausgehen, denn so lernen sie neue Fähigkeiten. Gleichzeitig reagieren viele junge Menschen bei Fremdmotivation mit Ablehnung, vor allem wenn es viele Misserfolgserlebnisse in der Vergangenheit gab. Hier in einer Arbeitsbeziehung mit den betroffenen Kindern und Jugendlichen zu bleiben, ist die große Leistung der erziehenden bzw. begleitenden Erwachsenen. Oft sind hierfür Beratungen oder Hilfen zur Erziehung bzw. Eingliederungshilfen nötig. Manche Erziehungssituationen sind so komplex, dass sie nicht alleine geschultert werden können. Oder wie ein afrikanisches Sprichwort sagt: «Zur Erziehung eines Kindes braucht man die Familie und das Dorf.« Alle Helferinnen, ob Therapeutinnen, Pädagoginnen oder Jugendhilfe sind in unserer spezialisierten Welt nichts anderes als »das Dorf«.

Mein Kind lügt ununterbrochen. Ich kann ihm nichts mehr glauben. Was kann ich machen? Das Thema Lügen taucht in meiner Erfahrung in fast jeder Beratung zum Thema FASD auf. Warum scheinen Kinder mit einer FASD so oft die Unwahrheit zu sagen? Eine Lüge ist oft wie ein verwickeltes Wollknäuel – es scheint keinen Anfang, kein Ende zu geben und jeder Versuch der Klärung verursacht nur eine weitere Verknotung des Lügengeflechts.

Aus Sicht der Zuhörerin ist eine Lüge ein grober Vertrauensverlust, der die zukünftige Kommunikation nachhaltig verseucht. Aus Sicht eines eventuell desorientierten jungen Menschen mit FASD ist die Lüge eventuell ein Versuch, sich zu erklären, ohne sich selber wieder ein Versagen eingestehen zu müssen. (Die Einsicht, dass die Lüge an sich dabei das größte Versagen ist, ist das Ziel der zukünftigen Erziehungsarbeit.)

Zur Klarstellung: Den Anlass einer Lüge verstehen zu wollen, bedeutet nicht, die Lüge zu rechtfertigen! Eine Lüge entsteht oft sehr spontan, weil die Lügnerin keine andere günstige Handlungsalternative in ihrem Repertoire hat. Der Anlass der Lüge sollte verstanden werden, um der Lügnerin zu signalisieren, dass es in jeder Situation alternative Handlungsmöglichkeiten gibt. In Abbildung 2.4 ist ein typischer kleiner Teufelskreis aufgelistet, der die Eigen- und Fremdwahrnehmung »Lügnerin« zementiert.

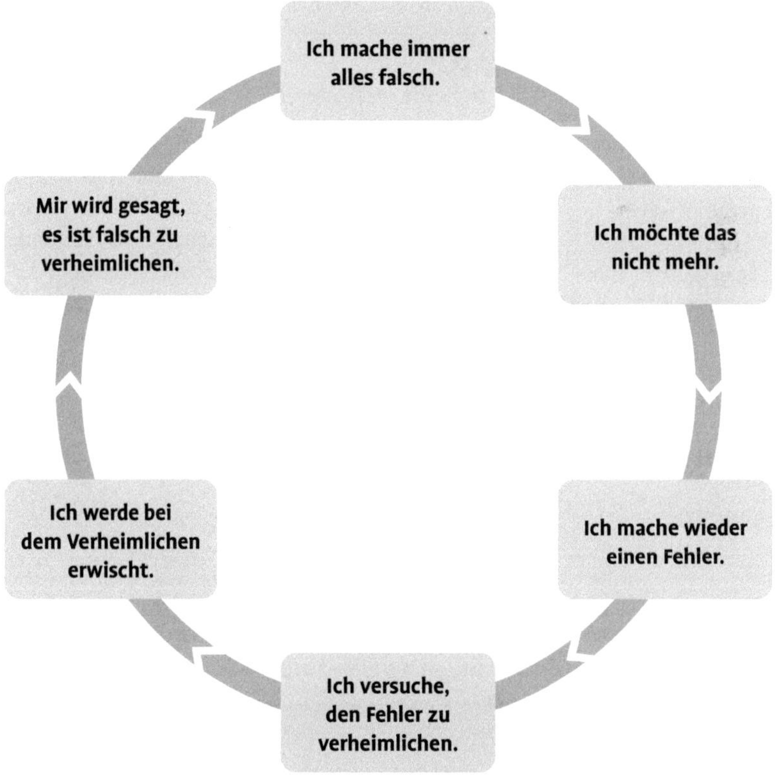

Abbildung 2.4 Teufelskreis der Lüge zur Wahrung des Selbstbildes

Hat die Betroffene wirklich eine Hirnfunktionsstörung und kann aus mündlichen Anweisungen nur schwer den eigentlichen Auftrag entschlüsseln?
In dieser Frage ist eine der Hauptschwierigkeiten beschrieben, von der Eltern und Bezugspersonen von Menschen mit einem Fetalen Alkoholsyndrom immer wieder berichten: Die Kinder scheinen nicht zu verstehen, obwohl sie zuhören. Sie können gehörte Dinge nicht in Sprache wiedergeben, als ob ein Übersetzungsprogramm nicht funktionieren würde. Eltern berichten von dem frustrierenden Gefühl, mit der Wand zu reden, und fühlen sich teilweise von den betroffenen Kindern oder Jugendlichen nicht ernst genommen. Sich als erwachsener Mensch nicht gehört und nicht ernst genommen zu fühlen, verursacht oft ein Gefühl von Handlungsunfähigkeit, gar von Machtlosigkeit. Schlimmstenfalls ist die Interpretation, dass uns die Betroffenen »auflaufen« lassen. Falls dies so ist, müssen wir als Erwachsene dringend zeigen, dass es gut ist, uns zuzuhören. Falls dies jedoch nicht so ist und das Kind etwas wirklich gerade nicht versteht, müssen wir unbedingt ruhig bleiben und weiter geduldig, klar und vielleicht mit weniger Worten kommunizieren. Wir müssen fragen. Wir haben als Erwachsene also die Qual der Wahl. In der Vierfelder-Tafel in Tabelle 2.2 zeigt sich, warum ruhig zu bleiben immer die richtige Wahl ist.

Tabelle 2.2 Ruhigbleiben ist immer richtig. Mögliche Folgen von Interpretationen und Reaktionen der Erwachsenen auf die Situation, dass das Kind auf eine Anforderung oder Ansprache nicht reagiert

Situation: Kind reagiert nicht auf Anforderung/ Ansprache	**Interpretation 1** Kind lässt uns »auflaufen«	**Interpretation 2** Kind versteht wirklich nicht
Reaktion 1 Auf die gefühlte Machtlosigkeit wird mit lauten und heftigen Ansprachen reagiert	Kind lässt uns weiter »auflaufen«, merkt, dass es am »längeren Hebel« ist; dysfunktionale Selbstwirksamkeitserfahrung.	Kind fühlt sich in seiner eigenen Hilflosigkeit mal wieder nicht verstanden. Die Selbstanklage oder der Hass auf die nicht verstehende Umwelt wird wieder ein kleines Stückchen größer.
Reaktion 2 Es wird mit Ruhe und Verständnis reagiert und nachgefragt	Kind merkt, dass es mit dem »Auflaufen-Lassen« nichts erreicht. Vielleicht lohnt es sich ja doch, den Erwachsenen zuzuhören.	Kind fühlt sich verstanden und bleibt in Beziehung.

Wenn diese Arbeitsprozesse so viel aufwendiger für diese Jugendliche sind, reicht dann ihr Arbeitsgedächtnis noch dafür aus, sich daran zu erinnern, was überhaupt der ganze Auftrag mit allen Teilschritten war?
Versuchen Sie nachzufragen, ob etwas von dem aktuellen Gespräch hängen geblieben ist. Informieren Sie sich, ob die Teilschritte einer Aufgabe verstanden worden sind. Für viele Kinder und Jugendliche beinhaltet beispielsweise der Begriff »Mathe-Stunde«

die Unterbegriffe Aufgabenheft, Arbeitsheft, Lineal, Bleistift, Radierer, Geodreieck. Das heißt, all diese Dinge werden für die Mathe-Stunde auf dem Tisch vorbereitet liegen. Das ist aber eine Leistung des Prozessdenkens, also unter anderem des Arbeitsgedächtnisses. Funktioniert dieses Prozessdenken bei einem Kind mit einer FASD anders als bei neurotypischen Kindern, wird die »Mathe-Stunde« so aussehen, dass das Aufgabenheft, das Arbeitsheft, der Bleistift jeweils erst dann aus der Tasche geholt werden, wenn sie benötigt werden. Es entsteht eine enorme Unruhe und Zeitverzögerung. Sehr viel Energie fließt nicht in das Lösen der Matheaufgabe selber, sondern in die bloße Ermöglichung der Arbeitsvoraussetzungen.

Besteht die Möglichkeit, dass die Jugendliche die Hausaufgaben einfach nicht alleine verstehen, sich merken und aufschreiben kann?
Oft erlebe ich es in einer Beratung als eine erleichternde Perspektive, diese Hypothese als eine Möglichkeit unter vielen anderen zuzulassen. Die Erweiterung der möglichen Ursachen erweitert auch die möglichen Handlungsansätze, das Spektrum von Handlungsoptionen wird größer. Bestenfalls kann ich mich aus einer Situation des Gegeneinander (du musst etwas machen und du machst es nicht) in eine Situation des Miteinander (was brauchst du, um es machen zu können) bewegen. Hier braucht es dann auch das Verständnis und die Akzeptanz der Schulseite, dass es »normal« sein kann, noch in der 8. Klasse das Hausaufgabenheft zu kontrollieren.

Warum versteht sie aber Aufträge im Sportunterricht so viel besser? Warum klappt es an manchen Tagen sehr gut mit den Hausaufgaben und an anderen Tagen gar nicht?
Motivation ist alles. Das gilt für die körperliche Leistungsfähigkeit ebenso wie für die Schmerzschwelle oder für kognitive Fähigkeiten. Wir Menschen haben uns darauf spezialisiert, Situationen in Sekundenschnelle zu erfassen und zu interpretieren. So bewegen wir uns sicher durch einen Alltag voller Menschenmassen, Naturgewalten, mit ständig wechselnden Herausforderungen und manchmal auch Gefahren. Wenn also jemand im Sportunterricht etwas kann und im Deutschunterricht nicht, dann interpretieren wir, wir ziehen Rückschlüsse. Das ist normal. Dabei sollten wir uns immer fragen, ob wir auch den großen Rahmen beachten oder ob wir uns von Einzelheiten, von Annahmen oder auch von eigenen Erwartungshaltungen oder sogar Wertvorstellungen in unserer Wahrnehmung einengen lassen. Wir müssen uns vielleicht beibringen, dass es sein kann, dass psychische Behinderungen stark umweltabhängig sind. Ja, sogar starke Schwankungen der Tagesform sind bei Menschen mit psychischen Funktionseinschränkungen häufig und eigentlich normal. Die Gedanken und die Suche nach einer Ursache sind ja auch keine Entschuldigung für ein »Nicht-Tun«, sondern eine Suche nach einer Möglichkeit des »Besser-Machens«.

Was verschenke ich mir, wenn ich mal einfach annehme, die Jugendliche kann es wirklich nicht, und ihr helfe?
Wenn wir uns auf die Frage und damit auf die Beobachtung einlassen, ob jemand eine Hirnfähigkeit hat oder nicht hat, werden wir eventuell so viele Beobachtungen machen, dass wir vor lauter Bäumen den Wald bzw. den einzelnen Baum, auf den es ankommt, überhaupt nicht mehr sehen. So habe ich es in einer Schulgesamtkonferenz erlebt, in der

ich das Glück hatte, eingeladen worden zu sein, um allgemein über typische Einschränkungen beim Fetalen Alkoholsyndrom zu reden. Mir waren zehn Minuten eingeräumt worden und neun Minuten füllte ich so gut, wie ich es konnte, mit meinem Fachwissen über Störungen des Arbeitsgedächtnisses, der Impulskontrolle, der Aufmerksamkeit und der Wahrnehmungsauffälligkeiten, die allesamt in eine stark verminderte Gruppenfähigkeit mündeten. Bis ich in der zehnten Minute bemerkte, dass sich meine Zuhörerschaft zweigeteilt hatte. Eine Hälfte hatte mit verschränkten Armen abgeschaltet und ließ mich meine »Psycho-Nummer« quatschen. Die andere Hälfte befand sich in einer Schockstarre. Ich bemühte mich nachzufragen und eine junge Kollegin aus der Fraktion der Schockstarre meldete sich. Ihre Worte beeindruckten mich tief: »Wissen Sie, wenn Sie das so erzählen, fallen mir so viele Kinder ein, denen ich eventuell Unrecht getan habe und bei denen ich Unfähigkeiten als Unwillen abgetan habe, dass ich jetzt nach Hause gehen möchte und heulend meinen Beruf aufgeben könnte. Ich habe doch niemals die Zeit und auch gar nicht das Wissen zu sehen, ob einer meiner vielen Schüler eine von mir gestellte Aufgabe nicht kann oder nicht will.«

Die von der jungen Kollegin angesprochene Unsicherheit war so groß und sprach der Überforderung vieler Kollegen so aus dem Herzen, dass ich es nicht schaffte, irgendetwas von der wirklichen Not der Lehrerinnen aufzufangen. Auch war meine Redezeit um und die Schuldirektorin drängte auf den Zeitplan.

Es ist nicht mein Platz, über die Verteilung von Ressourcen im Schulwesen zu sinnieren. Viele kluge Menschen leisten mit vielen Überlegungen das Bestmögliche. Und dennoch konnte ich für mich, für meinen Platz des Beraters etwas mitnehmen. Ich hatte Antworten ohne eine spezielle Frage gegeben – und eine ausufernde und allgemeine Überforderungsklage war die Folge gewesen. Diese Überforderung zu hören und zu respektieren ist wichtig. All zu leicht wird über einzelne Berufsgruppen des Hilfesystems pauschal und mit Genuss hergezogen. Umso wichtiger ist es, im Kleinen vor Ort zu schauen, wo Handlungsmöglichkeiten liegen, gerade auch in der Zusammenarbeit von Systemen.

Dialektische Diskurse zur neurobehavioralen Perspektive

Als Beispiele für die nötige Diskussion rund um die neurobehaviorale Perspektive werden nun vier polarisierende Meinungen dazu widergegeben. Es lohnt sich sehr, mit diesem Spektrum an Meinungen vertraut zu sein und eigene Standpunkte vorbereitet zu haben, um in dem Durcheinander von Beratungssituationen oder Hilferunden orientiert zu bleiben.

Polarisierende Meinung 1: Beitrag eines Menschen, der vielleicht aus humanistischer Perspektive Sorge vor einer zu starken Reduktion des Menschen auf seine Fähigkeiten hat.

Die neurobehaviorale Betrachtungsweise folgt einer langen Tradition der biologischen Psychiatrie bis hin zu Descartes. Die menschliche Psyche wird auf mechanische Prozesse reduziert. Es wird so getan, als ob der Mensch mit einfachen

Vorstellungen von Ursache und Wirkung den eigenen Reichtum und die schiere Unergründbarkeit seiner eigenen seelischen Vorgänge erklären könnte. Die begriffliche Definition einer Fähigkeit eines Menschen ist unzulässig, da jede Fähigkeit von der Zeit und Situation und auch noch von der Interpretation der Betrachterin abhängig sind. Mit der Festlegung auf eine Art Leistungsanalyse von Fähigkeiten werden Selbstheilungsprozesse und Entwicklungspotenziale jedes Menschen negiert und eventuell sogar behindert. Aus einer momentanen Zustandsbeobachtung in einem bestimmten Umfeld ergibt sich eine charakteristische Zuschreibung, die am jeweiligen Menschen unveränderlich und plakativ kleben bleibt.

Polarisierende Meinung 2: Beitrag eines Menschen, der eine pragmatische Wirksamkeit im Alltag als vielleicht einzige Handlungsmaxime hat

Menschen unterscheiden sich in ihren Fähigkeiten. Das nicht anzuerkennen würde bedeuten, den einzelnen Menschen nicht ernst zu nehmen. Gerade in einer Beratung oder einer Psychotherapie müssen Probleme so von der Klientin und von der Beraterin oder Therapeutin angesprochen werden können, dass sie bestmöglich die aktuelle Situation der Klientin abbilden. Dafür müssen unbedingt Einschränkungen von aktuellen Fähigkeiten mit ihren Auswirkungen im Alltag angesprochen werden, da die Klientin sonst nicht »dort abgeholt würde, wo sie steht«. Auch ist es Aufgabe der Beraterin bzw. Psychotherapeutin, das Umfeld in Absprache und mit dem Auftrag der Klientin mit in diese Überlegungen einzubeziehen. Die Beraterin bzw. Psychotherapeutin ist aus ihrer fachlichen Perspektive heraus Expertin hinsichtlich der Wechselwirkungen zwischen Umweltbedingungen (Erwartungen und Anforderungen) und Fähigkeiten der Klientin. Diese Expertise darf, das Einverständnis der Klientin vorausgesetzt, nicht in der kollegialen und gegenseitigen Psychoedukation der Systeme der Klientin fehlen.

Polarisierende Meinung 3: Beitrag eines Menschen als Anwalt der betroffenen Kinder

Wenn ein Mensch tatsächlich eine starke Impulskontrollschwäche hat und es gibt Ideen zu möglichen Auslösern für diese Impulsdurchbrüche, dann ist es die Aufgabe des Systems, dass dieser Mensch direkte Hilfen erhält und er trotz dieser Reizbarkeit teilnehmen kann. Exklusion ist keine Anpassung, sondern ein Aufgeben und »Nicht-Besser-Wissen« oder »Nicht-Besser-Können« des Systems. Wenn ein Kind mit einer hirnorganisch bedingten Impulskontrollschwäche wegen eines Impulsdurchbruchs aus seinem Schulumfeld suspendiert wird, dann ist dies eine Exklusion. Es ist eine Bestrafung für seine Funktionseinschränkung. Warum bestraft sich das System nicht selber, weil es von der Funktionseinschränkung mit möglichen Auslösern wusste und das Kind trotzdem diesen überfordernden Bedingungen ausgesetzt hat? Natürlich wird eine solche Suspension im Schulalltag mit dem Recht aller auf friedlichen Unterricht begründet. Aber sind fehlende Ressourcen wirklich eine Begründung für Ungerechtigkeiten? Und wenn ja, gibt es wenigstens die Transparenz, dass die Dinge beim Namen genannt werden? Wie häufig kommt es vor, dass dem Kind die Schuldkarte zugeschoben wird: »Du wirst suspendiert, weil du dich mal wieder nicht zusammengerissen hast.« Es ist so, als ob man einem Kind im Rollstuhl sagen würde, »Die Klasse will die Klassenfahrt an einen Sandstrand machen und du darfst nicht mit, weil es uns zu anstrengend ist, dich an einem Sandstrand rum zu schieben«. Würden wir so etwas zu einem Kind im Rollstuhl sagen? Und dennoch bekommen es Kinder mit einer psychischen Funktionseinschränkung täglich überall in Deutschland gesagt. Sie dürfen nicht mit, weil sie sich nicht benehmen *können*. Weil vielleicht wirklich jemand denkt, das Kind könne sich beim nächsten Mal noch mehr Mühe geben, damit es das nächste Mal mitdarf. Es sind Kinder, die sich sowieso schon täglich zu 180 Prozent anstrengen. Kinder, die dauernd über ihre Leistungsgrenze gehen müssen. Und diese Kinder bekommen gesagt, wir sehen nur ein 60-Prozent-Ergebnis, du musst es noch mehr wollen und mehr versuchen. Was du schaffst, reicht uns nicht. Was soll bei diesen Kindern ankommen? Dass sie gewollt und respektiert sind? Dass die Umwelt, an der sie sich sozial orientieren wollen, ihnen freundlich und wohlwollend-respektierend gegenübersteht? Dass sie Erwachsenen vertrauen können und von ihnen eine faire Beurteilung erwarten dürfen? Dass sie für das respektiert werden, was sie sind und versuchen? Dass sie jemand versteht?

Polarisierende Meinung 4: Beitrag eines Menschen, der sich völlig auf eine besorgte und aus dieser Perspektive vielleicht sogar realistische Haltung beschränkt
Ein Mensch hat das Recht, auf das echte Leben vorbereitet zu werden. Wem bringt es etwas, wenn man ihn zehn Jahre lang verwöhnt und in einer Traumblase der Anpassung und des Verständnisses aufwachsen lässt, die dann beim Eintritt in die Welt der Erwachsenen zerplatzt? Die Systeme der Erwachsenenwelt nehmen keine Rücksicht. Sie beurteilen ständig und das tun sie nach Leistung, nicht nach Anstrengung. Es wäre falsch, die Kinder nicht früh daran zu gewöhnen, dass sie selber einen Großteil der Anpassungsleistung an die reale Welt leisten müssen. Denn das ist Tatsache. Die Erwachsenenwelt wird sich nicht in dem Maße anpassen, wie es ein neurobehaviorales Modell fordert. Unterm Strich wird immer nur das erreichte Ergebnis das Bewertungskriterium bleiben.

2.7 Teilhabe als Ziel der neurobehavioralen Perspektive

Der Begriff »neurobehaviorale Perspektive« ist bewusst gewählt, um zu verdeutlichen, dass es sich bei der Annahme »Hirnfunktion steuert das Verhalten« immer nur um eine Perspektive, um ein Erklärungsmodell in einem Gesamtorchester von Hypothesen handelt. Die neurobehaviorale Perspektive ist kein Selbstzweck. Sie ist erst recht kein Instrument der Rechtfertigung. Verhalten wird durch die neurobehaviorale Perspektive nicht gerechtfertigt, sondern erklärt. Die neurobehaviorale Perspektive hilft zu verstehen, wieso ein Individuum ein Verhalten zeigt, das eine Teilnahme an sozialen Prozessen aktuell beeinflusst.

Diese nichtwertende und abstrakte Formulierung mag zunächst verkomplizierend wirken. Ich könnte als Autor auch einfach schreiben: Das Kind hat eine Impulskontrollschwäche, die Erwachsenen haben nicht aufgepasst und versäumt, die Situation zu gestalten, ein anderer Mitschüler hat auf spielerische, prosozial-aggressive Weise provoziert, das betroffene Kind hat sich angegriffen gefühlt und impulsiv verteidigt, will heißen, den Mitschüler geschlagen. Diese Erklärungskette ist klar und verständlich. Und sie ist nur eine Möglichkeit unter anderen.

Aushalten von Handlungsdruck. Wir alle, gerade wenn angesichts schwieriger Situationen Handlungsdruck entsteht, haben das Bedürfnis nach Orientierung, nach klaren Aussagen, nach einfach verständlichen Erkenntnissen bis hin zu klaren Handlungsanweisungen. Hier geht es Eltern, Lehrerinnen, Beraterinnen und Therapeutinnen allen gleich. Um aber hier einen Überblick zu behalten und uns die Chance zu geben, neue Erklärungsmodelle und neue Handlungsmöglichkeiten zu erhalten, müssen wir Beraterinnen und Therapeutinnen langsam und polyperspektivisch vorgehen. Das ist unsere Aufgabe.

Die neurobehaviorale Perspektive ist somit nicht die Antwort auf alle Fragen, sondern sie ist eine Möglichkeit, die in Betracht gezogen werden kann. Je nachdem, wie wichtig die Berücksichtigung der neurobehavioralen Perspektive aktuell erscheint, werde ich als Beraterin auch unterschiedlich vehement diese Perspektive vertreten.

Wenn ich beispielsweise die Pflegemutter eines zwei Jahre alten Kleinkindes mit einer FASD berate, das sich aktuell mit den üblichen Frühfördermaßnahmen mit einer leichten Sprachentwicklungsverzögerung gut entwickelt und bald mit einem Integrationsbedarf-Status in eine Kita integriert wird, dann werde ich sie sehr offen beraten. Die neurobehaviorale Perspektive ist hier in Situationen wie Regelverständnis, Regelakzeptanz, Gedächtnis, Lernen wichtig, um Frustrationen von vornherein zu vermeiden. Die neurobehaviorale Perspektive sollte aber keinesfalls dazu führen, Ansprüche von vorne herein nicht zu stellen. Niemand weiß vorausschauend, wie stark Exekutivfunktionen tatsächlich in einer jeweiligen Situation eingeschränkt sind oder wie sehr ein Talent, ein Interesse oder die Bindung zu einer Bezugsperson die Motivation und Frustrationstoleranz derart beflügeln, dass sich unvermutete Fähigkeiten zeigen. Die Berücksichtigung der neurobehavioralen Perspektive darf den Versuch einer Teilhabe nicht verhindern. Die neurobehaviorale Perspektive ist kein Orakel, sie ist keine Entwicklungsbremse. Menschen haben ein unglaubliches Potenzial der Entwicklung und Selbstorganisation.

Und Menschen reagieren stark auf Frustrationen und soziale Ausgrenzung. Wenn ich also in einer Beratungssituation bin, in der ein zwölfjähriges Mädchen mit einer FASD wiederholt von der Schule suspendiert wird, weil es sich weder an Regeln noch an gut gemeinte Absprachen hält, dann gibt es einen riesigen Druck, die Teilhabe wieder zu ermöglichen. Hier kann ich als Beraterin eventuell stärker die Berücksichtigung der neurobehavioralen Perspektive anpreisen oder sogar einfordern. Weil Menschen das Recht auf die soziale Lern- und Entwicklungssituation der Teilhabe haben (Rudolf, 2017).

Benennung ohne Bewertung. Ein weiterer Aspekt dabei ist wichtig, sprengt jedoch den Rahmen dieses Kapitels und Buches, trotzdem möchte ich ihn kurz anreißen. Wenn wir als Beraterinnen Einschränkungen oder das Anderssein von Hirnfähigkeiten als einen möglichen Grund für Verhalten beschreiben, diskriminieren wir im eigentlichen Sinne des Wortes. Wir machen einen Unterschied zwischen neurotypischer Hirnfunktion und anderer Hirnfunktion. Dazu sollten wir ganz offen stehen. Im Sinne der Neurodiversität werten wir nicht. Wir sagen lediglich, dass es Menschen mit unterschiedlichen Voraussetzungen oder Eigenheiten gibt. Wir wollen, dass diese Menschen die gleichen Möglichkeiten haben, nicht die gleichen Bedingungen (s. Abb. 2.5 und 2.6). Weil die Bedingungen bei diversen Menschen einfach nicht gleich sind. Wer aber entscheidet, welche Art der Diversität auch welche diversen Umweltbedingungen benötigt? Hier ist jeder Versuch einer Fremdeinschätzung eine potenzielle Bevormundung. Wir müssen diese Fragen im Kontakt zu den Betroffenen erörtern und Antworten in der Entscheidungsgewalt der Betroffenen lassen (s. **INFO 3**).

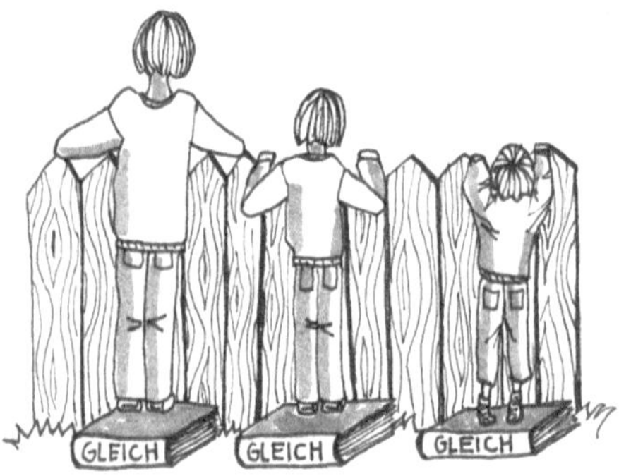

Abbildung 2.5 Gleich ist nicht immer fair. Drei unterschiedlich große Menschen brauchen nicht die gleiche Anzahl von Hilfen, um über einen Zaun zu schauen

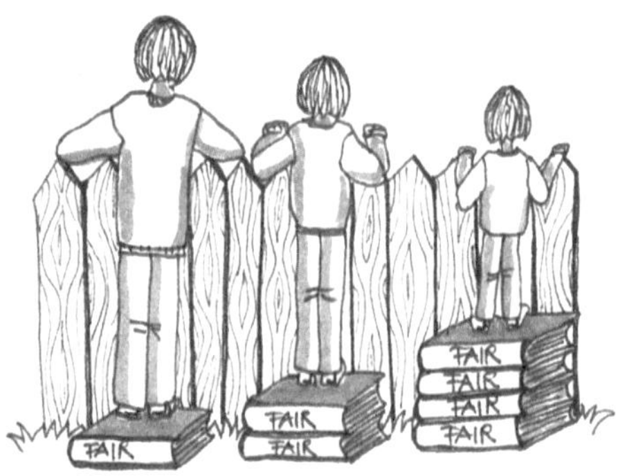

Abbildung 2.6 Manchmal ist es fair, wenn Menschen unterschiedliche Hilfen bekommen

Selbstbestimmung. Ein Mensch im Rollstuhl soll soweit möglich selbstbestimmt mobil sein, weil wir eigenständige Mobilität als ein wichtiges menschliches Recht empfinden. Ein Mensch mit verändertem Denktempo soll die benötigte Zeit zum Denken bekommen und die Möglichkeit für Erfolge haben, weshalb es eventuell einer besonderen Beschulungssituation bedarf. Vielleicht ist die Integration in eine Förderschule im Sinne der Selbstwahrnehmung des Individuums eine größere persönliche Inklusion als es ein erzwungenes »Mitschleifen« in einer unterfinanzierten und personell nicht ausreichend ausgestatteten Inklusionsschule ist. Diese wichtige Diskussion sei hier nur erwähnt bzw. als offene Frage formuliert. Aus meiner Erfahrung kann es bei der aktuellen heterogenen Entwicklung der Schullandschaft nur möglichst selbstbestimmte Einzelfallempfehlungen geben.

Ein enorm großer Auftrag bei der Vermittlung der neurobehavioralen Perspektive ist die Schaffung der Akzeptanz. Wie kann die Gesellschaft in Vorleistung gehen und der existierenden Neurodiversität gerecht werden? Wie kann die Ausbildung von Erzieherinnen und Lehrerinnen gestaltet werden, sodass auch sie echte Erfolgserlebnisse und Selbstwirksamkeitserfahrungen aus ihrer Profession heraus möglich machen können? Echte Inklusionsschulen, in denen Menschen mit Einschränkungen nicht nur »mit aufgenommen«, sondern von vornherein als ein Teil des Menschseins mitgedacht sind, können ein guter Weg sein. Angepasste und spezielle Entwicklungsräume wie Förderschulen können ebenfalls ein guter Weg sein.

Integration durch gelebte Neurodiversität. Teilhabe bedeutet ein Teil in einem sozialen Ganzen zu sein. Die Selbstwahrnehmung der gelungenen Teilhabe wird immer auch von den Reaktionen und dem Umgang mit Barrieren der Umwelt abhängig sein (Rudolf, 2017). Aus dem Bereich Autismus ist eine Studie zur Auswirkung von Selbstwahrnehmung bekannt. So konnten Edward Griffin und David Pollak bei Studierenden mit Autismus-Spektrum-Eigenschaften zwei verschiedene Selbstwahrnehmungen beschreiben. Die eine Gruppe (41 %) sah die eigenen autistischen Auffälligkeiten als eine normale Besonderheit in einem größeren Spektrum von neuronaler Diversität, während die größere Gruppe die selbst wahrgenommenen autistischen Auffälligkeiten als medizinisch-defizitär beschrieb. Während beide Gruppen in einem gleichen Ausmaß von schwierigen schulischen Vorerfahrungen berichtete, konnte die erste Gruppe signifikant klarer berufliche Ziele und akademische Wünsche angeben, die sie in den Nachuntersuchungen auch eher erreichten, als die Gruppe, die die eigenen Auffälligkeiten als medizinisch-defizitär einschätzte (Griffin & Pollak, 2009).

Fazit

- Die neurobehaviorale Perspektive ist kein Selbstzweck.
- Verhalten wird durch die neurobehaviorale Perspektive nicht gerechtfertigt, sondern es ist ein Versuch des Verstehens.
- Die neurobehaviorale Perspektive soll Ansätze eröffnen, die Teilhabe ermöglichen.
- Die Selbstwahrnehmung, teilzuhaben, Teil eines sozialen Ganzen zu sein, ist eine sozial-emotionale Entwicklungsnotwendigkeit.

3 Beratung im Alltag

Die Intention bei der ausschließlichen Verwendung des Begriffs »Beratung« in diesem Buch statt »Beratung und Therapie« ist folgende: Beratung ist ein Begriff, der noch nicht auf eine Pathologisierung zurückgreift. Wenn jemand eine Therapie braucht, ist er oder sie krank. Wenn jemand eine Beratung braucht, dann gibt es einen Klärungsbedarf.

Die Beratung beruht auf einem Konstrukt von Frage und Antwort. Wenn die Klientin keine Frage hat, ist das Geben eines Rates schwierig. Die Beratung besteht aus Kommunikation. Für jede Kommunikation ist es ausschlaggebend, ob es ein gemeinsames Verstehen gibt. Oder einfacher ausgedrückt: Dass über das Gleiche geredet wird.

Oftmals sind Beratende bzw. Therapeutinnen als helfende Systeme sehr schnell in einer Handlung, weil sie dies als ihren Auftrag verstehen. Helfende Systeme verstehen sich als handlungsfähig und handelnd. Beratende Systeme sind zuhörend und um Verständnis bemüht. Dies bedeutet oft eine Anpassung des Tempos.

Die Klientin ist immer die zentrale Bezugsperson, auch in einem weit verzweigten Hilfesystem. Aus einer Beratung kann ein Verrat werden, wenn Antworten nicht an die Ratsuchende selber, sondern über den Kopf der Ratsuchenden hinweg an andere Helferinnen des Systems gegeben werden. Daher bedarf es immer der Transparenz und der Absprache der Beraterin mit der Klientin.

Das Konstrukt Beratung bei einer FASD hat typische Abläufe: Es gibt die leibliche Mutter. Es gibt den leiblichen Vater. Es gibt ein betroffenes Kind bzw. eine betroffene Jugendliche. Es gibt eine Gesellschaft. Es gibt Konstrukte der Schuld und Verantwortung. Es gibt Konstrukte der Krankheit, des Sich-Verzeihens, des Anerkennens, der Wertschätzung und des Neuanfangs.

Es gibt die einfache Tatsache, dass es keinen Beweis des Ausmaßes der Schädigung durch in der Schwangerschaft konsumierten Alkohol gibt. Es gibt Differenzialdiagnosen. Ohne Schwierigkeiten im Alltag gäbe es oft keinen Beratungswunsch. Die unterschiedlichen Teile im System haben unterschiedliche Beratungswünsche. Es liegen eventuell Einschränkungen der Hirnfunktionen vor, deren Erkennen und Berücksichtigen eine Teilhabe erleichtern kann. Es gibt eventuell Barrieren und unpassende Erwartungen der Umwelt, deren Erkennen und Berücksichtigen eine Teilhabe ebenfalls erleichtern kann.

Es gibt einen Beratungsbedarf. Für alle Beteiligten.

3.1 Beratungsprozess

Der Zeitpunkt einer Beratung ist nie beliebig. Eine Beratung wird dann in Anspruch genommen, wenn es von einem selber oder anderen ein Bedürfnis nach Rat gibt. Dies ist meist der Fall, wenn eine Situation zugespitzt, verworren, festgefahren ist. Vor einer Beratung sind meist verschiedene Hilfeversuche bereits gescheitert, alle Beteiligten haben viele verschiedene Meinungen geäußert und gehört. Kurz: Es besteht eine gewisse Verwirrung und Desorientierung. Ziel dieses Kapitels ist zunächst die Orientierung der Beraterin. Wir müssen uns alle klar sein, dass Desorientierung ansteckend ist. Wir sind mitschwingende, empathische, sich einfühlende Wesen – und übernehmen die Gefühle der anderen Menschen nur allzu gerne, und sei es nur, um sie verstehen zu können.

Das 5-Schritte-Modell nach Asen

Das aus der Multifamilientherapie nach Eia Asen (Asen & Scholz, 2012) stammende 5-Schritte-Modell ist eine systemische Basistechnik, um in einem Beratungskontext über das Gleiche zu kommunizieren (s. **AB 7**). Dieses Modell zeigt hervorragend, wie es der Beraterin gelingen kann, sich selber als Expertin zurückzunehmen und stattdessen mithilfe ihrer Expertise Fragen zu stellen. Verantwortung und Kompetenz bleiben bei der Betroffenen. Es ist die Entscheidung der Betroffenen selber, welche Selbsterkenntnis und welcher Leidensdruck aktuell als relevant gesehen wird und welchen Veränderungswillen es gibt. Die fünf im Folgenden näher erläuterten Schritte des Modells nach Asen sind:

(1) Beobachtung
(2) Wahrnehmungsvergleich
(3) Bewertung
(4) Veränderungswunsch
(5) Aktion – der erste Schritt

(1) Beobachtung: »Ich sehe/bemerke/habe gehört, dass …«. In der Beratung werden Probleme geschildert. Dies führt teilweise zu einem Rückzug der Betroffenen. Dabei sind diese Probleme sehr wahrscheinlich auch für die Betroffene eine Belastung und sie selber ist genauso auf der Suche nach einer Lösung wie alle anderen. Manchmal ist es also gut, die beobachteten Probleme konkret und möglichst auf eine Situation bezogen anzusprechen. Dies verhindert auch, sich in allgemeine »Immer«-Schuldzuweisungen zu verlieren. Informationen der Bezugspersonen aus dem »Fragebogen zu Fähigkeiten, Verhalten und Selbstbild bei FASD« (FVS; Abschn. 3.4 und **AB 2**, **AB 3** und **AB 4**) können hier in Absprache mit den Bezugspersonen mit der Betroffenen und ihrem Umfeld ausgewertet werden.

- Ich habe gehört, dass es heute Morgen einen riesigen Streit mit deiner Mutter gab.
- Ich sehe, dass du hier nicht stillsitzen kannst.
- Ich bemerke, dass ich meine Sätze viel zu kompliziert sage und du mich nicht verstehst.
- Ich habe gehört, dass du dich gestern in der Schule für etwas entschuldigen musstest.
- Ich habe gehört, dass du nächste Woche nicht an dem Klassenausflug teilnehmen darfst.
- Ich habe gehört, dass du dich gestern an Hausaufgaben nicht erinnern konntest.
- Ich habe gehört, dass du gestern Nachmittag wieder Süßigkeiten aus dem Vorratsschrank genommen hast, obwohl deine Mutter dir noch am Morgen gesagt hatte, dass du es nicht tun sollst.
- Ich habe gehört, dass du gestern Geld geklaut hast.
- Ich habe gehört, dass du heute Morgen erzählt hast, dass dir deine Jacke in der Klasse geklaut wurde, aber die Lehrerin rief mich an und sagte, du hast sie im Raum liegen gelassen.

(2) Wahrnehmungsvergleich: »Siehst du das auch so? Ist das richtig? Habe ich das richtig verstanden?« Wenn in der Beratung ein Weg gefunden werden kann, dass die Betroffene sich verstanden und gesehen fühlt, ist viel gewonnen. Dafür ist der Wahrnehmungsvergleich so wichtig. Oft beginnt bereits hier das Ringen um das Selbstbild. Probleme können von der Betroffenen vielleicht nicht benannt werden, weil sie bisher von ihr nur als Scheitern wahrgenommen wurden. Oft lohnt es sich sehr, aktuelle Beobachtungen direkt für den Wahrnehmungsvergleich zu benutzen und dabei gleich die Perspektive mit neuen Ideen und Erklärungsmodellen zu öffnen. Der Fragebogen zu Fähigkeiten, Verhalten und Selbstbild bei FASD (Selbsteinschätzung in Einfacher Sprache – FVS-E; **AB 4**) enthält zahlreiche Fragen, die hier eine Brücke des Verstehens schlagen können. Oft ist es enorm schwierig, bei einem konkreten Einzelfall zu bleiben, da das Abwehrsystem der Betroffenen auf Hochtouren arbeitet, um das Selbstbild zu schützen. Dann helfen vielleicht auch die im Folgenden aufgelisteten situativen Abgleich-Fragen weiter:

- Fällt es dir gerade schwer zu antworten, weil du denkst, dass du immer alles falsch machst?
- Hast du den Eindruck, dass du es den Erwachsenen nie recht machen kannst?
- Hast du den Eindruck, dass du unfair behandelt wirst?
- Hast du den Eindruck, dass du dich 180 Prozent anstrengst, und die anderen nur sehen, dass dein Ergebnis 60 Prozent ist?
- Sagen die Erwachsenen immer, dass du dich mehr anstrengen sollst, dabei strengst du dich schon an?
- Ist es dir manchmal viel zu laut?
- Weißt du manchmal nicht, was du als Nächstes tun sollst?

(3) Bewertung: »Willst du / wollen Sie, dass es so ist? Warum ist es so?« Nur weil andere Menschen (meistens Erwachsene) ein Problem sehen, heißt das nicht, dass das Kind auch ein Problem sieht. Vielleicht ist Unpünktlichkeit nicht wirklich ein Problem für das Kind und dass die anderen Kinder Respekt (oder Angst?) vor dem impulsiven Kind haben, ist vielleicht in Teilen sogar so gewollt. Welche Einschränkungen gibt es also tatsächlich für das Kind im Alltag, was findet es selber doof oder unerträglich?

Welche Erklärungsmodelle hat das Kind für die Probleme bisher angenommen? Wie fest sind die Eltern in dem Erklärungsmodell verhaftet, dass das Kind nicht will oder absichtlich böse Dinge tut? Welchen Eigenanteil können helfende Menschen im Umfeld bei sich finden? Welche Kraft und Bereitschaft haben sie, neue Wege auszuprobieren? Das in Abschnitt 3.3 vorgestellte Beobachtungsschema zum Einstieg kann hier eine gute Übung sein, um die Wahrnehmung auf den Einfluss von Hirnfähigkeiten zu lenken. 3

- Was war letzte Woche in der Mathematikstunde mit den Hausaufgaben?
- Wolltest du die Hausaufgaben nicht machen?
- Findest du es gut, dass du dich gestern in der Pause nicht an Regeln gehalten hast?
- Findest du es gut, dass gestern deine Schwester Angst vor dir hatte?
- Findest du auch, dass deine Vergesslichkeit gestern zu Hause Probleme gemacht hat?
- Warum konntest du gestern mit dem Computerspielen nicht aufhören?
- Was hast du gedacht, bevor du das Handy in die Ecke geschmissen hast?
- Warum bist du gestern in das Zimmer deiner Schwester gegangen, obwohl sie es dir verboten hatte?
- Warum kamst du gestern nach der Pause nicht mehr in den Unterricht?
- Hast du gestern die Aufgabe der Biologie-Lehrerin verstanden?
- Wusstest du heute Morgen, was ich vor der Schule von dir wollte?

(4) Veränderungswunsch: »Wenn es gerade nicht gut ist, wie würdest du / würden Sie es gerne haben? Was würdest du / würden Sie gerne schaffen?« Oft ist der Beratungszeitpunkt derart spät, dass es bereits ein starres Muster von Erklärungsmodellen und Annahmen gibt. Beispiele dafür sind Annahmen wie:

- »Ich habe als Elternteil keinen Einfluss auf mein Kind.«
- »Ich mache sowieso alles falsch.«
- »Das kann ich sowieso nicht.«
- »Die anderen kümmert es sowieso nicht, ob ich mitkomme.«

Diese Annahmen sind Erklärungsmodelle und Schlussstriche unter unaushaltbare Situationen. Sie können mit den Schritten 1 bis 3 erfragt und hinterfragt werden. Um anschließend mit den im Folgenden aufgeführten Fragen in die Hoffnung, die Möglichkeit und die Veränderung zu kommen.

- Welche ursprünglichen Ziele gibt es?
- Welche Wünsche haben Sie für sich selbst als Eltern oder für das Kind?
- Welche drei Sachen müssen sich bei dem Kind ändern? (Die Frage ist oft eine Einleitung dazu, dass die Eltern begreifen, dass sie sich gerade die eingeschränkte Hirnfunktion weg wünschen. Im übertragenen Sinne wünschen sie sich, dass ihr blindes Kind nicht blind sei.)
- Wie willst du mit deinen Eltern sprechen?
- Was möchtest du mit deinen Freunden machen?

- Was willst du in der Schule?
- Was willst du deiner Lehrerin sagen?
- Was ist die eine wirklich wichtige Sache, die deine Eltern einmal verstehen sollten?

(5) Aktion: »Was kannst du tun, damit es so wird? Was kannst du zusammen mit anderen ausprobieren? Was hast du noch nicht ausprobiert?« Diese Fragestellung ist derart umfassend, dass es in Abschnitt 3.5 mit dem »Hypothesenschema bei konkreten Schwierigkeiten im Alltag« eine eigene Anleitung gibt, um sich einer Antwort anzunähern (s. auch **AB 5**).

Phasen der Beratung
Viele Menschen, die sich eine Beratung bei FASD einholen, sind am Anfang im Strudel der Ereignisse von Dekompensationen und Eskalationen verloren und können den nächsten Schritt nicht mehr erkennen. Sie sind mit einem Wort orientierungslos. Es ist wichtig zu wissen, dass Orientierungslosigkeit aus psychohygienischer Sicht hoch infektiös ist, sodass wir Fachleute gut beraten sind, uns dieser Orientierungslosigkeit nicht ohne Schutz auszusetzen. Dieser Schutz heißt Struktur. Abbildung 3.1 zeigt eine Struktur von vier Beratungsphasen, die wir durchaus transparent mit unseren Klientinnen in der Beratung besprechen können, damit jede der Beteiligten gerade weiß, was das aktuelle Thema ist (s. auch **AB 6** Beratungsschema FASD).

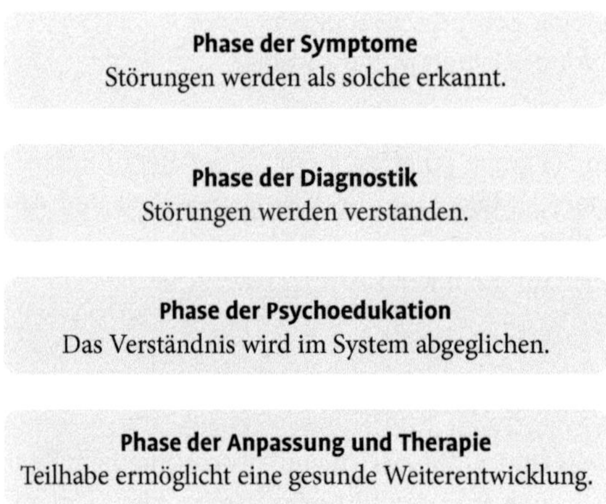

Abbildung 3.1 Schema der Phasen der Beratung

Diese Phasen sind jedoch nicht als ein linearer Weg zum Glück zu verstehen. Phasen sind Zustände und es ist organisch und normal, dass diese Phasen hin und her springen, sogar wieder von vorne beginnen, je nachdem, welche neuen Herausforderungen das Leben und das sich entwickelnde Selbst bereithält.

Phase der Symptome. Es gibt eine Phase der Wahrnehmung von einer Störung, von einer Teilhabeeinschränkung, eventuell auch der Wahrnehmung, »anders als andere zu sein«. Teilweise bemerken Menschen veränderte Fähigkeiten bei sich selber, teilweise merken sie jedoch auch eher, dass sie anders behandelt werden. Dies kann schreckliche Zweifel an sich selbst oder auch an der Zugehörigkeit zur Gesellschaft hervorrufen. Die Helferinnen, Eltern und Erzieherinnen durchlaufen diese Phase der Wahrnehmung einer Störung ebenfalls. Auch sie reagieren auf die Herausforderung, die eine Störung im Alltag immer mit sich bringt.

Die Phase der Symptome kann geprägt sein von einer großen Verzweiflung und Hilflosigkeit, aber auch von einem starken Durchhaltewillen und einem »So tun, als ob alles in Ordnung wäre«. Je nachdem, von welcher Perspektive diese Phase erlebt wird, gibt es unterschiedliche Fragen oder eben auch eine sehr geringe Bereitschaft, Fragen zu stellen oder zuzulassen.

Manche Betroffenen erleben sich im gesellschaftlichen System als überfordert und selbstunwirksam und benötigen daher dringend eine Antwort. Je nach Veranlagung wird diese Antwort bei sich selber oder bei den anderen gesucht. Manche erleben sich selber als maximal damit beschäftigt »durchzuhalten« und reagieren auf Fragen eher mit Gedanken wie: 3

- »Ich gebe doch schon alles und es reicht immer noch nicht?«
- »Was soll ich denn noch alles tun?«
- »Wenn ich mich doch schon so sehr anstrenge, warum ist es immer noch nicht gut genug?«

Alle diese Perspektiven haben ihren Platz und keine einzige wird alleine für sich einen gesunden Umgang mit einer Störung ermöglichen.

Die Arten des Umganges mit Symptomen laufen teilweise recht typisch ab. Diese Typen ergänzen sich in Hilfesystemen oft zu relativ stabilen Geflechten, mit gegenseitigen Erklärungen, die zu Beschuldigungen werden. Und mit Mechanismen der Verteidigung des Selbst, die von Fachleuten als Non-Compliance missverstanden werden. Aufgabe der Therapeutin ist es, sich in diesem Geflecht zu orientieren und wohlwollend zu erkennen, zu welchem Reaktionsmuster sie selber aktuell neigt.

Tabelle 3.1 Beispiel-Typen in der Symptomphase

Typ Selbstzweiflerin	Typ Angreiferin	Typ Verteidigerin
Die Grundannahme ist, dass ich etwas nicht gut genug gemacht habe, deshalb fühle ich mich unwirksam. Ich brauche dringend Anleitung und Antworten, weil ich selber keine habe. Ich sehe nicht, was ich jetzt schon gut mache.	Die Grundannahme ist, dass ich alles richtig mache und sich mein Gegenüber nicht genug anstrengt. Daher muss sich der andere verändern. Ich schaue nach außen und suche Veränderung im Außen. Ich weiß, was die anderen falsch machen.	Die Grundannahme ist, dass ich mich maximal anstrenge und dass es für die anderen anscheinend nie genug ist. Die anderen wollen immer mehr von mir, sie befehlen mir Dinge zu tun, die ich doch eigentlich schon mache. Ich schütze mich selber, indem ich die anderen reden lasse und nicht mehr ernstnehme.

Phase der Diagnostik. Diagnosen sind im eigentlichen Sinne des Wortes das Ergebnis einer ausführlichen Betrachtung. Betrachtung bedeutet, dass der Lebensalltag genau erfragt und verstanden werden muss. Je individueller eine Diagnose anhand von Alltagserlebnissen der Betroffenen selber erklärt werden kann, desto mehr wird die Diagnose auch ein brauchbares Werkzeug für einen konstruktiven Prozess der Selbstheilung werden.

Wir Fachleute haben als Diagnostikerinnen oft in bester Absicht mit offenen Augen hingeschaut und mit fachlicher Expertise etwas gesehen. Aber haben wir der Betroffenen selber die Zeit oder die Perspektive angeboten, das Gleiche zu sehen? Diagnosen sind immer Raster und Schubladen, die sich hervorragend dazu eignen, sich gegenseitig zu verständigen und zu versuchen, eine gemeinsame Sprache zu finden. Prinzipiell werde ich natürlich immer den Menschen sehen, wenn ich den Menschen anschaue. Kein Mensch ist oder hat eine Diagnose. Die Diagnose ist ein Konstrukt: Wir versuchen dieses Konstrukt sinnvoll zu nutzen, um Schwierigkeiten zu verstehen und Hilfen zu ermöglichen. Diagnosen sind Instrumente der Beschreibung, der Verständigung und des Ermöglichens. Diagnosen sind keine Urteile.

Gerade wenn Diagnosen eine Ursache beinhalten, werden oft viele Abwehrmechanismen ausgelöst. Die Diagnose FASD beinhaltet nun einmal, dass die Mutter in der Schwangerschaft Alkohol zu sich genommen hat. Es ist eine sehr individuelle Aufgabe für die Mutter, für die Betroffenen und für das Umfeld, aus dieser Tatsache ein funktionierendes und konstruktives Narrativ zu machen.

Beispiel

Eine Pflegemutter griff mich heftig an, als ich die Tatsache, dass die leibliche Mutter Alkohol getrunken hatte, als einen Unfall beschrieb. Sie sagte, dies sei eine unwürdige Schönrednerei. Sie kenne die leibliche Mutter ganz genau, ihr Pflegekind sei das dritte Kind der Frau, welches eine FASD habe. Der Mutter seien zahlreiche Hilfen zum Entzug angeboten worden. Sie habe sich nicht gekümmert. Jedes der Kinder mit einer FASD sei kein Unfall, sondern eine absichtliche Tat gewesen, die sie der leiblichen Mutter nicht verzeihen könne. Ich habe versucht, mit der Pflegemutter zu sprechen, welche Auswirkungen diese Sichtweise auf ihr Pflegekind haben könnte. Wir kamen in der Beratung nicht weiter. Das Pflegekind war ein überaus artiges und stilles Kind. Ich habe mir oft mehr Milde in der Beziehung zwischen der Pflegemutter und dem Kind gewünscht. Eine Milde der Pflegemutter, die aus meiner Sicht gegenüber der leiblichen Mutter hätte anfangen müssen. Aber das ist meine Sicht und das Kind entwickelte sich in den Jahren, in denen ich es kannte, weitaus problemloser als es andere Kinder taten. Ich erhebe also keinen Anspruch auf Richtigkeit bezüglich dieser Milde. Vielleicht waren diese Härte und Klarheit in dieser Phase genau richtig für das Kind, weil sie auf der anderen Seite von einem bedingungslosen Unterstützen des Kindes begleitet war.

Phase der Psychoedukation. Eine Diagnose ist also eine Erklärung. Dies bedeutet nicht, dass diese Erklärung geglaubt wird. Weder von der Schule, noch von den Eltern oder von den professionell Helfenden, ganz zu schweigen von dem betroffenen Menschen selber. Dies bedeutet, dass eine Diagnose immer übersetzt werden muss. Bestenfalls speist sich die Diagnose aus Alltagserlebnissen.

Eventuell sind die Erwartungen an das Erklärungsmodell oder die Diagnose unterschiedlich. Eventuell erwarten Lehrerinnen etwas von einer Diagnose, was die Diagnose einfach nicht bieten kann. Eventuell wird eine Diagnose auch von Hilfesystemen als unerfüllbarer Auftrag oder als Vorwurf bewertet. Nicht zuletzt ist eine Diagnose auch Teil eines Selbsterkenntnis-Prozesses der Betroffenen, sodass hier viele Prozesse ablaufen können, die ihre Wurzel in einer Angst vor Schwäche oder einer Sorge vor Selbstunwirksamkeit haben können. Diese Phase der Psychoedukation ist die Phase des Abgleiches. Hier wird ausgehandelt, ob die Menschen im Hilfesystem wirklich an einem Tisch sitzen, in einem Boot in die gleiche Richtung rudern, über das gleiche Problem reden usw. Diese Phase braucht Zeit und viel Verständigung. Eventuell wird diese Phase auch immer wieder nötig werden, weil sich Herausforderungen verändern, weil sich Hilfesysteme oder auch einzelne Menschen verändern. Sobald im System der Eindruck existiert, dass nicht über das gleiche Problem geredet wird, ist es schwierig, überhaupt noch in der Phase der Anpassung und Therapie zu bleiben. Schräge Dinge neigen dazu schräger zu werden, wenn man sie laufen lässt. Es braucht viel Mut und Überzeugungsarbeit, immer wieder von vorne anzufangen. Oft lohnt es sich jedoch, hier beharrlich und im organischen Sinne auch ein wenig stur zu sein.

Phase der Anpassung und Therapie (Teilhabe-Ermöglichung). Diese Phase geht davon aus, dass alle Beteiligten im gleichen Boot sitzen, ein gemeinsames Verständnis von der Diagnose haben und konstruktiv zusammenarbeiten. Falls dies nicht der Fall ist, sind die vorhergehenden Phasen eventuell noch nicht ausreichend bearbeitet worden. Es lohnt sich oft, eine oder mehrere Stufen im Prozess zurückzudenken. Eventuell bedarf es noch mehr Abstimmung und mehr Verständnis, bis ein echtes Arbeitsbündnis entstehen kann. Die Phase der Anpassung und Therapie ist oft eine Phase der Selbstheilung. Sie muss nicht unbedingt einfach sein, aber sie hat eine Richtung und eine Entwicklung.

Insgesamt ist diese Phase davon geprägt, dass nach Maßnahmen gesucht wird, eine Teilhabe wieder zu ermöglichen. Grundsatz ist, dass eine erfolgreiche Teilhabe ein wesentlicher Baustein für eine gesunde Weiterentwicklung ist.

Falls es im Laufe der Beratung zu deutlichen Schwierigkeiten kommt, lohnt es sich immer, im Beratungsschema zurück zum Anfang zu gehen. Wenn es in der »Phase der Symptome« keinen Abgleich gibt und kein Einverständnis zwischen der Beraterin, den Helferinnen und den Betroffenen, dann ist eine konstruktive Zusammenarbeit schier unmöglich.

Fazit

- Aufgabe der Beraterin ist es, Fragen zu verstehen und selber orientiert zu bleiben.
- Voraussetzung einer Beratung ist, dass die Beraterin und die Ratsuchende über das Gleiche reden, also mit den gleichen Wörtern auch den gleichen Inhalt meinen. Um das sicherzustellen, muss ausführlich gefragt werden und die Beraterin muss die Konzepte der Ratsuchenden hören und verstehen.

- Eine Beratung hat Phasen, die im Prozess zur gemeinsamen Orientierung benannt werden können. Phasen sind nicht linear, sondern es ist normal, dass es Sprünge (hin und her) gibt.
- Das Tempo der Beratung richtet sich nach den Notwendigkeiten. Ohne ein gemeinsames Erkennen von Symptomen kann nicht weiter zusammengearbeitet werden.

3.2 Typische Themen bei FASD-Beratungen

Einschränkungen von mentalen und/oder psychischen Fähigkeiten sind zunächst unsichtbar für die Außenwelt. Erwachsene haben oft Schwierigkeiten, sich vorzustellen, dass es psychische Behinderungen gibt. Sie sind teilweise selber stark geprägt von harten Durchhalteparolen oder rigiden Erziehungsmustern. Weil eine Beratung bei FASD in ihrem Verlauf davon abhängt, ob bezüglich der veränderten Hirnfunktionen ein Verständnis transportiert wird, folgen hier Hinweise zu einigen typischen Themen, die im Beratungskontext relevant sein können.

Entlastung. Die betroffenen Kinder und ihre aufmerksamen Eltern haben meistens schon längst gemerkt, dass mit ihnen etwas anders ist. Und anders heißt nicht schlecht. Es kann eine große Entlastung sein, wenn dieses »Anders« benannt und bestätigt wird. Weil eben niemand etwas falsch macht und die Eltern nicht einfach »konsequenter« erziehen müssen, was ihnen oft geraten wird. Auch helfen hier Bilder und Illustrationen, dass aus dem leicht falsch zu verstehenden Satz »Mein Gehirn ist halt behindert« ein Satz wird wie »Mein Gehirn hat halt eben Stärken und Schwächen und ich kann damit umgehen«.

Belastung. Es ist für viele Jugendliche und Erwachsene ein Einschnitt in ihrem Leben, wenn die Funktionseinschränkung benannt wird und es eine Definition, ein Thema gibt. Manchmal kann dieses Thema »Ich habe halt FAS« auch zu einer Floskel oder einer Ausrede werden. Aus meiner Sicht macht die betroffene Person damit aber genau das, was andere Menschen ihr vielleicht vorgemacht haben: Die Person depotenziert sich selber. Menschen wollen nach meiner Erfahrung jedoch »für voll« genommen werden (im Sinne von vollwertig). Eine hirnorganische Funktionseinschränkung sollte im Alltag nicht die Eigenverantwortlichkeit einschränken.

Eigenverantwortlichkeit. Menschen mit Einschränkungen bleiben verantwortlich für ihr Tun. Ein blinder Mensch darf sich nicht in ein Auto setzen und selber fahren. Kommt dadurch jemand zu Schaden, ist das Blindsein keine legitime Ausrede oder Begründung. Die Person wusste, dass sie blind ist, als sie ins Auto stieg, und es ist ihre Verantwortung, dass durch ihre Handlungen niemand zu Schaden kommt. Auch die Person mit FAS muss sich der eigenen hirnorganischen Fähigkeiten bewusst werden, und es ist ihre Verantwortung, in Schritten herauszufinden, was das genau im Alltag bedeutet. Welche Anforderungen kann ich gut bewältigen, wie kann ich mich in einem gesunden Maß fordern und fördern lassen?

Recht auf Teilhabe. Die eben besprochenen Pflichten beinhalten auch Rechte. Weil ein blinder Mensch sich nicht einfach so in ein Auto setzen kann, hat er das Recht, Hilfen zu erhalten, die seine Mobilität gewährleisten. Es ist eben nicht fair, dass dieser Mensch sich mehr anstrengen muss als andere. Ebenso ist es nicht fair, wenn ein Mensch mit einem FAS und einer erheblichen Gedächtnisstörung es im Arbeitsleben ständig schwer hat, weil im Alltag so viele Aufgaben nicht übernommen werden können oder falsch ausgeführt werden. Auch dieser Mensch hat ein Recht auf einen Ausgleich und Unterstützung, damit er mit seiner Gedächtnisstörung gut arbeiten kann, ebenso wie ein blinder Mensch mobil sein kann. Diese Rechte sind keine Geschenke. Es ist eine Absprache in unserer Gesellschaft, dass wir so leben wollen. Weil es uns besser geht, wenn alle teilhaben, weil wir bereichert werden, wenn alle teilhaben, weil jeder von uns auch in unterschiedlicher Form die anderen benötigt.

Hilfe annehmen. Hilfe anzunehmen ist nicht leicht. Viele Menschen fühlen sich durch zu viel Hilfe bevormundet oder fremdbestimmt. Und das ist gut so. Vielleicht braucht die betroffene Person nämlich gar keine Hilfe. Vielleicht kann sie es ja wirklich alleine schaffen. Dann sollte sie es auch alleine schaffen.

Aber was, wenn Scheitern die Regel wird? Was, wenn es keine Erfolge gibt und ein junger Mensch nicht den Eindruck hat, etwas zu bewirken? Dann haben wir als Gemeinschaft die Pflicht, diese Situation zu ändern. Auch aus Eigennutz. Weil es für uns als Gemeinschaft ein enormes Problem wird, wenn dieser junge Mensch sich von uns als Gemeinschaft nicht gesehen fühlt. Hilfe ist in diesem Fall keine Aufopferung oder milde Gabe. Hilfe ist eine gemeinschaftlich egoistische Tat, um mögliche negative Entwicklungen für das Gemeinwohl zu verhindern.

Und genau an diesem Punkt wird es spannend in einer freiheitlichen Grundordnung. Menschen haben das Recht, Hilfe zu verweigern. Dies gilt, im Rahmen von Einschränkungen, die sie entwicklungsbedingt bei der Selbstbestimmung haben, auch für Kinder und Jugendliche.

Beratende als Modell. Es bleibt uns also in vielen Situationen nichts anderes übrig, als ein Modell zu sein und dieses Modell wirken zu lassen. Wie können wir als Professionelle ein Modell dafür sein, Hilfe anzunehmen? Die Antwort ist denkbar einfach: indem wir es tun. Hilfe annehmen kann schon in der basalen Fähigkeit bestehen zuzuhören (Ulmer, 2018). Wenn wir mit Expertinnen z. B. aus dem Bereich Schule reden oder wenn die Eltern uns von ihren Erfahrungen und Strategien erzählen, dann sollten wir zuhören und lernen. Wir sollten nicht-wissend offen sein und uns bereichern lassen (Boys et al., 2016). Erstens, weil wir tatsächlich so vieles aus einer anderen Perspektive noch nicht wissen, und zweitens, weil in Systemen, in denen massive Störungen bestehen, oft aus Hilflosigkeit und Handlungsdruck der Helfenden Übergriffe mit vorschnellen Vorannahmen passieren.

»Non-Compliance«. Hilfsversuche können übergriffig sein, wenn die Beteiligten sich nicht die Zeit gegeben haben, miteinander Absprachen zu treffen. Wenn wir also in Systemen den Eindruck haben, dass Hilfe verweigert wird und wir vielleicht sogar von einer »Non-Compliance« sprechen, dann können wir immer bei uns selber anfangen. Wie »compliant« bin ich gerade selber, bezogen auf mein Gegenüber mit seinen Hemmungen und Selbstschutzmechanismen? Oder bin ich gerade nur frustriert, weil ein Gedanke von mir selber nicht vom Gegenüber akzeptiert wird, weil meine eigene Selbstwirksamkeit eingeschränkt wird? Eine von uns angebotene Hilfe wird wahrscheinlich leichter angenommen, wenn wir selber Hilfe annehmen.

Fachwissen. Wissen beeinflusst unsere Handlung. Dies ist zugleich eine banale Aussage und im Alltag sinnvoll. Deshalb wollen wir Wissen haben, damit wir Gefahren vorhersehen können und unsere Kräfte möglichst sinnvoll einsetzen können. Wissen kann uns jedoch auch beherrschen. Wissen kann uns hemmen und uns Chancen nehmen. Das ist gefährlich und kann viel Schaden anrichten. Wir als Expertinnen müssen uns sehr gewissenhaft fragen und fragen lassen, welche Auswirkungen medizinisches Wissen haben kann. Wie geht es einer Person, wenn sie beispielsweise erfährt, dass sie aus genetischen Gründen ein vierfach erhöhtes Krebsrisiko hat? Kann dieses Wissen dazu führen, dass sinnvolle Vorsorgeuntersuchungen gemacht werden und großes Leid verhindert wird, oder führt dieses Wissen zu Verzweiflung und unkontrollierbarer Ängstlichkeit? Alleine dieses Beispiel zeigt schon, wie uneindeutig und individuell die Antwort sein wird. Wir Menschen gehen unterschiedlich konstruktiv mit Ängsten um. Manche Strategien sind im Hier und Jetzt sinnvoll, manche zahlen sich mittel- oder langfristig aus.

Statistik. Es existieren desaströse Prognosezahlen in Bezug auf FASD. Die in Studien festgestellten Raten an unselbständigem Wohnen oder sozialen Problemen sind zunächst die Bestätigung, dass die bisher gewählten Strategien bei FASD positive Entwicklungen nicht begünstigen (Spohr & Steinhausen, 2008). Sie sind eine Zustandsbeschreibung aus der Vergangenheit, wie es im Durchschnitt Menschen mit FASD erging. Aus ihnen ist keine Aussage für die Zukunft eines Einzelfalles abzuleiten. Nicht nur die Betroffene, sondern auch die Beraterin befindet sich hier in der Klemme. Die erforderliche und angefragte Aufklärung, die Vermittlung von vorhandenem Wissen über FASD ist unsere Aufgabe. Es ist nicht die Aufgabe der Beraterin, zu lügen oder Sachverhalte schönzureden. Es ist aber auch die Aufgabe der Beraterin, ehrlich Nicht-Wissen zu transportieren. Und Einzelentwicklungen sind nicht vorhersehbar.

Positive Entwicklungsbedingungen. Was wir jedoch mit relativer hoher Sicherheit sagen können, ist, dass wir positive und negative Entwicklungsbedingungen definieren können. Niemand kann das Entwicklungsergebnis vorhersagen. Aber wir können unser Wissen dafür einsetzen, die Entwicklungsbedingungen zu gestalten. Und hier gibt es viel Positives zu berichten und zu tun (Denys et al., 2011). Deshalb brauchen wir unser Wissen – um es sinnvoll und mit Kraft wirken zu lassen. Damit wir die Sachen verändern, die veränderbar sind (Entwicklungsbedingungen), und mit Vertrauen und Demut die Vorgänge begleiten, die außerhalb unserer Kontrolle liegen (Entwicklung).

Fazit

- Menschen mit einer FASD bleiben verantwortlich für ihr Tun.
- Menschen mit einer Einschränkung haben die Pflicht, Hilfe anzunehmen, wenn sie sonst mit ihrer Einschränkung andere gefährden würden.
- Menschen mit einer Einschränkung haben das Recht, Hilfe selbstbestimmt zu gestalten und anzunehmen.

3.3 FASD-Beobachtungsschema

Das hier vorgestellte Beobachtungsschema bietet den Einstieg in die folgende einfach erscheinende Frage: Kann es sein, dass veränderte Hirnfähigkeiten das aktuell beschriebene Verhalten erklären können? Je mehr man sich als Beraterin mit der neurobehavioralen Perspektive beschäftigt und Erfolge in der Umsetzung gesehen hat, desto selbstverständlicher wird aus der eigenen Sicht diese Perspektive. Dabei ist zu beachten: Das Tempo der Erkenntnis verändert sich und die Beraterin läuft Gefahr, den Kontakt zur Ratsuchenden zu verlieren. Wenn es zu den beobachteten Schwierigkeiten im Alltag jedoch kein gemeinsames Verständnis gibt, dann ist ein Vertiefen des neurobehavioralen Standpunktes schwierig und es wird schwer, über die alten Vorannahmen und die gewohnten Handlungsansätze hinaus zu wachsen.

Konkrete Einzelfälle. Die Beraterin ist also angehalten, sich in dem Tempo der Erkenntniswelt der Klientin zu bewegen. Dafür werden geduldig und am Einzelfall ein aktuelles Verhalten (also die Handlungen, Aktivitäten, die mögliche oder verhinderte Teilhabe) und die konkreten Umwelteinflüsse (Geräusche, Gerüche, Licht, Menschenmenge, Raumordnung, Erwartungen, Forderungen) miteinander abgeglichen. Wenn es hier keine Passung gibt, versuchen wir Hypothesen aufzustellen, welche Hirnfähigkeit nötig ist, um den Anspruch einer Teilhabe an der Umwelt erfüllen zu können. Wir beziehen dabei auch die betroffene Person selber ein: »Ich sehe, dass dir diese Aufgabe schwerfällt, hast du selber eine Idee warum das so ist?«, »Was störte dich zu dem Zeitpunkt, als du die Aufgabe nicht geschafft hast?« Das FASD-Beobachtungsschema bietet hier die Struktur dafür, aus den Beobachtungen dessen, was passiert ist (Aktivität und Teilhabe) und wo es passiert ist (Umwelteinflüsse), Hypothesen zu den Schwächen und Stärken der betroffenen Person zu bilden.

Die eher subjektiv wahrgenommenen Fähigkeiten wie Wahrnehmung, Orientierung, Regelverständnis sind in ihrer Beobachtung oft sehr anfällig für Interpretationen. Es ist gar nicht so leicht, nicht zu schnell Rückschlüsse oder Erklärungsmodelle von diffus gezeigtem Verhalten mitzudenken. Wir sind alle darauf trainiert, möglichst schnell eine Erklärung zu liefern. Dies ist im Alltag gut, wenn wir schnell reagieren wollen und schnell Antworten haben wollen, aber in vielen komplizierten Prozessen sind wir vielleicht noch nicht so weit.

Wir können als Beraterin den Rahmen bieten, um im Beratungskontext wieder in die Phase der Beobachtung zurückzukommen. Immerhin muss es doch einen Grund geben, warum die Klientinnen in die Beratung kommen. Vielleicht waren ihre bisherigen Erklärungsmodelle noch nicht ausreichend wirksam? Vielleicht haben die Ratsuchenden den Eindruck, dass sie mit ihren bisherigen Erklärungsmodellen nicht ausreichend wirksam waren? Weil eine Betroffene am laufenden Band scheitert und sich immer mehr von den Hilfsangeboten entfernt?

Aktivität und Teilhabe. Abbildung 3.2 erklärt sehr vereinfacht die Ermöglichung von Teilhabe. Zur Verdeutlichung dient das Beispiel eines Kindes mit Einschränkung der Impulskontrolle. Das Kind hat eine bekannte stark eingeschränkte Impulskontrolle, das heißt, wenn es sich provoziert fühlt, reagiert es sehr heftig. Die Umwelt erwartet dies und hat die Anforderung, dass das Kind auf die Einzelfallhelferin hört, die als Eingliederungshilfe neben ihm sitzt. Wird das Kind also provoziert, wie es in einem Gruppen-Schulkontext normal sein kann, reagiert das System »Kind und Einzelfallhelferin«, reguliert sich und nimmt weiter an der Schule teil.

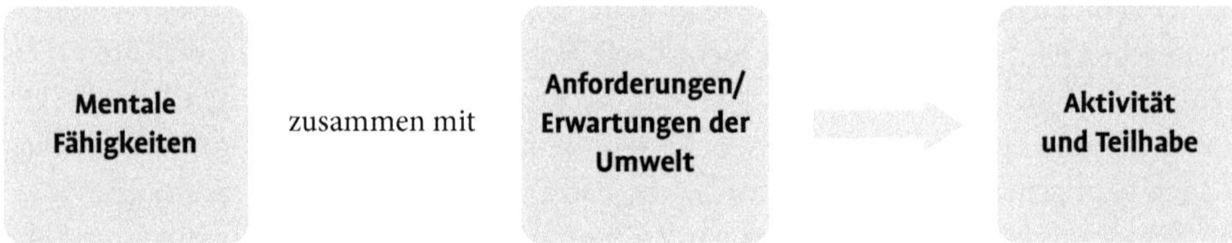

Abbildung 3.2 Ermöglichung von Teilhabe

Hypothesen zu unsichtbaren Einschränkungen von mentalen Fähigkeiten. Wenn also mentale Funktionen und die Umwelteinflüsse zusammen die Aktivität und Teilhabe einer Betroffenen stark beeinflussen, dann können wir aus der Beobachtung der aktuell *möglichen* Aktivität und Teilhabe und den aktuell wirkenden Umwelteinflüssen Hypothesen zu mentalen Fähigkeiten aufstellen.

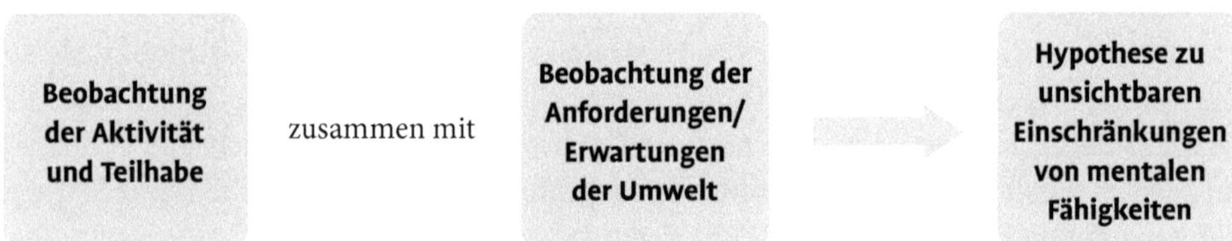

Abbildung 3.3 Hypothesenbildung durch Beobachtung der Teilhabe und der Umwelt

Die Beobachtung der Aktivität könnte z. B. sein, dass ein Kind immer wieder im Gruppenkontext explodiert, sich geärgert fühlt und andere verletzt. Die Beobachtung zeigt, dass das Kind zu beruhigen ist, wenn es unmittelbar neben der Lehrerin sitzt, doch die Lehrerin hat auch noch andere Schülerinnen und kann sich nicht immer schnell genug um das betroffene Kind kümmern. Es gibt keine andere Helferin in der Klasse. Es wird erwartet, dass das Kind sich auch einmal alleine regulieren kann. Eine Hypothese aus dieser Situation wäre etwa, dass das Kind sich noch nicht alleine regulieren kann, und eine mögliche Anpassungsidee wäre eine Einzelfallhelferin in der Schule.

Von der Beobachtung zur Hypothese. In Tabelle 3.2 sind einzelne Stichpunkte aufgeführt, die den Prozess der Beobachtung und der Hypothesenbildung des FASD-Beobachtungsschemas näher aufgliedern. Versuchen Sie sich zunächst an einer möglichst kleinen Situation. Je direkter die zu vermutenden Einflüsse sind, desto leichter ist eine Beobachtung. Scheuen Sie sich nicht, diese Beobachtung zusammen mit den Betroffenen zu machen. Viele Menschen können sehr genau über sich Auskunft geben, wenn erst einmal die richtigen Wörter gefunden wurden.

Tabelle 3.2 FASD-Beobachtungsschema mit beispielhaften Anwendungen

Beobachtung der Aktivität und Teilhabe	Beobachtung der Umwelteinflüsse	Hypothese zu unsichtbarer Einschränkung und Stärken der Person
▶ Was ist genau passiert? ▶ Was hat die Person alleine oder in einer Gruppe gemacht? ▶ Welche Teilhabe war möglich / nicht möglich?	▶ Wie war die Situation bezogen auf Platz, Ordnung, Raum, Lärm, Licht, Luft, Gerüche ...? ▶ Wie war die Situation der Orientierung? ▶ Welchen Rahmen, welche Vorgaben hatte die Person? ▶ Welche Erwartungen wurden durch andere an die Person gestellt?	▶ Hirnfunktionsstörung ▶ Hirnfunktionsfähigkeiten ▶ Psychisches Selbstbild der Person (mit möglichen einschränkenden und fördernden Anteilen)
Beispiel 1		
▶ Kind bekommt regelmäßig in den Übergangszeiten von Unterricht zu Pause oder von Pause zu Unterricht Wutanfälle.	▶ Situationswechsel ▶ Alte Situation vielleicht noch nicht abgeschlossen. ▶ Gedränge ▶ Lärm ▶ Körperliche Nähe, Knuffereien	▶ Umstellungserschwert ▶ Langsameres Denktempo ▶ Überempfindliche Wahrnehmung von Geräuschen und Berührungen ▶ Desorientierung im Sozialraum ▶ Das Kind möchte bei den anderen sein, ansonsten würde es sich mehr rausziehen.
Beispiel 2		
▶ Kind lässt andere am Essenstisch nicht ausreden. ▶ Kind reagiert sehr stark, wenn es unterbrochen wird.	▶ Situation am Essentisch war eigentlich ruhig. ▶ Von außen betrachtet hatte jeder eine Möglichkeit, etwas zu sagen. ▶ Im Fluss der Unterhaltung unterbricht jeder einmal den anderen.	▶ Hohe Impulsivität ▶ Schwaches Arbeitsgedächtnis; eigene Gedanken werden von betroffener Person als sehr flüchtig wahrgenommen ▶ Vergisst leicht, was es sagen wollte ▶ Dem Kind ist es wichtig, dass die eigenen Gedanken gehört werden, es möchte sich mitteilen.

Aus meiner Sicht eignet sich das zweite Beispiel in Tabelle 3.2 hervorragend, um die Interaktionsschwierigkeiten zwischen einseitiger Pädagogik und einseitig angewendetem neurobehavioralen Modell zu beleuchten. Mit der Hypothese des schwachen Arbeitsgedächtnisses und dem hohen Bedürfnis, in einer Unterhaltung gehört zu werden, kann das impulsive Verhalten des Kindes am Esstisch erklärt werden. Das heißt aber nicht, dass das Kind nun endlos Platz bekommt, um zu reden, andere unterbrechen darf und die Handlungsmaxime heißen muss: Das Kind darf reden und unterbrechen, wann es will, weil das Arbeitsgedächtnis ja schwächer ist und es seine Gedanken sonst vergisst und frustriert ist.

Die Hypothese des schwachen Arbeitsgedächtnisses und eines hohen Mitteilungsbedürfnisses soll den emotionalen Druck des Kinds beleuchten. Vielleicht gibt es kleine Kompromisslösungen mit stärker moderierten Gesprächen, vielleicht kann das Kind einen Zettel bekommen und sich ein Stichwort aufschreiben. All dies sind normale Anpassungen. Und natürlich wird das Kind lernen müssen, damit umzugehen, dass Unterhaltungen für es eine besondere Anstrengung sind. Und dass sich die Auseinandersetzung mit dieser Anstrengung lohnt.

Umgang mit Hypothesen. Die neurobehaviorale Perspektive bietet hypothetisch mögliche Antworten. Wenn es keine Frage gibt und keine klinische Not, dann ist die Suche nach einer Antwort überflüssig. Die Beachtung dieses Grundsatzes kann davor schützen, dass Unbeteiligte unzulässige Vergleiche machen. Bei der Erläuterung von Hirnfunktionen bei Fortbildungen habe ich oft die Frage gestellt bekommen, ob wir nun alle gestörte Hirnfunktionen haben, weil jeder einmal ein wenig vergesslich, unkonzentriert oder impulsiv ist. Aus meiner Sicht ist dieser Punkt wichtig, da sich in der Frage an sich bereits das Unverständnis gegenüber unsichtbaren psychischen Behinderungen ausdrückt.

In meinen Kontakten mit Eltern und Erzieherinnen tauchte immer wieder die große Sorge auf, dass psychische Behinderungen benutzt werden, um sich vor Arbeit oder Aufgaben zu drücken. Es ist, als ob wir als Kinder eingeimpft bekommen haben, »uns nicht so anzustellen« oder »nicht so viel nachzudenken«. Wir sollen es »einfach tun« und nicht darüber lamentieren, »es nicht zu können«. Das können Durchhalteparolen sein, die eine zu große Beschäftigung mit dem Selbst, mit der Psyche verhindern sollen. Es ist vielleicht auch die Sorge, dass diese Beschäftigung mit den Fähigkeiten der Psyche nichts bringt, weil die Psyche sowieso nicht veränderbar sei. Diese Sorge vor einer Handlungsunfähigkeit der Helfenden kann zu einem »Wegschauen« oder »Übersehen von Not« führen. Diese Art von »Nicht-Anerkennung« von Leiden ist ein Aspekt der Stigmatisierung psychisch Erkrankter (Gaebel et al., 2005).

Motivation als Entwicklungsmotor. Gleichzeitig sind es ehrliche Warnungen, dass wir uns alle tatsächlich zu viel mit uns selber beschäftigen können, dass wir uns durch angenommene Einschränkungen ausbremsen lassen, bevor wir es überhaupt versucht haben. Manchmal lohnt es sich, einfach ins kalte Wasser zu springen. Pädagogische und motivationale Hypothesen haben ihren Platz und es ist unglaublich schwer (und einseitig), das Konzept Motivation als reine Hirnfunktion zu beschreiben (Kühl, 1987).

Wenn jedoch Mut und Einsatz nicht von Erfolgen gekrönt sind (wie immer man auch einen Erfolg definiert), dann kann der Alltag frustrierend werden und beginnen, das eigene Leben und Lebenskonzept negativ zu prägen. Das kann nicht richtig sein und schreit nach neuen Ideen, nach anderen Möglichkeiten.

Ermöglichen und Wertschätzen. Die Betrachtung von Hirnfähigkeiten sollte nie dazu führen, dass eine statische Liste des Könnens und Nicht-Könnens aufgestellt wird. Ähnlich wie ein Intelligenztest ist die Beschreibung einer Hirnfunktion eine Momentaufnahme unter bestimmten Bedingungen, nicht mehr und nicht weniger. Die Annahme einer veränderten Hirnfunktion sollte immer aus der Perspektive des Ermöglichens und Wertschätzens gemacht werden, und nicht aus der Perspektive des Mangels. Eventuell ist die Nichtbeteiligung einer Betroffenen an einem Beratungsprozess ein erstes Warnzeichen, vielleicht fühlt sich die Betroffene ausgebremst und nicht unterstützt. Vielleicht sind wir noch zu schnell und sprechen noch nicht in der gleichen Sprache. Das neurobehaviorale Modell möchte nicht festschreiben, was nicht funktioniert, sondern erklären, wie etwas funktionieren könnte. Dies ist ein wichtiger Unterschied.

Fazit

- Der Einfluss von veränderten Hirnfunktionen auf das Verhalten im Alltag ist im Einzelfall immer nur eine Hypothese.
- Ziel des Beobachtungsschemas ist es, eine Struktur für die Vermittlung der neurobehavioralen Perspektive zu haben.
- Die neurobehaviorale Perspektive ist teilweise entgegengesetzt zu kulturellen und individuellen Wertvorstellungen und Erwartungen. Sie kann eine wirklich neue Perspektive für Betroffene und Helfende sein.
- Das Benutzen von neuen Denkpfaden benötigt viel Zeit, Erklärungen, Wertschätzung und Transparenz, damit es eine wirkliche Entwicklung und ein wirkliches gegenseitiges Verständnis gibt.
- Die Passung zwischen Fähigkeiten der Betroffenen und Anforderungen und Erwartungen der Umwelt macht Teilhabe leichter möglich.
- Teilhabe macht eine kognitive, soziale und emotionale Entwicklung des Selbst möglich.

3.4 Fragebogen zu Fähigkeiten, Verhalten und Selbstbild als Orientierung

Der Fragebogen zu Fähigkeiten, Selbstbild und Verhalten bei FASD (FVS) ist ein halbstrukturiertes Interview-Verfahren, das eingesetzt werden kann, um einen Überblick über mögliche Themen in der Beratung von Menschen mit einer FASD zu erhalten. Der Fragebogen entstand in unserer Spezialsprechstunde für FASD-Betroffene in der Psychiatrischen Institutsambulanz für Kinder und Jugendliche im Evangelischen Krankenhaus Königin Elisabeth Herzberge in Berlin. Ziel war es, die unterschiedlichsten Aspekte der ersten Kontakte zu FASD-Betroffenen und ihren Angehörigen effizient und übersichtlich zusammenzufassen. Die drei unterschiedlichen Versionen sind im E-Book inside als Vorlagen enthalten:

- Fragebogen zu Fähigkeiten, Verhalten und Selbstbild bei FASD (Fremdeinschätzung durch Helfende – FVS-F; **AB 2**)
- Fragebogen zu Fähigkeiten, Verhalten und Selbstbild bei FASD (Selbsteinschätzung ab einem Entwicklungsalter von ca. 12 Jahren – FVS-S; **AB 3**)
- Fragebogen zu Fähigkeiten, Verhalten und Selbstbild bei FASD (Selbsteinschätzung in Einfacher Sprache – FVS-E; **AB 4**)

Der Fragebogen kann zur selbstständigen Bearbeitung ausgeteilt werden (mit Rücksicht auf die Fähigkeit zur Selbstauskunft die Versionen FVS-F, FVS-S oder FVS-E). Die Fragen sind für Betroffene und Helfende eine Möglichkeit, sich auf ein Beratungsgespräch vorzubereiten und wichtige Themen nicht zu vergessen. Von der Beraterin selbst kann der Fragebogen als Vorlage für ein halb-offenes Interview benutzt werden.

Der FVS ist ein Fragebogen, der aus der klinischen Arbeit mit Kindern und Jugendlichen mit einer FASD und ihren Familien und Helferinnen entstanden ist. Er wurde basierend auf dem neurobehavioralen Ansatz, wie er unter anderem von »FASCETS Fetal Alcohol Spectrum Consultation Education and Training Services« in Nordamerika praktiziert wird (Malbin, 2017), weiterentwickelt. Es gibt keinerlei Cut-off-Werte oder summierten Ergebnisse, der Fragebogen ist vor allem *kein* Diagnoseinstrument. Das Instrument dient als Vorlage für strukturierte Fragen rund um hirnorganische Fähigkeiten, Lernfähigkeiten, Ressourcen, das Verhalten und vor allem das Selbstbild der Betroffenen und ihrer Bezugspersonen. Ziel des Einsatzes ist eine möglichst umfassende Ist-Stand-Erhebung zu Schwächen und Stärken, um weiter zum Thema FASD beraten zu können und nötige Schwerpunkte in der zukünftigen Arbeit klarer zu sehen.

Inhalt des Fragebogens. Im FVS-Fragebogen wird zunächst die Einschätzung von Hirnfähigkeiten erfragt. Eine saubere Auseinandersetzung mit der Beschreibung dieser Fähigkeiten ist bereits ein guter Einstieg in das neurobehaviorale Modell. Als nächster Punkt folgt die Erfassung der Selbstkonzepte der Betroffenen, da jede nachhaltig wirksame Beratung diese Konzepte der Betroffenen sehen und berücksichtigen sollte. Interessen und Lernstärken sind wichtige Ressourcen für die Planung von Förderkonzepten und werden deshalb abgefragt. Auffällige Verhaltensweisen sind häufig der eigentliche Anlass für die Vorstellung und werden dementsprechend erfragt. Zum Ende wird das Selbstkonzept der Helfenden thematisiert.

Vorlagen für den Fragebogen. Die verschiedenen Themen stammen aus dem Spektrum der Beratung bei einer FASD. Entsprechende Symptomlisten liegen in den unterschiedlichen Beratungsformaten vor (s. Löser, 2005; Malbin, 2017; Becker et al., 2019; Schlachtberger, 2020). Auch im »4-Digit-Code« liegt eine Vorlage zu einer nicht-standardisierten Beobachtung von Hirnfähigkeiten vor (Astley, 2004, S. 13). Neu in dieser auf dem FVS-Fragebogen vorgenommenen Zusammenstellung ist die Integration des Selbstkonzeptes der Betroffenen selber und deren Helferinnen. Dieser Aspekt wird als essentiell wichtig für den nachhaltigen Erfolg des Beratungsprozesses angesehen (Dobslaw & Klauß, 2009).

Bewertungsskala über Häufigkeit. Die Bewertungsskala erfolgt mit Angaben zur Häufigkeit, mit welcher ein Symptom oder ein Item den Alltag beeinflusst. Es wird also nicht gefragt, *wie stark* ein Item eingeschätzt wird, sondern *wie häufig* es auftritt. Diese Art zu fragen bezieht sich auf die Skalierung von Fragebögen der Früherkennung von Schizophrenien (Miller et al., 2003; Schultze-Lutter & Koch, 2010). Hier hat sich gezeigt, dass die Nennung der Häufigkeit eines Symptoms stärker mit dem tatsächlichen Einfluss auf den Alltag korreliert als die Benennung einer Stärke (höhere Validität des Messinstruments). Zudem fällt es verschiedenen Beobachterinnen leichter, sich auf eine Häufigkeit zu einigen als auf eine Stärke (höhere Reliabilität). 3

Hirnfähigkeiten. Zunächst wird nach einem Anderssein von Hirnfähigkeiten gefragt, deren Anderssein zu einer eingeschränkten Teilhabe in der Familie oder Schule oder bei Aktivitäten wie Spielen, Lernen oder dem Pflegen von Freundschaften im Alltag führen. Die Hirnfähigkeiten sind im Wesentlichen nach den Begriffen der Internationalen Klassifikation der Funktionsfähigkeit, Behinderung und Gesundheit der Weltgesundheitsorganisation (ICF; WHO, 2011) kategorisiert (s. Tab. 3.3).

Tabelle 3.3 Kategorisierung von Hirnfähigkeiten im FVS-Fragebogen

Fähigkeit	Beschreibung
Wahrnehmung	das Verarbeiten von Reizen/Informationen von außen
Selbstwahrnehmung	das Verarbeiten von Reizen/Informationen von innen
Orientierung	das Verstehen und Zurechtfinden in verschiedenen Situationen
Denken	die Art zu denken
Bewertungssystem	die Art, sich für eine Handlungsmöglichkeit zu entscheiden
Kommunikation	die Möglichkeit, andere zu verstehen und sich anderen verständlich zu machen
Gedächtnis	die Möglichkeit, die Erinnerung in der Gegenwart zu gebrauchen, auch für die Abschätzung von Auswirkungen in der Zukunft
Selbstregulation	die Möglichkeit, sich selber zu steuern

Selbstbild. Die Fragen nach dem Selbstbild stammen aus verschiedenen Theorien zum Selbstbild von Menschen mit Entwicklungseinschränkungen (Julius, 2000). Auch im Heidelberger Kompetenz-Inventar werden vereinzelt Aspekte zu Selbstbild und Selbstwirksamkeit abgefragt (Holtz, 1986). Einzelne Aspekte des Selbstbildes wie Selbstkompetenz und die eigene Einbindung in die soziale Umwelt sind in den sogenannten Personenbezogenen Faktoren der ICF erwähnt und werden als überaus relevant für die individuelle Gesundheit gesehen (Grotkamp et al., 2010).

Interessen, Talente und Stärken. Die Fragen nach Interessen, Talenten und Stärken beim Lernen erfolgen, um den Blick nach vorne zu richten. Auf welche Stärken und Interessen kann zurückgegriffen werden, um offene und neugierige Situationen zu schaffen? Lernen bedeutet immer eine Auseinandersetzung mit Unbekanntem. Das heißt, eine Lernsituation beinhaltet stets die Möglichkeit des Misserfolges, der Enttäuschung. Interesse bedeutet, dass die Auseinandersetzung mit etwas an sich bereits interessant ist, ein Misserfolg ist gar nicht möglich, da der Vorgang an sich der Erfolg ist.

Lerntyp. Die natürliche Situation des Lernzuwachses kann kaum erzwungen werden. Sie kann jedoch wahrscheinlicher gemacht werden. Hierzu werden auch die Lernstärken erfragt. In Absprache mit und abhängig von den Möglichkeiten der Schulsysteme können diese Einschätzungen sehr wichtige Hinweise sein. Gerade die personenzentrierte Lernstärke in einer 1:1-Situation bindet einerseits personelle Ressourcen, kann aber andererseits mittelfristig eine schulische und damit gesellschaftliche Teilhabe erst ermöglichen. Hier wird die Therapeutin immer wieder geduldige Anwältin des Kindes sein müssen. Allerdings kämpfen wir nicht nur für das Kind, wir kämpfen für unsere Gemeinschaft, in der Diversität ein Wert mit Nutzen für uns alle ist!

Auffälliges Verhalten. Ganz bewusst wird auffälliges Verhalten erst gegen Ende des Verfahrens abgefragt. In den meisten Fällen wird dieses Verhalten jedoch der Hauptgrund der Vorstellung sein. Eventuell ist es daher in einem halbstrukturierten Interview zunächst gar nicht möglich, über etwas anderes zu sprechen, da sich die Klientinnen sonst nicht ernstgenommen fühlen. Teilweise wird das auffällige Verhalten derart ausgeprägt sein, dass es mit den dazugehörigen bestehenden Diagnostikverfahren (z. B. ADHS, Depression, Angst) weiter exploriert werden muss. Im Sinne der einfachen Kommunikation zwischen Fachleuten und Betroffenen sollten sekundäre Veränderungen als koexistente Störung beschrieben und behandelt werden.

Eventuell können einzelne Komponenten des auffälligen Verhaltens als sekundäre Störung bei primär veränderten Hirnfunktionen interpretiert werden. Dies ist die Quintessenz der neurobehavioralen Perspektive – die immer eine Hypothese bleiben wird und erst in der Diskussion mit den Betroffenen ihr konstruktives Potenzial entfalten kann.

Selbstwahrnehmung der Helfenden. Zuletzt wird mit dem Fragebogen zu Fähigkeiten, Verhalten und Selbstbild bei FASD (Fremdeinschätzung durch Helfende – FVS-F) noch die Selbstwahrnehmung der Helferin bzw. die Fremdeinschätzung der Betroffenen zu ihren Helferinnen erfasst. Diese Abfrage ist eine wichtige Würdigung des Gesamtsystems, das bei einer Störung wie einer FASD berücksichtigt werden muss. Die angebotenen Themen decken auch die Angst des Scheiterns, die Selbstwirksamkeit, Handlungsfähigkeit und die gefühlte Unterstützung durch die professionellen Helferinnen ab. Wir können also die Offenheit anbieten, uns als Beraterinnen kritisieren zu lassen. Werden wir selber als hilfreich wahrgenommen? Dies ist ein wichtiges Angebot, das vielleicht einige Übung auf Seiten der Therapeutin benötigt. Die Belohnung ist jedoch das Eröffnen eines direkten Übungsfeldes für Selbstbestimmung und Autonomieentwicklung auf allen Seiten.

Fazit

- Der Fragebogen zu Fähigkeiten, Verhalten und Selbstbild ist eine Vorbereitung und Unterstützung des Beratungsprozesses bei einer FASD.
- Der Fragebogen ist kein Diagnostik-Instrument bezüglich einer Störung.
- Der Fragebogen kann wichtige Hinweise auf Schwerpunkte in einem Förder- oder Therapieplan geben.
- Die Selbsteinschätzung bietet die Möglichkeit, dass wir als Helfende auch bewertet bzw. eingeschätzt werden. Dies ist ein wirklicher Übungsraum für Selbstbestimmung und Autonomieentwicklung auf allen Seiten.

3.5 Hypothesenschema bei konkreten Schwierigkeiten im Alltag: das Teilhabe-Ermöglichungs-Modell

Das hier vorgestellte Teilhabe-Ermöglichungs-Modell wurde in unserer Spezialsprechstunde entwickelt. Es handelt sich dabei um ein Hypothesenschema und bietet die Möglichkeit, zusammen mit Betroffenen und Helferinnen konkrete Schwierigkeiten zu besprechen. Es setzt die Denk-Möglichkeit der neurobehavioralen Perspektive bei allen Beteiligten voraus. Daher wird eine Bearbeitung dieses Schemas wahrscheinlich erst in einer fortgeschrittenen Beratungsphase möglich sein.

Aufbau. Das Modell besteht aus drei Perspektiven oder Hypothesen, die jeweils in drei Unterpunkte gegliedert sind. Die erste Perspektive beschäftigt sich mit der Umwelt, die zweite Perspektive mit dem betroffenem Selbst. In der dritten Perspektive wird das Zusammenspiel von der Umwelt und dem betroffenen Selbst geübt. Wie können die Ansprüche und Möglichkeiten der beiden Systeme miteinander wirken, vor allem: Welche Kommunikationskultur haben sie, um in einer gemeinsamen Aktion zu bleiben?

Die in den Abschnitten 3.3 und 3.4 beschriebenen Möglichkeiten für eine genaue Beobachtung sind also kein Selbstzweck, sondern die Beobachtungen fließen idealerweise in das hier vorgestellte Teilhabe-Ermöglichungs-Modell ein. Das neurobehaviorale Modell ist reduktionistisch und pragmatisch. Es versucht, neue Hypothesen zu generieren, um neue Handlungsmöglichkeiten denkbar und damit umsetzbar zu machen. Das neurobehaviorale Modell ist keine Ausrede dafür, dass Teilhabe nicht funktioniert, sondern ein Versuch, die Teilhabe zu ermöglichen.

Ausgangslage. Falls also eine Teilhabe nicht funktioniert, wenn ein Kind z. B. das Warten vor der Turnhalle nicht meistern kann oder wenn die Hausaufgaben nicht aufgeschrieben werden, wenn ein Computerspiel nicht ohne riesige Eskalation beendet werden kann, dann nimmt dieses Kind anders an alterstypischen Lebensaufgaben teil als andere. Die Teilhabe ist eingeschränkt und eine in unterschiedlicher Ausprägung veränderte sozial-emotionale Entwicklung ist wahrscheinlich.

Wenn ein Kind alterstypische Aufgaben nicht meistern kann, ist eine mögliche Hypothese, dass das Kind sich mehr anstrengen muss. Wenn diese Hypothese im Alltag durch Motivation und/oder Strenge zu Erfolg führt, gibt es wahrscheinlich zunächst keine weiteren Fragen. Wenn aber die bisher versuchten Maßnahmen zu Frustrationen auf beiden Seiten führen, wenn das Kind beginnt, sich selber zu hassen, wenn Erwachsene das Kind eher durchgehend als »verweigernd« oder »absichtlich böse« beschreiben, dann ist es Zeit für neue Hypothesen. Frustrationen, Selbsthass, Enttäuschungen und Schuldzuschreibungen sind keine entwicklungsfördernden Bedingungen!

Teilhabe unter schwierigen Bedingungen ermöglichen. Ziel der Entwicklung des Teilhabe-Ermöglichungs-Modells in unserer Spezialsprechstunde war es, in den oft gedrängten Gesprächssituationen der Beratung einen Fahrplan zu haben, um bei einem kleinen und damit vielleicht lösbaren Problem zu bleiben. Das Teilhabe-Ermöglichungs-Modell besteht aus einer strukturierten Abfolge von Fragen (s. **AB 5**). Das Modell beschreibt den jeweiligen Aspekt der Teilhabe als eine Aufgabe. Das Warten auf die Lehrerin vor der Turnhalle ist eine Aufgabe. Das Aufschreiben und Erledigen von Hausaufgaben ist, wie der Name schon sagt, eine Aufgabe. Ein Computerspiel zu beenden ist eine Aufgabe.

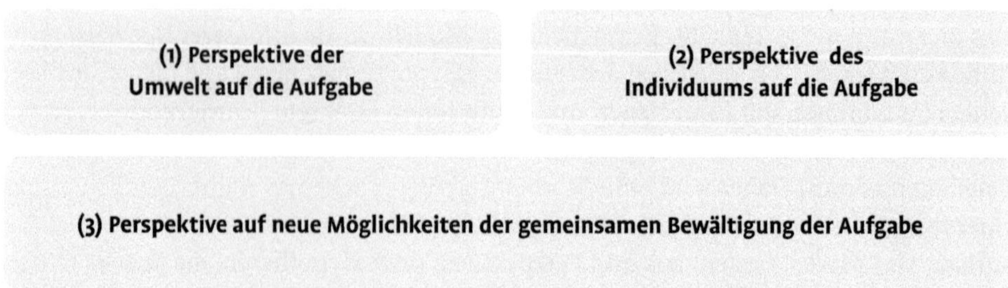

Abbildung 3.4 Überblick über das Teilhabe-Ermöglichungs-Modell bei neurobehavioralen Störungen

Perspektive der Umwelt und des Individuums. Das Teilhabe-Ermöglichungs-Modell besteht aus drei Perspektiven. Die *erste* Perspektive fragt nach der Sicht der Umwelt auf die Aufgabe:

- Welche Aufgabe wird von der Umwelt genau gestellt?
- Welche Fähigkeit würde jeder von uns für diese Aufgabe benötigen?
- Welche Ideen entstehen bei den Erwachsenen in der Umwelt, im Umfeld, wenn die Aufgabe nicht gemeistert wird?

Die *zweite* Perspektive fragt nach der Sicht der Einzelperson, an welche die Aufgabe gestellt wird:

- Welche Wichtigkeit hat die Aufgabe für die Person?
- Welche Fähigkeit hat die Einzelperson tatsächlich für die Lösung der Aufgabe zur Verfügung?
- Welche Ideen entstehen bei dem Individuum, wenn die Aufgabe nicht gemeistert bzw. wenn sie gemeistert wird?

Diese ersten beiden Perspektiven bestehen also aus Fragen, Hypothesen und Beobachtungen. Die Frage nach dem Wesen der Aufgabe wird aus der Perspektive der Umwelt und aus der individuellen Perspektive gestellt. Auch die Frage nach den Hirnfähigkeiten und die Frage nach den emotionalen Folgen, die aus einer nicht gemeisterten Aufgabe entstehen, wird aus beiden Perspektiven gestellt. Sinn dieser Spiegelung ist es, einen unmittelbaren Eindruck von der Passung der Perspektive der Umwelt und der Perspektive der Einzelperson zu erhalten (s. Abb. 3.5 für einen schematischen Überblick).

Die dritte (gemeinsame) Perspektive. Die Erkenntnisse dieser beiden Perspektiven (Dialektik) gehen nun in der *dritten* Perspektive auf. Hier wird die Frage nach neuen Handlungsmöglichkeiten gestellt. Neue Handlungsmöglichkeiten sind jedoch nicht einfach im Alltag umzusetzen. Wenn es einfach wäre, hätte es die Umwelt oder die Einzelperson wahrscheinlich bereits geschafft sich anzupassen. Die dritte Perspektive versucht zunächst, eine Quintessenz aus der Beobachtung der Umwelt zu ziehen. Kann die Aufgabe angepasst werden? Was dies konkret bedeuten kann, ist in den Beispielen in den Abbildungen 3.6 bis 3.8 ausgeführt. Danach wird die Quintessenz aus der Perspektive der Einzelperson gezogen. Unterschätzt wird immer wieder die Frage, ob eine angebotene Hilfe auch angenommen werden kann.

Rückmeldung. Der letzte Punkt der dritten Perspektive ist vielleicht der wichtigste. Es geht um die Rückmeldung. Wir im mitteleuropäischen Kulturraum geben oft zu wenig konstruktive, verbindliche und verlässliche Rückmeldungen. Vielleicht sind wir ein Volk von »Ich denke, dass du es auch denkst« geworden. Wir müssen jedoch sprechen. Wir müssen Erfolge festhalten und betonen, damit sie gelernt werden können.

Kultur des Lobes. Am Anfang wird uns dieses Betonen von Erfolgen vielleicht merkwürdig oder gekünstelt vorkommen. Viele Menschen beschreiben die Lob-Kultur im angloamerikanischen Sprachraum zunächst als befremdlich, oft um dann im zweiten Blick auch die Vorteile dieses kulturellen Aspektes zu erkennen. Vielleicht hilft eine biologische Begründung, um auch noch die letzte Person von der Wichtigkeit von positiven Rückmeldungen zu überzeugen: Negative Rückmeldungen lösen oft Antworten im Gefahrensystem aus. Positive Rückmeldungen eher nicht. Unser Gehirn ist mit einem Gefahrensystem ausgestattet, das für die Wildnis ausgelegt ist. Gefahren werden wesentlich stärker abgespeichert als Gewinne. Wenn man im Dschungel das Schwarz-Gelb eines Tigers einmal übersehen hat, hat man vielleicht einmal Glück und kann sich retten, beim zweiten Mal kann es lebensgefährlich werden. Das heißt, das Warnsignal Schwarz-Gelb wird mit einer großen Gewichtigkeit im Gehirn verankert werden. Wenn ich jedoch das Gelb-Grün einer Ananas übersehe, dann wird es vielleicht ein zweites und drittes Gelb-Grün geben. Ich werde aber nicht unmittelbar sterben, wenn ich das eine Mal Gelb-Grün übersehen habe. Daher prägt es sich schwächer ein als das mit Gefahr verbundene Schwarz-Gelb.

Dieses für die Wildnis geschaffene Gefahrensystem arbeitet nun jedoch in einer kultivierten Welt. Emotional bedrohliche Situationen wie ein Scheitern im Schulalltag werden in unserem Gehirn biologisch gewichtiger als Erfolge abgespeichert werden. Dagegen müssen wir mit Rückmeldungen von Erfolgen angehen. Wir müssen für ein anderes Gleichgewicht im Gehirn aktiv werden und eine Kultur des Lobes aktiv pflegen. Dabei hilft eine verlässliche und kongruente Rückmeldung von Erfolgen.

(1) Perspektive der Umwelt auf die Aufgabe

1.1 Aufgabe (Sicht der Umwelt)
Welche Aufgabe wird aus der Umwelt an das Individuum gestellt?

1.2 Vorausgesetzte Fähigkeiten
Welche Hirnfähigkeiten werden von der Umwelt vorausgesetzt?
(z.B. Wahrnehmung, Anpassung)

1.3 Scheitern (Sicht der Umwelt)
Welche Ideen und Gefühle entstehen aus dem »Scheitern an der Aufgabe« bei den Menschen der Umwelt?

(2) Perspektive des Individuums auf die Aufgabe

2.1 Aufgabe (Sicht des Individuums)
Was ist die Aufgabe aus Sicht des Individuums?
Welche individuelle Entwicklung würde durch eine erfolgreiche Bewältigung der Aufgabe gefördert?

2.2 Vorhandene Fähigkeiten
Welche Hirnfähigkeiten sind bei dem Individuum vorhanden?
(z.B. Wahrnehmung, Anpassung)

2.3 Scheitern (Sicht des Individuums)
Welche Ideen und Gefühle entstehen aus dem »Scheitern an der Aufgabe« beim Individuum?

(3) Perspektive auf neue Möglichkeiten der gemeinsamen Bewältigung der Aufgabe

3.1 Neue Möglichkeiten der Umwelt

Kann die Aufgabe angepasst werden?

Kann es eine Korrektur der Erwartung oder der Erfolgskriterien geben?

Welche Hilfestellungen können gegeben werden?

3.2 Neue Möglichkeiten des Individuums

Welche Ressourcen/Stärken bringt das Individuum schon mit?

Welche Hilfestellungen können für eine »erfolgreiche« Bewältigung der Aufgabe angenommen werden?

3.3 Kommunikation

Welche Struktur gibt es für Erfolgsrückmeldungen? (Grundhaltung: Ein nicht-erfolgreicher Versuch ist dennoch erfolgreich, allein deswegen, weil versucht wurde!)

Welche Vereinbarungen gibt es in einem überschaubaren Zeitraum?

Welche Möglichkeiten können geschaffen werden, dass schwierige Aufgaben immer wieder neu versucht werden können?

→ Ich kann das anders! / Wir können das anders!

Abbildung 3.5 Teilhabe-Ermöglichungs-Modell (schematischer Überblick)

Anwendungsbeispiele des Teilhabe-Ermöglichungs-Modell

Im Folgenden werden drei Anwendungsbeispiele für das Teilhabe-Ermöglichungs-Modell aufgeführt.

(1) Perspektive der Umwelt auf die Aufgabe

1.1 Aufgabe (Sicht der Umwelt)
- In einer Schlange stehen
- Warten
- Nicht in Streit geraten

1.2 Vorausgesetzte Fähigkeiten
- Geräusche und Nähe aushalten
- Orientierung beim Warten, auch wenn die Lehrerin sich etwas verspätet
- Orientierung in sozialen Spielen

1.3 Scheitern (Sicht der Umwelt)
- Das Kind macht Probleme.
- Die Lehrerin hat ein Aufsichtsproblem.
- Die Mitschülerinnen sehen, dass das Kind es wieder nicht geschafft hat.

(2) Perspektive des Individuums auf die Aufgabe

2.1 Aufgabe (Sicht des Individuums)
- Teil der Klassengemeinschaft sein
- Mit den anderen Spaß haben
- Mitmachen

2.2 Vorhandene Fähigkeiten
- Empfindlichkeit gegenüber Lärm und Nähe
- Zeitliche, räumliche und situative Orientierungsschwäche

2.3 Scheitern (Sicht des Individuums)
- Ich bin ein Problem.
- Ich werde ausgesondert.
- Die anderen meiden mich oder ärgern mich extra.
- Ich muss mich entschuldigen, obwohl die andere angefangen hat.

(3) Perspektive auf neue Möglichkeiten der gemeinsamen Bewältigung der Aufgabe

3.1 Neue Möglichkeiten der Umwelt
- Kann es eine Mitschülerin als »Helferin« geben?
- Können die Mitschülerinnen lernen, das betroffene Kind in sozial grenzaustestenden Spielen (Raufen/Ärgern) im Guten anders zu behandeln?
- Kann das betroffene Kind vor dem Lehrerzimmer warten und mit der Lehrerin zur Turnhalle gehen?
- Kann es eine Einzelfallhelferin oder Schulhelferin geben, um brenzlige soziale Situationen in kleinen Schritten wo nötig zu begleiten?

3.2 Neue Möglichkeiten des Individuums
- Kann das betroffene Kind eine »Sonderbehandlung« durch Hilfen überhaupt akzeptieren?
- Kann das betroffene Kind lernen, dass es bei gefühlten Provokationen nachfragt?
- Kann das Kind sich selbstbewusst zeigen?

3.3 Kommunikation
- Wenn die Anforderung der Lehrerin und der Mitschülerinnen zu den Fähigkeiten des betroffenen Kindes passen, gibt es dann auch eine Veränderung?
- Gibt es ein verabredetes Gespräch, in dem die Situation ausgewertet wird, z.B. am Ende der Woche?
- Kann auch vom Tonfall her eine Stimmung geschaffen werden, in der das Kind Lust hat, sich immer wieder schwierigen Situationen auszusetzen?

Abbildung 3.6 Teilhabe-Ermöglichungs-Modell am Beispiel »Vor der Turnhalle warten«

(1) Perspektive der Umwelt auf die Aufgabe

1.1 Aufgabe (Sicht der Umwelt)
- Hausaufgabe hören und aufschreiben
- Hausaufgaben zu dem vereinbarten Termin machen

1.2 Vorausgesetzte Fähigkeiten
- Orientierung in Unterrichtssituation
- Fokussierte Aufmerksamkeit
- Umsetzung von Gehörtem zu Aufgabe zum Selber-Aufschreiben
- Gut funktionierendes Arbeitsgedächtnis
- Selbständiges Arbeiten ohne Fremdmotivation

1.3 Scheitern (Sicht der Umwelt)
- Mangelnde Beteiligung am Unterricht
- Schlechte Bewertung
- Arbeitsverweigerung
- Irgendwann erwartet die Lehrerin vielleicht sogar gar keine erledigten Aufgaben mehr.

(2) Perspektive des Individuums auf die Aufgabe

2.1 Aufgabe (Sicht des Individuums)
- Eine Aufgabe zugetraut bekommen
- Selbständiges Erarbeiten von Wissen
- Über eigene Grenzen gehen

2.2 Vorhandene Fähigkeiten
- Herabgesetzte Orientierung in lauter und unruhiger Umgebung
- Reduzierte Aufmerksamkeit
- Schwäche der Umsetzung von einem Informationsmodus zum nächsten
- Schwaches Arbeitsgedächtnis
- Schwierigkeit bei Amotivation, selber bei der Aufgabe zu bleiben

2.3 Scheitern (Sicht des Individuums)
- Erneuter Misserfolg
- Gefühl der Fehlbeurteilung, auch wenn das Kind eine Stunde zu Hause vor der Aufgabe saß – wenn das Ergebnis zu mager ist, kommt die Rückmeldung, dass die Anstrengung nicht gut genug war.
- Insuffizienzgefühle

(3) Perspektive auf neue Möglichkeiten der gemeinsamen Bewältigung der Aufgabe

3.1 Neue Möglichkeiten der Umwelt
- Direkte Aufgabenstellung an das Kind, Vergewisserung, dass die Aufgabe verständlich aufgeschrieben wurde
- Kommunikation mit den Sorgeberechtigten
- Aufteilung der Aufgabe in Teilschritte, Konkretisierung der Aufgabe

3.2 Neue Möglichkeiten des Individuums
- Zulassen, dass die Sorgeberechtigten involviert werden
- Akzeptanz, dass zu Hause auch ein Lernort ist
- Zulassen, dass die Lehrerin die Aufgabe anders als für die anderen stellt
- Bereitschaft, sich Aufgaben zu stellen, die zunächst zu schwierig erscheinen

3.3 Kommunikation
- Enge Rückkopplung mit allen Fachlehrerinnen, dem Kind und den Sorgeberechtigten
- Verlässliche Kontrolle von gestellten Aufgaben mit Nachbesprechung
- Auch geleistete Versuche ohne im schulischen Sinne »richtige« Ergebnisse sind Anstrengungen und werden als solche gewürdigt.

Abbildung 3.7 Teilhabe-Ermöglichungs-Modell am Beispiel »Aufschreiben und Erledigen von Hausaufgaben«

(1) Perspektive der Umwelt auf die Aufgabe

1.1 Aufgabe (Sicht der Umwelt)
- Computerspiel zur vorgegebenen Zeit beendigen
- Sich in den eigenen Alltag wieder einfinden

1.2 Vorausgesetzte Fähigkeiten
- Angekündigte Unterbrechung einer Bedürfnisbefriedigung
- Problemeinsichtsvermögen
- Verständnis des abstrakten Wissens, dass unbegrenztes Computerspielen schädlich ist

1.3 Scheitern (Sicht der Umwelt)
- Opposition
- Desinteresse an familiären oder mitmenschlichen Kontakten
- Sucht-Befürchtungen

(2) Perspektive des Individuums auf die Aufgabe

2.1 Aufgabe (Sicht des Individuums)
- Eine an sich schöne und entspannende Tätigkeit soll aufgegeben werden.
- Das Benutzen von Medien als Entspannung und Selbstwirksamkeits-Feuerwerk wird als wohltuend wahrgenommen, eine Unterbrechung erscheint nicht sinnvoll.
- Das erlebnisorientierte Spielen soll durch eine negativ besetzte Wirklichkeit ersetzt werden.

2.2 Vorhandene Fähigkeiten
- Schwäche der situativen Orientierung (leichteres Sich-Verlieren in der Situation)
- Schwaches Belohnungssystem mit starker Abhängigkeit von Rückmeldungen des medialen Spiels
- Schwache Selbstregulation
- Unfähigkeit, sich von Konsequenzen beeinflussen zu lassen

2.3 Scheitern (Sicht des Individuums)
- Sinnlos erscheinende Verbote
- Ausbremsung der eigenen Autonomie
- Das Gefühl, ein Spielball von fremden Bestimmungen und der eigenen Emotionen zu sein

(3) Perspektive auf neue Möglichkeiten der gemeinsamen Bewältigung der Aufgabe

3.1 Neue Möglichkeiten der Umwelt
- Starkes Interesse für die Art der Medienspiele
- Schwerpunkt auf kooperativen Spielen
- Wiedereinführung von Brettspielen, Konstruktionsspiele
- Kontrolle über die Mediengeräte des Kindes
- Strukturvorgabe für Spiele bzw. nächtliche Medienverbote

3.2 Neue Möglichkeiten des Individuums
- Zulassen von den Unterstützungsangeboten
- Neugier auf Alternativtätigkeiten

3.3 Kommunikation
- Erklärung der Gründe der Einschränkung des Medienkonsums (Kinder dürfen auch nicht rauchen, Alkohol trinken oder Auto fahren)
- Tagebuch zu Konsum
- Rückkopplung zu Erfolgen

Abbildung 3.8 Teilhabe-Ermöglichungs-Modell am Beispiel »Ein Computerspiel beenden«

Kommentar zum Beispiel Medienkonsum. Der in Abbildung 3.8 thematisierte Medienkonsum ist zu Recht kontrovers. Ziel muss jedoch bleiben, dass der Medienkonsum ein von uns gestalteter Konsum ist, es gibt keine zwingende »moderne« Entwicklung des zunehmenden Medienkonsums. Jeder Konsum ist das Ergebnis einer Entscheidung, die wir Erwachsenen für das Kind getroffen haben. Natürlich ist das Modell des eigenen Medienkonsums wichtig.

Auf der Handlungsebene kann versucht werden, das Ablaufen der Zeit, die man für den Medienkonsum verwendet, zu visualisieren. Geräte wie die sogenannte Zeitdauer-Uhr (z. B. Time-Timer®) zeigen mit einem kleiner werdenden roten Balken das Ablaufen der eingestellten Zeit an. Zusätzlich kann das Ende mehrfach angekündigt werden, sodass das Kind Zeit hat, sich zu orientieren und zu regulieren. Manchmal hilft es, dass es bereits vor der Spielzeit einen Plan für eine Beschäftigung danach gibt. Viele Menschen wissen nach einer längeren Medienzeit zunächst einmal nichts mit sich anzufangen.

Vielleicht bleibt aber auch die Tatsache, dass es Menschen gibt, die einen bestimmten Medienkonsum schlechter vertragen als andere und sich eventuell einschränken müssen, ähnlich wie Epileptiker, die das Stroboskoplicht einer Disko meiden müssen. Das ist nicht fair und um es zu vermitteln, bedarf es sicherlich viel Erklärung, Tröstung und Alternativangebote.

Die Gestaltung der Freizeit und das Genießen von Langeweile ist in einer Welt voller Unterhaltungsangebote nicht einfach. Gerade bei Menschen mit Motivationsschwierigkeiten kann das Beginnen einer »langweiligen« Tätigkeit schwierig sein. Ein Spaziergang oder ein Gesellschaftsspiel werden oft erst während der Durchführung interessant.

Wenn die Erlebnisse und die Erfolge des Medienspiels so überwältigend stark sind, ist die Frage nach Erlebnissen und Erfolgen in der Wirklichkeit relevant. Wie können diese wahrgenommen werden, welche Sinneskanäle sind besonders offen dafür, welche Interessen gibt es? Oft ist ein Spaziergang auf einem Weg gleichwertig mit einer Tortur, eine Fahrradtour auf Nebenwegen durch das Gebüsch jedoch ein Abenteuer.

Das Thema Medienkonsum und damit auch die Beendigung des Medienkonsums ist keine einfache Aufgabe, sie kann auch nur schwer als geschafft oder nicht geschafft rückgemeldet werden. Oft geht es um eine genaue Beobachtung, welche Art des Spiels von der Betroffenen verkraftet wird, welche Herausforderungen und Muster das Spiel prägen. Dafür müssen sich die Erwachsenen die Zeit nehmen, die Spiele ihrer Kinder zu begleiten. Eventuell kann es sinnvoll sein, kooperative Medienspiele zu zweit zu spielen. So kann Konsumverhalten vorgelebt und auch ein Ende gestaltet werden.

Eines ist sicher: Wenn das Thema Medien und Länge des Konsums zur sozialen Isolation führt oder immer wieder ein Streitpunkt ist und zu massiven Eskalationen führt, dann besteht ein dringender Kommunikations- und Gestaltungsbedarf.

Fazit

- Die Teilhabe von Kindern möglich zu machen ist eine Aufgabe der Erwachsenen.

- Das Teilhabe-Ermöglichungs-Modell kann als Hypothesenschema helfen, Struktur in einen sehr komplexen Prozess zu bringen.
- Die dialektische Spiegelung der Perspektiven der Umwelt und des betroffenen Selbst kann für beide Seiten sehr bereichernd sein.
- Wir Menschen als soziale Wesen brauchen Rückmeldungen, um unsere Entwicklung im Sozialraum zu verorten.
- Rückmeldungen brauchen einen Raum und eine Form.

3.6 Grundhaltungen im Beratungsprozess

Der Beratungsprozess entlang des biopsychosozialen Modells mit dem Ziel der Teilhabe ist zunächst eine starke Orientierung für die Beraterin bzw. die Therapeutin selber. Gleichzeitig ist die Art der Herangehensweise der Beraterin oder der Therapeutin an sich eine praktische Psychoedukation für das neurobehaviorale Modell. Die Art, wie die Beraterin bzw. Therapeutin auf andere Systeme zugeht oder eigene Positionen hinterfragt, ist eine Blaupause für die jungen Menschen, mit den Herausforderungen der FASD umzugehen. Wie viel Wertschätzung gegenüber der leiblichen Mutter zeigt die Beraterin bzw. Therapeutin? Wie gut hört sie anderen zu? Wie sehr geht sie auf die Individualität ein? Wie viel Hoffnung kann sie aufzeigen? All das sind Modelle für Menschen, die sich in einem Sturm der Herausforderungen und Interpretationen befinden. Ansonsten wären sie nicht in einer Beratung erschienen. Dabei gilt es auch, mögliche Nutzen und Risiken des jungen Menschen mit einer FASD in der Beratung zu berücksichtigen. Einige Beispiele zu dieser Sicht der Betroffenen sind in Tabelle 3.4 aufgeführt.

Tabelle 3.4 Perspektive der Betroffenen auf die Beratung (nach Bents, 2006, S. 51–52)

	Nutzen	Risiken
kurzfristig	Ich habe endlich jemanden, der mir zuhört, mich ernst nimmt.	Ich muss über mich selber nachdenken. Ich muss mein mühsam aufgebautes Bild von mir selber hinterfragen. Ich bin anders. Ich habe Schwächen. Ich muss Hilfe annehmen.
langfristig	Ich kann lernen, mich selber zu verstehen. Ich komme in der Schule und in der Familie mit weniger Problemen klar. Ich lerne, dass es stark ist, über Schwächen zu reden.	Ich habe keine Ausrede mehr dafür, etwas nicht zu schaffen. Ich bin selber voll verantwortlich, wenn etwas nicht klappt. Ich fühle mich abhängig von anderen Menschen.

Aktionismus. Menschen mit einer FASD sind oft von einer unsichtbaren Behinderung betroffen. Dies bedeutet im Alltag, dass Fähigkeiten und Verhalten im Alltag anders sind, als man es in neurotypischer Weise erwarten würde. Dies führt zu offenen Fragen und Problemen. Nun sind wir Menschen Problemlöser (Popper, 1996). Unsere Kernkompetenz ist es, unbekannte Dinge zu erklären, also von *unklar* zu *klar* zu machen. Dabei benutzen wir jeweils unsere eigene subjektive Sicht, die aus persönlichen Erfahrungen und beruflichen Perspektiven, Konstrukten und Annahmen bestehen. Das ist gut so. Wenn also die Erklärungsmodelle aus einer Perspektive im Alltag nicht zum gewünschten Erfolg führen, dann gibt es immer die Möglichkeit zu sagen, dass mein Gegenüber nicht zu meinem Modell passt, dass er sich mehr anstrengen muss oder sich mehr einfügen muss. Das passiert meist, wenn eine Person von der eigenen Perspektive als uneingeschränkt richtig und zutreffend überzeugt ist.
Polyperspektivität. Es besteht auch die Möglichkeit zu vermuten, dass die eigenen Konstrukte und Annahmen nicht zu meinem Gegenüber passen. Dass es andere Konstrukte und Annahmen geben muss, mit denen ich versuchen kann, ein gewünschtes Ziel zu erreichen. Das erfordert die Offenheit, sich selber in Frage zu stellen. Die Sätze in Tabelle 3.4 sind offen gehalten, da sie aus jeder Perspektive zutreffen. Der Betroffene ist genauso angesprochen wie die stark geforderten und möglicherweise überforderten Pädagoginnen, Sozialarbeiterinnen oder Therapeutinnen.
Interdisziplinäre Zusammenarbeit. Folgende Aussage von Speck (1996, S. 48) fasst die Voraussetzungen für eine gelingende interdisziplinäre (multiprofessionelle) Zusammenarbeit zusammen: »Es gibt kaum eine empfindlichere Belastung des gemeinsamen Klimas als die Missachtung des anderen. Umgekehrt gibt es wohl keine wichtigere Voraussetzung für interfachliche Verständigung und Kooperation als die wirkliche Kompetenz im eigenen Fach.«

Wenn also Menschen mit verschiedenen beruflichen oder persönlichen Hintergründen konstruktiv zusammenarbeiten wollen, so benötigen sie zunächst einmal große Kompetenz im eigenen Bereich. Das ist nicht immer selbstverständlich und oft überspielen rigide Muster oder Dogmen ein wirklich fundiertes Wissen. Hier ist es Aufgabe der einzelnen Menschen und der jeweiligen Strukturen, wie Dachverbände oder Arbeitsorganisationen, das Fachwissen in den eigenen Reihen hochzuhalten. Zusätzlich wird jedoch die Grundhaltung gefordert, dass mein Gegenüber über ein ebenso hohes Fachwissen verfügt. Der Respekt vor der Kompetenz und Qualität der interdisziplinären Teampartnerin drückt sich stark über die eigene Einstellung zu den Themen Vertrauen und Arbeitsteilung aus. Ist das Konstrukt überhaupt denkbar, dass jemand anderes etwas besser kann als ich selber? Und ist gleichzeitig das Konstrukt denkbar, dass ich eine Fachperson mit großen Kompetenzen bin, die im Prozess einen wichtigen Beitrag liefern kann? Interdisziplinäre Zusammenarbeit benötigt also Kompetenz und Respekt, eigentlich eine sehr einfache Formel.
Eltern haben die größte Kompetenz für ihren Bereich. Es folgt ein kurzes Gedankenspiel. Wir gehen aus von der Grundannahme, dass jede im Team für ihren Fachbereich die größtmögliche Kompetenz hat. Die Aufgabe der anderen Teammitglieder ist es, dies zu respektieren und zu achten und die größtmögliche Kompetenz und Begrenzung im ei-

genen Feld zu sehen. Nun werden die Betroffene und die Eltern bzw. Sorgeberechtigten ebenfalls als Mitglieder des interdisziplinären Teams gesehen. Welche Veränderungen ergeben sich daraus? Welche Chancen haben die Betroffenen, von dem Modell des kompetenten, offenen und respektvollen Umganges der verschiedenen Fachleute untereinander zu lernen? Kann dieses Modell des guten Systems ein Modell für die Familie, für die Betroffenen werden? Was hindert uns daran, wirklich zu glauben, dass die Betroffenen oder deren Familienmitglieder die größtmögliche persönliche Kompetenz für sich haben? Und was drückt das über unsere Einstellung zu den betroffenen Menschen aus?

Andererseits müssen wir Beraterinnen uns fachliche Gedanken zu den vorhandenen Ressourcen und Kompetenzen unseres Gegenübers machen. Einzelne Teammitglieder sind eventuell in einem ganz anderen psychischen Maße gefordert und vielleicht auch überfordert, als es die anderen Mitglieder des interdisziplinären Gesamtteams sind. Gleichzeitig benötigen wir dann Ideen, wie wir diese Einschätzung respektvoll und wirkungsvoll übermitteln können. Egal ob Lehrerin, Ärztin oder Eltern, niemand wird gerne auf eine mögliche Inkompetenz hingewiesen. Wie wir diese Hinweise also geben, wird viel dazu beitragen, wie sehr uns unser Gegenüber respektieren und akzeptieren kann. Dabei bestehen im Bereich psychischer Einschränkungen besonders viele unausgesprochene Vorurteile gegenüber allen Beteiligten.

Das Hilfesystem als Teil der sozialen Umwelt. Das biopsychosoziale Modell der ICF beschreibt eine aktuelle Sichtweise zur Entstehung von psychischen Einschränkungen bzw. Störungen (WHO, 2011, S. 48 und 308–309). An dieser Stelle wird auf dieses Modell zurückgegriffen, um die besondere Bedeutung der sozialen Umwelt als Beeinflussungsfaktor hervorzuheben.

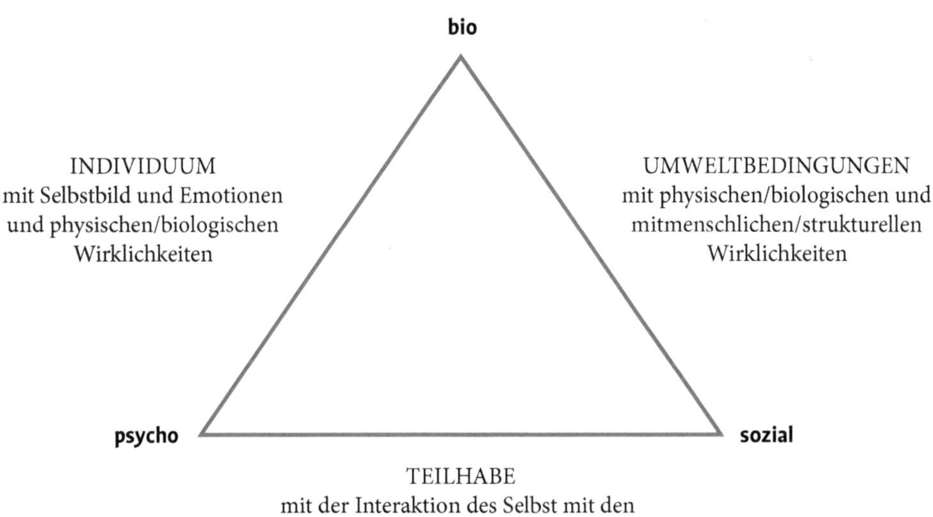

Abbildung 3.9 Das biopsychosoziale Modell der ICF (nach WHO, 2011) ergänzt um die Begriffe Individuum, Umweltbedingungen und Teilhabe

Wir als Hilfesystem sind Teil der sozialen Umwelt. Wir haben unter anderem die Aufgabe, Modell zu sein. So wie wir helfen, so können Menschen lernen, sich selber zu helfen. So wie wir Diversität respektvoll und offen begegnen, so können diverse Menschen sich selber respektieren und wahrnehmen. So wie wir notwendige soziale Regeln und Kompromisse vertreten und leben, so können andere Menschen dies für sich als Aufgabe begreifen. So wie wir uns selber als Fachleute hinterfragen und unsere Grenzen kennen, so wie wir Rat und Unterstützung bei anderen Disziplinen suchen, so können Menschen mit Hilfebedarf vielleicht auch lernen, Hilfe anzunehmen. Nicht als eine milde Gabe, sondern als ein selbstverständliches Miteinander von sozialen Wesen mit diversen Fähigkeiten und Eigenschaften.

Fazit

- Die Grundhaltung der Beraterin oder Therapeutin zu den Themen Neurodiversität, Behinderung, Teilhabe, Wertschätzung, Autonomie und Selbstbild der Betroffenen sind Modelle. Sie werden von den ratsuchenden Betroffenen und Helfenden ganz genau beobachtet und verarbeitet.
- Die Beraterin bzw. Therapeutin hat mit dem ersten Kontakt, in jedem Gespräch, in jeder Hilferunde, mit jedem Stempel unter einer Stellungnahme die Gelegenheit, ihre Grundhaltung zu zeigen.
- Eine gelungene interdisziplinäre Zusammenarbeit mit der gegenseitigen Wertschätzung der Hilfesysteme untereinander erleichtert es der betroffenen Familie, zu allen Systemen (Beratung, Therapie, Schule, Jugendhilfe etc.) Kontakt zu finden.
- Die Therapeutin hat die Gelegenheit, sich selber als lernendes System voller Neugier und dem Willen, sich überraschen zu lassen, zum Nachahmen zur Verfügung zu stellen.

4 Stellungnahme der Beraterin

Die Stellungnahme der Beraterin, die im Mittelpunkt dieses Kapitels steht, geht weit über ein Stück Papier mit Stempel hinaus. Mit dem Begriff Stellungnahme ist vielmehr die fachliche Verortung und Grundhaltung der Beraterin gemeint, mit der die Beraterin in den Prozess der Vermittlung mit allen Beteiligten tritt. Die Stellungnahme bietet die Chance, die Diagnose FASD in Beziehung zu der oder dem Betroffenen zu stellen und erste Empfehlungen für den weiteren Entwicklungsweg zu formulieren. Das Störungsbild FASD ist mit seinen gravierenden Auswirkungen in allen Lebensbereichen immer noch wenig bekannt. Daher lohnt es sich die Stellungnahme auch als erste Information und Beratung zu den Themen Neurodiversität und Teilhabesicherung für die Betroffenen und interessierte Helferinnen zu nutzen.

Die neurobehaviorale Perspektive fügt sich mit dem Ziel der erfolgreichen Teilhabe nahtlos in die Sprache der Internationalen Klassifikation der Funktionsfähigkeit, Behinderung und Gesundheit (ICF) und in die Ziele des neuen Bundesteilhabegesetzes (BTHG) ein. Die Sprache und der Denkansatz der ICF werden in den Abschnitten 4.2 bis 4.4 im Detail vorgestellt. Die drei Abschnitte folgen dabei dem logischen Muster, das dem heutigen Verständnis von der Entstehung von Behinderungen entspricht (Sozialgesetzbuch IX, § 2(1)):

- Beeinträchtigung von einer Fähigkeit oder Funktion des Individuums (s. Abschn. 4.2),
- Barrieren durch Einstellungen oder anderen Faktoren der Umwelt (s. Abschn. 4.3),
- Behinderung einer gleichberechtigten Teilhabe (s. Abschn. 4.4).

4.1 Ziel der Stellungnahme: die Schaffung von guten Entwicklungsbedingungen

Die Stellungnahme der Beraterin ist ein Ergebnis der Diagnostik-Phase. Sie ist der Staffelstab, der von der Beraterin an die Hilfesysteme weitergegeben wird. Eine Stellungnahme ist natürlich nicht das einzige Betätigungsfeld der Beraterin. Die Hilfen für

Menschen mit Behinderungen werden in Deutschland in Anlehnung an die UN-Behindertenrechtskonvention in dem Bundesteilhabegesetz (BTHG) neu geregelt. Dazu heißt es nun sehr grundsätzlich im Neunten Sozialgesetzbuch (SGB IX § 2(1)): »Menschen mit Behinderungen sind Menschen, die körperliche, seelische, geistige oder Sinnesbeeinträchtigungen haben, die sie in Wechselwirkung mit einstellungs- und umweltbedingten Barrieren an der gleichberechtigten Teilhabe an der Gesellschaft mit hoher Wahrscheinlichkeit länger als sechs Monate hindern können.« Bereits hier wird deutlich, wie bedeutsam die Barrieren der physischen und sozialen Umwelt in der Entstehung von Teilhabebehinderungen sind.

Das Bundesteilhabegesetz regelt auch die Ermittlung und Steuerung von der Umsetzung von Hilfen. Die Stellungnahme ist in diesem Sinne der Beitrag der Beraterin zum sogenannten Gesamtplanverfahren. Das Wissen und die Erkenntnis der Relevanz der neurobehavioralen Perspektive ist aktuell nicht ausreichend verbreitet. Dabei kann diese Perspektive die Wirksamkeit der nötigen Schulhilfen, Familienhilfen, Psychotherapien, Ergotherapien, Logotherapien, Bewegungstherapien steigern oder überhaupt erst ermöglichen. Dafür muss immer wieder für die Wichtigkeit von guten Entwicklungsbedingungen geworben werden, denn schlechte Entwicklungsbedingungen machen eine Hälfte der Behinderungssituation der Betroffenen aus. Es gilt, immer wieder Folgendes zu betonen: Eine entwicklungsfördernde Teilhabe ist abhängig von dem Individuum *und* der Umwelt.

Bundesteilhabegesetz. Die Stellungnahme ist damit der Beitrag der Beraterin zum sogenannten Gesamtplanverfahren. Das Gesamtplanverfahren dient der Bedarfsermittlung in der Eingliederungshilfe nach dem Bundesteilhabegesetz (BTHG), gesetzlich normiert in den §§ 117 ff. des SGB IX (Sozialgesetzbuch IX). Der Träger der Eingliederungshilfe (z. B. das Jugendamt) erstellt hierzu einen Gesamtplan, nach dem notwendige erscheinende Hilfen bewilligt werden (Lebenshilfe, 2021). Um diesen Gesamtplan nachhaltig wirksam zu erstellen, muss dringend der Bedarf im Alltag richtig und verständlich beschrieben werden.

Das Bundesteilhabegesetz hat hier die Sprache der ICF als maßgebend benannt (Deutscher Verein, 2021), gesetzlich normiert im § 118 des SGB IX. Die Sprache soll über die Grenzen der Hilfesysteme hinaus Verständigung über die Ermöglichung von Teilhabe vermitteln. Hier sind die Begriffe der Funktionen (Fähigkeiten), Umweltbedingungen und Aktivitäten/Teilhabe definiert. Diese Art der Auflistung kann befremdlich wirken. Grundsatz ist auch hier, dass nicht Menschen in das ICF-Raster gepresst werden. Die ICF-Kategorien werden genutzt, um sich gegenseitig zu verstehen und auf Erfahrungswerte von Hilfen zurückzugreifen (Engels et al., 2021).

Internationale Klassifikation der Fähigkeiten (ICF). Entlang der Internationalen Klassifikation der Funktionsfähigkeit, Behinderung und Gesundheit (ICF; WHO, 2005; auch Internationale Klassifikation der Fähigkeiten) und der speziellen ICF-Version für Kinder und Jugendliche ICF-CY (CY=Children Youth; WHO, 2011) wird in den Abschnitten 4.2 bis 4.4 eine Auswahl von Beobachtungen beschrieben, die oft in Zusammenhang mit Menschen mit einer FASD und ihren Helferinnen auffällig sind. Anders als in den anderen Abschnitten liegt hier kein fließender Text vor. Jeder Abschnitt stellt eine Perspektive auf eine Fähigkeit als möglichen Beeinflussungsfaktor dar.

Die Auswahl begründet sich zunächst nach klinischer Erfahrung und heißt nicht, dass es im Kapitel zur Klassifikation von Körperfunktionen der ICF als Gesamtheit nicht noch weitere wichtige Punkte gibt. Gestützt wurde die Auswahl der ICF-Kategorien durch die von Bölte und anderen geschaffenen sogenannten »ICF Core Sets« zu den Diagnosen Aufmerksamkeitsstörung (Bölte et al., 2018) und Autismus (Bölte et al., 2019). Die ICF Core Sets sind durch ein Expertenverfahren bestimmte Sammlungen von ICF-Kategorien, die für ein bestimmtes Störungsbild als relevant eingestuft wurden. Ein entsprechender Prozess für die FASD steht aus (Liesegang, 2020).

Die Empfehlungen der Stellungnahme reichen sehr weit in den Prozess der Entwicklung des betroffenen Selbst hinein. Die Gefahr ist groß, dass hier standardisiert Antworten gegeben werden, zu denen es bei dem Betroffenen noch gar keine Fragen gab. Es empfiehlt sich sehr, die Stellungnahme Punkt für Punkt mit den Betroffenen durchzugehen. So erhöht sich die Chance, dass der individuell passende Staffelstab tatsächlich weitergereicht wird und zum Ziel kommen kann.

Die ICF ist in die folgenden fünf Bereiche unterteilt:

(1) Körperfunktionen und -strukturen
(2) Aktivitäten
(3) Partizipation (Teilhabe)
(4) Umweltfaktoren
(5) Personenbezogene Faktoren

Die Summe dieser Faktoren beeinflusst den Gesundheitszustand.

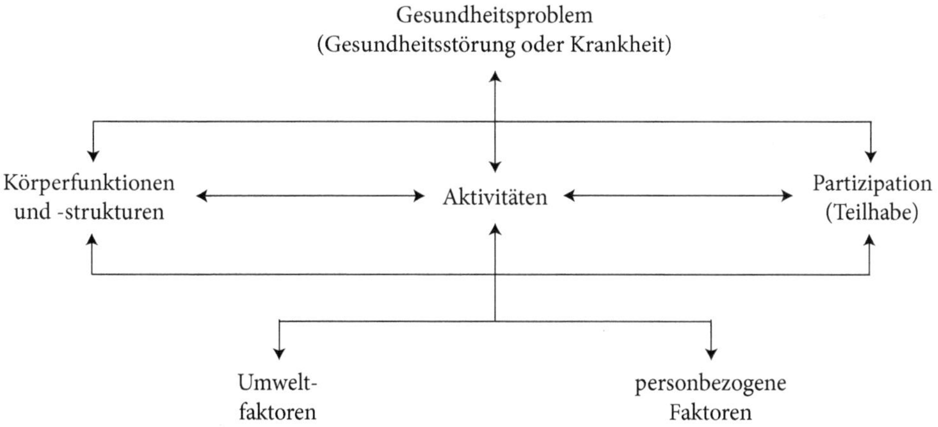

Abbildung 4.1 Wechselwirkungen zwischen den Komponenten der ICF (aus ICF; WHO, 2005, S. 23)

Für die neurobehaviorale Perspektive können diese Faktoren als Prozess umsortiert werden. Das entstehende Modell ist als eine Hypothese zu verstehen, nicht als allgemein gültiges Konstrukt. Vorteil dieser Darstellung ist das Gegenüberstellen der Einzelperson mit Hirnfähigkeiten und personenbezogenen Faktoren und der Umwelt.

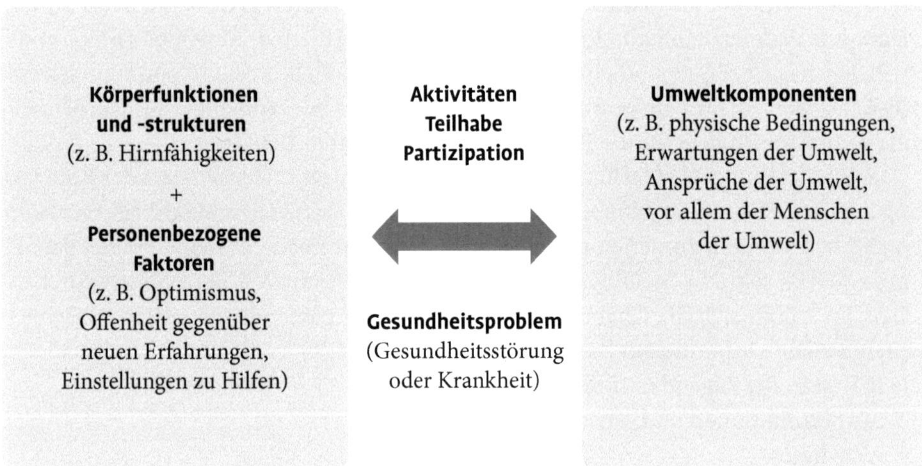

Abbildung 4.2 Das neurobehaviorale Modell mit den Begriffen der ICF: Das Zusammenspiel von Hirnfähigkeiten, personenbezogenen Faktoren und Umweltkomponenten ergibt, ermöglicht, behindert oder verhindert Aktivitäten, Partizipation und Teilhabe

Zunächst werden in der neurobehavioralen Perspektive die Fähigkeiten eines Individuums beobachtet und beschrieben. Fähigkeiten sind immer vom jeweiligen Entwicklungsstand abhängig und sind daher eine zeitlich begrenzt gültige Größe. Auch gibt es oft keine objektive Möglichkeit, eine Fähigkeit einzuschätzen, sodass die Bewertung der Fähigkeit immer stark von den Erwartungen und Haltungen des Beobachters ist. Auch sind Fähigkeiten eines Individuums oft stark von der Tagesform oder von der Beeinflussung durch die Umwelt abhängig. Die einzelnen Fähigkeiten werden so betrachtet, dass wir von einer aktuellen »objektiven« Fähigkeit ausgehen. Welche tatsächliche Leistung dann im Zusammenspiel mit der Umwelt erbracht werden kann, ist Teil des Anpassungsprozesses und wird in den ICF-Kapiteln Aktivität und Teilhabe angesprochen.

Zu der Betrachtung des Individuums gehört auch seine körperliche Struktur, die Fähigkeiten oder Aktivitäten beeinflusst. Im Falle von neurobehavioralen Fragestellungen kommen hier zunächst Strukturveränderungen im Gehirn in Betracht.

Auch kann die ICF nicht alle Aspekte eines Menschen abbilden, sie ist selbstverständlich nur eine Reduktion. Wesentliche seelische und kreative Bedürfnisse können eben nicht schematisch erfasst werden und finden ihren Platz eher im individuellen Gespräch. Bisher sind all diese Faktoren in den »personenbezogenen Faktoren« der ICF beschrieben, werden jedoch nicht skaliert (Grotkamp et al., 2010; Grotkamp, 2014).

Die schematische Anordnung in Abbildung 4.3 rückt die Aktivitäten und Teilhabe des Individuums in seiner Umwelt in die Mitte. Fokus ist die Berücksichtigung, dass ein Individuum Möglichkeiten und Bedürfnisse hat. Gleichzeitig hat die Umwelt jedoch auch Möglichkeiten und Bedürfnisse. Erst das realistische Zusammenspiel all dieser Möglichkeiten und Bedürfnisse ermöglicht und unterstützt die Interaktion des Individuums mit der Umwelt und der Menschen in dieser Umwelt mit dem Individuum.

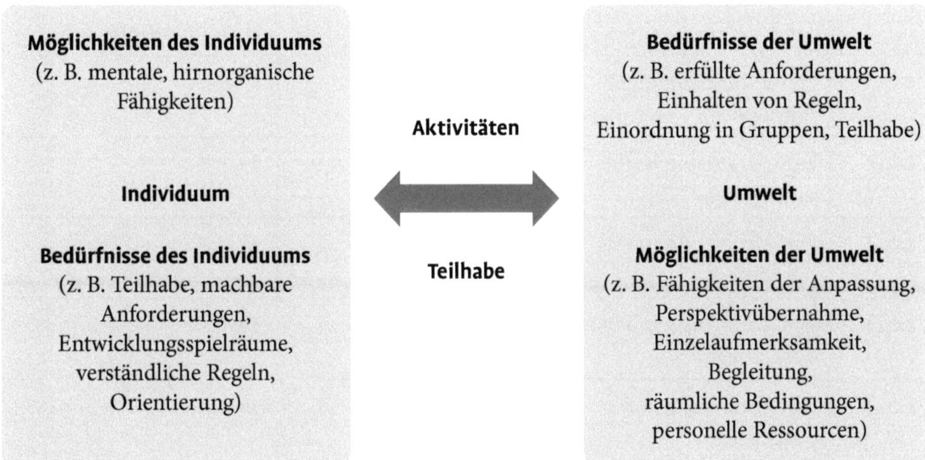

Abbildung 4.3 Zusammenhang von Möglichkeiten und Bedürfnissen des Individuums und der Umwelt

Sofort fällt auf, dass diese Reduktion die seelischen Erwartungen und Einstellungen des Individuums nicht näher benennt und damit auch nicht differenziert, sondern nur sehr allgemein als die Grundbedürfnisse »Aktivität und Teilhabe« des Individuums berücksichtigt (Aktivität entspricht Selbstwirksamkeit und Teilhabe entspricht sozialer Sicherheit). Dieser vorläufige Verzicht auf dynamische Aspekte stärkt die reduktionistische Klarheit des Modells und ist natürlich gleichzeitig eine Schwäche. Ein Modell wird nie das Ganze abbilden. Wie jedes Werkzeug hat es einen speziellen Einsatzbereich und ist für andere Einsätze weniger gut zu gebrauchen.

ICF-Klassifizierungen. Die Internationale Klassifikation der Fähigkeiten ist in vier Bereiche aufgeteilt, die jeweils mit einem Buchstaben differenziert werden. Dahinter folgt dann ein bis zu vierstelliger Zahlencode, um ins Detail zu gehen.

- **b** Körperfunktionen (**b**ody functions)
- **s** Körperstrukturen (body **s**tructures)
- **d** Aktivitäten und Partizipation (**d**aily activities)
- **e** Umweltfaktoren (**e**nvironmental factors)

Hinter dem Zahlencode wird – mit einem Punkt getrennt – die Ausprägung der Einschränkung bzw. der Eigenschaft benannt (ICF; WHO, 2005). Die Bewertung erfolgt im Vergleich zur Gesamtbevölkerung, also entlang der Normalverteilung. Teilweise liegen aus dem Bereich der psychologischen Testung Verfahren vor, um die Angabe standardisiert belegen zu können. Die Entwicklung von entsprechenden Verfahren ist ein selbstgestellter Auftrag der WHO in der Weiterentwicklung der ICF (WHO, 2005).

Tabelle 4.1 Bewertung der Ausprägung einer Einschränkung nach ICF (WHO, 2005, Anhang 2, S. 151–163)

Kode	Definition	Geeignete Bezeichnungen im Sprachgebrauch	Prozentuale Benennung des Ausmaßes der Einschränkung
xxx.0	Einschränkung nicht vorhanden	ohne, kein, unerheblich ...	0–4%
xxx.1	Einschränkung leicht ausgeprägt	schwach, gering ...	5–24%
xxx.2	Einschränkung mäßig ausgeprägt	mittel, ziemlich ...	25–49%
xxx.3	Einschränkung erheblich ausgeprägt	hoch, äußerst ...	50–95%
xxx.4	Einschränkung voll ausgeprägt	komplett, total ...	96–100%
xxx.8	nicht spezifiziert		
xxx.9	nicht anwendbar		

Fazit

- Eine mögliche Hypothese ist folgende einfache Gleichung: Die aktuelle Aktivität und Teilhabe einer Einzelperson ist das Ergebnis aus dem Zusammenspiel zwischen den Fähigkeiten der Einzelperson und den Bedingungen, welche die Umwelt in der Summe ihrer Erwartungen, Anforderungen, baulichen und sozial-strukturellen Begebenheiten anbietet.
- Die ICF bietet eine Sprache, um diese Zusammenhänge möglichst strukturiert zu beschreiben.
- Die Sprache der ICF muss sich an die Einzelperson anpassen, nicht anders herum.
- Die Sprache der ICF soll die multiprofessionelle kollegiale Kommunikation erleichtern. Ziel ist die Beschreibung, was gemeinsam mit und für die Klientin erreicht werden kann.
- Die »neue« Fachsprache darf aber nicht bewirken, dass die Klientin ausgeschlossen wird. Die Sprache der ICF benötigt die Erklärung und Transparenz gegenüber der Klientin.

4.2 Beschreibung des Ist-Zustandes von Hirnfähigkeiten

In diesem Abschnitt werden viele Hirnfähigkeiten vorgestellt, die im Alltag oft als selbstverständlich vorhanden angenommen werden. Einschränkungen in ihrer Funktion haben oft so weitreichende Auswirkungen, dass die Probleme im Alltag an einer ganz anderen Stelle auftauchen. Ein Beispiel: Ein Kind nässt nach einer Klassenfahrt wieder ein. Es wird lange nach belastenden Erfahrungen während der Klassenfahrt gesucht. Näheres Fragen ergibt, dass die Eltern die Abwesenheit des Kindes während der Klassenfahrt genutzt haben, um das Wohnzimmer umzuräumen. Der Weg zur Toilette führt durch das Wohnzimmer. Ein markanter Schrank steht nun nicht mehr rechts, sondern links von der Tür zur Toilette. Das Kind hat eine räumliche Orientierungsschwäche und findet sich nachts in der neuen Ordnung schlicht nicht zurecht. Einmal irrte es nachts umher, fand die Toilette nicht und ging verängstigt zurück ins Bett. Dort nässte es ein. Tagsüber mit mehr Licht ist die Orientierung kein Problem. Wie an diesem Beispiel abzulesen, erfordert es viel Geduld und Wissen der Beobachterin, sich von dem bunten Erscheinungsbild nicht überwältigen zu lassen und so lange zu beobachten bis eine stimmige Hypothese zu Funktionseinschränkungen gebildet werden kann.

Teilweise sind diese Fähigkeiten in psychologischen Testsituationen standardisiert darstellbar. Ein Überblick über empfohlene Testungen ist in der Leitlinie für die Diagnostik der FAS zu finden (Landgraf & Heinen, 2013). Zum Teil sind die angegebenen Konstrukte der mentalen Fähigkeiten jedoch derart alltagsbezogen, dass eine aussagekräftige Beobachtung auch nur im Alltag sinnvoll erscheint. Dies ist unter dem Aspekt der wissenschaftlich verlässlichen (reliabel) reproduzierbaren Arbeit ein kritischer Punkt. Klinische Beobachtungen sind sehr anfällig für Vorannahmen und Diagnosetendenzen, und sei es auch mit der guten Intention der Klientin mit einer Diagnose Hilfemöglichkeiten aufzuschließen.

Die hier unternommene Ausarbeitung der verschiedenen mentalen Fähigkeiten bewegt sich im Spannungsfeld zwischen Alltagsrelevanz (Validität) und Standardisierung (Reliabilität). Die Messgröße ist stets die hypothetische Auswirkung auf die Aktivität und Teilhabe des Individuums. Vorerst bleiben also in manchen klinischen Bereichen die lebendige fachliche Diskussion und die entstehende klinische Erfahrung des Diagnostikers die einzigen Garanten der gleichzeitigen hohen fachlichen Qualität einerseits und der individuellen Relevanz für die Betroffenen andererseits. Die Kodierungen und Begriffe folgen der ICF-Version von 2005 (ICF; WHO, 2005) und der ICF Version für Kinder und Jugendliche (WHO, 2011).

Tabelle 4.2 Übersichtsliste über eine Auswahl von ICF-Kategorien des Kapitels »Mentale Funktionen« (Hirnfähigkeiten) nach ICF, 2005. (* = ICF-CY, Version für Kinder und Jugendliche, WHO, 2011)

Abschnitt in diesem Kapitel	ICF-Funktionen: Mentale Funktionen	Beschreibung
4.2.1	b114	Funktionen der Orientierung
4.2.2	b117	Funktionen der Intelligenz
4.2.3	b122	Globale psychosoziale Funktionen
4.2.4	b1250*	Adaptionsfähigkeit
4.2.5	b1253*	Vorhersagbarkeit
4.2.6	b1254*	Persistenz
4.2.7	b1255*	Zugänglichkeit
4.2.8	b1260	Extraversion
4.2.9	b1261	Umgänglichkeit
4.2.10	b1262	Gewissenhaftigkeit
4.2.11	b1263	Psychische Stabilität
4.2.12	b1264	Offenheit gegenüber neuen Erfahrungen
4.2.13	b1265	Optimismus
4.2.14	b1266	Selbstvertrauen
4.2.15	b1267	Zuverlässigkeit
4.2.16	b1301	Motivation
4.2.17	b1302	Appetit
4.2.18	b1304	Impulskontrolle
4.2.19	b134	Funktionen des Schlafs
4.2.20	b140	Funktionen der Aufmerksamkeit
4.2.21	b1440	Kurzzeitgedächtnis
4.2.22	b1442	Abrufen und Verarbeiten von Gedächtnisinhalten
4.2.23	b1470	Psychomotorische Kontrolle (überschießendes Verhalten)
4.2.24	b1520	(Situations)Angemessenheit der Emotionen
4.2.25	b1521	Affektkontrolle

Abschnitt in diesem Kapitel	ICF-Funktionen: Mentale Funktionen	Beschreibung
4.2.26	b1522	Spannweite von Emotionen
4.2.27	b1560	Auditive Wahrnehmung
4.2.28	b1561	Visuelle Wahrnehmung
4.2.29	b1562	Geruchswahrnehmung
4.2.30	b1563	Geschmackswahrnehmung
4.2.31	b1564	Taktile Wahrnehmung
4.2.32	b1565	Räumlich-visuelle Wahrnehmung
4.2.33	b1600	Denktempo
4.2.34	b1640	Das Abstraktionsvermögen betreffende Funktionen
4.2.35	b1641	Das Organisieren und Planen betreffende Funktionen
4.2.36	b1642	Das Zeitmanagement betreffende Funktionen
4.2.37	b1643	Kognitive Flexibilität
4.2.38	b1644	Das Einsichtsvermögen betreffende Funktionen
4.2.39	b1645	Das Urteilsvermögen betreffende Funktionen
4.2.40	b1646	Das Problemlösungsvermögen betreffende Funktionen
4.2.41	b167	Kognitiv-sprachliche Funktionen
4.2.42	b1802	Zeitwahrnehmung

4.2.1 Orientierung

ICF-Kategorie
b114 Funktionen der Orientierung

Beobachtungsmerkmal
- Kann sich gut im öffentlichen Raum oder in Gebäuden zurechtfinden.
- Kann Menschen ihren Funktionen zuordnen; weiß, wer für welche Frage da ist.

Beispiele im Alltag
Paul kommt in der Schule immer wieder verspätet zur nächsten Stunde, wenn es einen Raumwechsel gibt, oder er kommt gar nicht in dem nächsten Raum an. Die Lehrerinnen

sind frustriert, weil Paul schon so oft die unterschiedlichen Wege erklärt bekommen hat. Paul weiß nicht, wen er ansprechen könnte, wenn er nicht mehr weiterweiß. Er wird oft vermisst und wird dann in einer Flurecke sitzend wiedergefunden.

Erste Ideen zur Anpassung bei Einschränkungen
Paul benötigt Hilfen zur Orientierung. Vielleicht hilft ein kleiner Schulplan im Mäppchen, vielleicht muss er auch zur nächsten Stunde in einem anderen Raum begleitet werden. Vielleicht hilft eine Art »Personenbüchlein« in dem Mäppchen, in dem jeweils ein Foto mit Namen und Aufgaben der für Paul zuständigen Erwachsenen oder auch Mitschülerinnen ist.

4.2.2 Intelligenz

ICF-Kategorie
b117 Funktionen der Intelligenz

Beobachtungsmerkmal
- Bekommt bessere Noten, wenn er/sie mehr lernt.

Beispiele im Alltag
Lina bekommt in den ersten Klassenstufen mittelgute Noten bzw. Rückmeldungen. Ein Lernzuwachs findet statt, wenn auch schleppend. Ab der dritten Klasse reicht aber das Anstrengen nicht mehr aus, die Noten und Rückmeldungen werden immer schlechter. Lina bekommt oft empfohlen, sich mehr anzustrengen. Sie strengt sich zunächst innerlich weit über ihre Möglichkeiten an. Irgendwann begreift sie, dass es nichts bringt, sich mehr anzustrengen und sie beteiligt sich nicht mehr. Lina gilt als faul und unmotiviert.

Erste Ideen zur Anpassung bei Einschränkungen
Hier ist die erste Idee eine saubere Beobachtung, auch mit standardisierten Leistungstests. In der Gesamtschau des Schulalltages, den Erfahrungen im praktischen Alltag und den Leistungstests (Intelligenztests) ist es Aufgabe der Erwachsenen, Lina eine Schulsituation anzubieten, die ihren Fähigkeiten gerecht wird, bevor sie frustriert ist.

4.2.3 Globale psychosoziale Funktionen

ICF-Kategorie
b122 Globale psychosoziale Funktionen

Beobachtungsmerkmal
- Kann sich gut auf verlässliche Bezugspersonen über eine längere Zeit einlassen.
- Kann daran glauben, dass sich Probleme zusammen lösen lassen und dass alles gut werden wird.

Beispiele im Alltag

Paul hat seit der Inobhutnahme durch das Jugendamt in sechs verschiedenen stationären Jugendhilfeeinrichtungen gewohnt. Oft waren die ersten Monate unproblematisch, Paul erschien »ganz normal«. Sobald er aber in der Einrichtung »ankam«, fingen bei kleinsten Anlässen Konflikte mit den Bezugspersonen an. Es scheint, dass Paul alles dafür macht, dass er wieder aus der jetzigen Einrichtung entlassen werden muss.

Wenn Paul sich etwas vornimmt, dann erwartet er oft einen Misserfolg. Ein Problem oder ein Scheitern bestätigt seine Grundannahme, dass er sowieso nichts schafft und alle gegen ihn sind.

4

Erste Ideen zur Anpassung bei Einschränkungen

Die erste Idee ist die Identifikation des Problems. Den Beteiligten kann verständlich werden, welch existentielle Bedrohung ein Bindungsangebot aus Pauls Sicht ist. Er hat wahrscheinlich bisher die Erfahrung gemacht, dass Bindungsangebote unzuverlässig und stark verletzend sind. Daher benötigen Paul und die Begleiterinnen eventuell über Jahre zusätzliche Hilfen, Supervisionen und Fortbildungen in Traumapädagogik.

Es ist für Paul und die Begleiterinnen wichtig zu verstehen, dass Probleme und Misserfolge Grundlagen für ein erfolgreiches Lernen sind. Paul begreift Scheitern eventuell nur als Bestätigung der eigenen Unfähigkeit. Daher ist es aus Pauls Sicht vielleicht sogar erst einmal schlau, sich einem Scheitern nicht mehr auszusetzen, indem keine Herausforderungen mehr angenommen werden. Paul ist vielleicht nicht faul oder unmotiviert, sondern versucht einfach nur seine verletzte Seele vor einem weiteren Scheitern zu bewahren.

4.2.4 Anpassung

ICF-Kategorie

b1250 Adaptionsfähigkeit (Kategorie nur in der ICF-CY, Version für Kinder und Jugendliche, WHO, 2011)

Beobachtungsmerkmal

- Kann sich in einer sozial erwünschten Weise auf neuartige Umstände oder Erfahrungen einlassen oder darauf reagieren.

Beispiele im Alltag

Lina ist in der ersten Klasse. Ihre Grundschullehrerin erkrankt nach sechs Monaten plötzlich und ist für vier Wochen krankgeschrieben. Die neue Lehrerin stellt sich der Klasse vor, Lina schreit, läuft aus dem Zimmer und verkriecht sich in einer Ecke.

Erste Ideen zur Anpassung bei Einschränkungen

Lina benötigt für ihre innere Sicherheit äußere Stabilität. Wenn Dinge vom gewohnten Kurs abweichen, wird es für sie schwierig. Das ist vorhersehbar. Es bedeutet nicht, dass Lina vor allen Unwägbarkeiten des Lebens geschützt werden kann oder muss. Aber vielleicht kann sie anders durch diese Unwägbarkeiten geführt oder auf diese Unwägbarkeiten vorbereitet werden. Vielleicht hätten ihre Eltern über den Lehrerinnenwechsel informiert werden können. Vielleicht hätte Lina eine ruhige Minute alleine mit der neuen Lehrerin und einer vertrauten Person gutgetan.

4.2.5 Stabilität

ICF-Kategorie

b1253 Vorhersagbarkeit (Kategorie nur in der ICF-CY, Version für Kinder und Jugendliche, WHO, 2011)

Beobachtungsmerkmal

- Kann sich vorhersagbar und stabil verhalten.

Beispiele im Alltag

(1) Paul konnte am Tag zuvor in der Schule noch fließend sprechen, die Antworten waren passend und prompt. Am nächsten Tag war Paul langsam in der Sprache und verzögert mit den Antworten.

(2) Paul sitzt in der Spielecke im Schulhort und spielt ruhig mit Bausteinen. Andere Kinder sitzen neben ihm, immer wieder kommt es zu versehentlichen Berührungen, die Paul gut verträgt. Am nächsten Tag sitzt Paul wieder in der Spielecke mit Bausteinen. Sobald ein anderes Kind ihm zu nahekommt, wird Paul angespannt und verscheucht die anderen Kinder. Paul verträgt an diesem Tag keine versehentlichen Berührungen. Er fühlt sich schnell angegriffen oder beleidigt.

Erste Ideen zur Anpassung bei Einschränkungen

Keine Einschränkung rechtfertigt Fehlverhalten. Nur weil Paul an einem Tag die körperliche Nähe von anderen Kindern nicht verträgt, heißt das nicht, dass er andere Kinder wegscheuchen darf. Nur weil Paul an einem Tag gut sprechen kann, bedeutet das jedoch auch nicht, dass er dies am nächsten Tag auch können muss. Die hohe Instabilität von Fähigkeiten ist typisch für neurobehaviorale Störungen. Das fordert ein hohes Maß an Ehrlichkeit und Vertrauen von allen Beteiligten. Wenn Paul etwas nicht kann, kann er es wirklich nicht, eventuell mit einer kleinen Hilfestellung aber doch. Die erste Idee der Anpassung hier ist in Kooperation und damit auf der Suche zu bleiben. Falls es eine Schwierigkeit gibt: Welche Fähigkeit ist aktuell nicht da, die aber erwartet wird?

4.2.6 Ausdauer

ICF-Kategorie

b1254 Persistenz (Kategorie nur in der ICF-CY, Version für Kinder und Jugendliche, WHO, 2011)

Beobachtungsmerkmal

- Kann mit vollem Einsatz und Ausdauer nachhaltig handeln.

Beispiele im Alltag

(1) Lina soll das Zimmer aufräumen. Sie beginnt nach vielen Diskussionen. Nach fünf Minuten behauptet sie, fertig zu sein. Lina ist erschöpft und kann nicht mehr. Andere Dinge interessieren sie sehr viel mehr als das Aufräumen.

(2) Lina spielt Stunden am Stück mit ihren Bausteinen. Sie vergisst darüber völlig alles andere. Als Linas Schwester ins Zimmer kommt und ein Kuscheltier von Lina für ein Spiel ausleihen möchte, hört Lina sofort auf, mit den Bausteinen zu spielen und geht mit der Schwester mit ins andere Zimmer.

Anmerkung: In diesen Beispielen wird deutlich, wie verwoben Fähigkeiten sind, wenn der Versuch unternommen wird, eine Fähigkeit einzeln zu beschreiben. In den genannten Beispielen sind mindestens die Fähigkeiten Motivation und Konzentration genauso relevant wie die Fähigkeit Ausdauer.

Erste Ideen zur Anpassung bei Einschränkungen

Die gezeigt Ausdauer für eine Tätigkeit ist von vielen Faktoren abhängig. Wenn jemand keine Ausdauer zeigt, dann gibt es viele Stellschrauben. Klassischerweise wird der Druck erhöht. Positive oder negative Folgen werden verdeutlicht. Ob dies für das Gegenüber verständlich ist und zum Ziel führt, ist offen. Vielleicht ist das geforderte Ziel auch zu groß oder zu unüberschaubar, dann können vielleicht Etappenziele zum neuen Hauptziel erklärt werden, und es kann gemeinsam von dem Etappenziel aus weiter überlegt werden. Manchmal hilft die Überlegung, was überhaupt von dem Gegenüber wirklich verlangt wird. Ist das Zimmeraufräumen an sich wichtig, dann kann das Ganze eventuell zum Spiel umfunktioniert werden und die Gegenstände »fliegen« im gemeinsamen Spiel an ihre »Basisstationen«. Oder ist es wichtig, dass eine Aufforderung selbständig und alleine befolgt wird, dann kann das Ziel angepasst werden und das eine Buch, das tatsächlich alleine und selbständig aufgeräumt wurde, ist das (vorläufige!) Etappenziel.

4.2.7 Zugänglichkeit

ICF-Kategorie

b1255 Zugänglichkeit (Kategorie nur in der ICF-CY, Version für Kinder und Jugendliche, WHO, 2011)

Beobachtungsmerkmal

- ▶ Kann aus eigenem Antrieb auf Leute oder Dinge zugehen, um ein Ziel zu erreichen.

Beispiele im Alltag

(1) Paul sitzt in der Klasse und wackelt unruhig auf dem Stuhl hin und her. Die Lehrerin entschließt sich, die Unruhe einfach zu übersehen, weil dies an den vorherigen Tagen die richtige Strategie war. Als die Lehrerin Paul dann doch eine Frage stellt, wird er ganz still und schaut nicht auf. Als die Lehrerin ihn immer wieder anspricht, springt er plötzlich auf und rennt mit lautem Geschrei aus dem Zimmer.

(2) Paul sitzt im Unterricht und müsste auf die Toilette. Er traut sich nicht, die Lehrerin anzusprechen. Als er dann aufgerufen wird, ist er abgelenkt und erschrocken. Paul nässt ein.

Erste Ideen zur Anpassung bei Einschränkungen

Die Möglichkeit, auf andere Menschen zuzugehen und sie anzusprechen, ist nicht selbstverständlich. Manchmal braucht es eine Aufforderung, damit sich Menschen trauen vorzutreten. Manche Menschen brauchen ein vereinbartes Signal wie eine Redekarte, die sie zeigen können, wenn sie etwas Außergewöhnliches sagen wollen. In vielen Schulen oder Einrichtungen werden die Ansprechpartnerinnen für spezielle Fragen an einer Tafel mit Fotografien vorgestellt. Manchmal hilft es, immer wieder mit dieser Tafel den »Ernstfall: Ansprechen« zu üben.

4.2.8 Geselligkeit

ICF-Kategorie

b1260 Extraversion

Beobachtungsmerkmal

- Menschen mit einer starken Ausprägung dieser Fähigkeit werden eher als kontaktfreudig und gesellig wahrgenommen.
- Menschen mit einer schwächeren Ausprägung dieser Fähigkeit werden eventuell eher als schüchtern, zurückgezogen oder gehemmt wahrgenommen.

Beispiele im Alltag

(1) Lina ist selten der Mittelpunkt einer Gruppe. Wenn Lina etwas sagt, wird sie leicht überhört. Lina sieht sich daher als eher unwichtig für die Gruppe. Das macht es für sie auch schwerer, die Regeln der Gruppe einzuhalten, da sie sich der Gruppe nicht so zugehörig fühlt. Die allgemeinen Gruppenregeln werden deshalb von Lina vielleicht eher nicht als die eigenen Regeln gesehen. Da Lina sich in der Gruppe vielleicht oft ungesehen fühlt, reagiert sie plump oder ungeschickt, wenn sie doch einmal im Mittelpunkt steht. Lina kann sich in solchen Situationen so unsicher fühlen, dass sie reflexartig flieht oder angreift.

(2) Lina sitzt im Unterricht und soll ein Gedicht aufsagen. Obwohl sie das Gedicht kann, steht Lina auf und rennt schreiend aus der Klasse. Die Lehrerin versucht, sie am Verlassen des Raumes zu hindern, und wird von Lina zur Seite gestoßen.

Erste Ideen zur Anpassung bei Einschränkungen

Theater, Rollenspiele und kleinere Übungen im Rahmen von einem sozialen Kompetenz-Training bieten die Möglichkeit, sich in verschiedenen Rollen auszuprobieren. Viele Menschen können im Rahmen einer »Rolle« Eigenschaften bei sich selber entdecken, die sie im »normalen« Alltag niemals zeigen würden. Dieses »Sich-Ausprobieren« kann eine Befreiung und eine Überforderung sein. Die Balance zwischen Anforderung und Überforderung zu finden ist wie immer ein sehr individueller Vorgang, der von beiden Seiten viel Bereitschaft zum Zuhören einfordert.

4.2.9 Umgänglichkeit

ICF-Kategorie
b1261 Umgänglichkeit

Beobachtungsmerkmal
- Menschen mit einer starken Ausprägung dieser Fähigkeit werden als kooperationsbereit, freundlich und zuvorkommend wahrgenommen.
- Menschen mit einer schwächeren Ausprägung dieser Fähigkeit werden eventuell eher als unfreundlich, streitbar und aufsässig wahrgenommen.

Beispiele im Alltag
In der Klasse wird im Kunstraum vor den Ferien aufgeräumt. Paul steht im Weg rum. Er bietet keine Hilfe an. An Paul geht eine Mitschülerin mit einem schweren Karton vorbei, die Mitschülerin streift ihn mit einer Kartonkante und Paul heult vor Schmerzen. Die Mitschülerin schreit Paul an, dass er mal einfach mehr mithelfen solle. Paul rennt aus dem Zimmer.

Erste Ideen zur Anpassung bei Einschränkungen
Aus dem Beispiel können viele Hypothesen erstellt werden, was gerade mit Paul los ist. Vielleicht ist Paul nicht orientiert, er weiß nicht, welche Arbeitsschritte gerade nötig sind, um das Zimmer aufzuräumen. Vielleicht braucht er konkrete Aufgaben und eine sehr klare Ansprache. Vielleicht könnte Paul dann zeigen, wie gut er zupacken kann und wie viel Spaß es ihm macht, ein Teil von einem gesamten Arbeitsprozess zu sein.

4.2.10 Gewissenhaftigkeit

ICF-Kategorie
b1262 Gewissenhaftigkeit

Beobachtungsmerkmal
- Menschen mit einer starken Ausprägung dieser Fähigkeit werden als fleißig, gründlich und sorgfältig in ihren Handlungen wahrgenommen.
- Menschen mit einer schwächeren Ausprägung dieser Fähigkeit werden eventuell eher als faul, unzuverlässig und verantwortungslos wahrgenommen.

Beispiele im Alltag
Lina ist 10 Jahre alt und hat die Aufgabe, auf ihre kleine Schwester aufzupassen. Sie sind beide auf dem Spielplatz. Lina ist völlig von einem Fuchsbau unter einer Wippe fasziniert. Während Lina dorthin schaut, verletzt sich die Schwester auf einer Schaukel. Linas Mutter kommt dazu und sieht sie als verantwortungslos an.

Erste Ideen zur Anpassung bei Einschränkungen
Begriffe wie fleißig, gründlich, sorgfältig, faul, unzuverlässig, verantwortungslos sind wertende Begriffe, die stark vom inneren Bewertungsmaßstab der bewertenden Person

abhängig sind. Das biologische Alter des Kindes, der erste Eindruck, dies sind nur ein paar der Faktoren, die in der Bewertenden die Erwartungen an das Kind beeinflussen. Viele Kinder mit Entwicklungsauffälligkeiten haben in den Bereichen Handlungsplanung, Konsequenzabschätzung und Motivation Einschränkungen. Inwieweit diese Einschränkungen den Eindruck beeinflussen, das betroffene Kind sei faul oder unzuverlässig, ist immer eine Interpretation. Interessant ist vielleicht hier die Überprüfung der eigenen Bewertungsmaßstäbe im Hinblick auf die Erwartungen an das einzelne Kind. Welche Fähigkeiten hat das Kind, um meinen Erwartungen gerecht zu werden?

4.2.11 Psychische Stabilität

ICF-Kategorie
b1263 Psychische Stabilität

Beobachtungsmerkmal

- Menschen mit einer starken Ausprägung dieser Fähigkeit werden als ausgeglichen, ruhig und gefasst in ihrem Dasein wahrgenommen.
- Menschen mit einer schwächeren Ausprägung dieser Fähigkeit werden eventuell eher als reizbar, besorgt und unbeständig wahrgenommen.

Beispiele im Alltag
Paul sitzt vor der Tafel. Auf der Tafel stehen drei einfache Wörter geschrieben. Paul hat die Aufgabe bekommen, die Wörter laut vorzulesen. Er liest die Wörter nicht vor. Ihm schießen Tränen in die Augen. Das Halbjahr ist bald vorbei und die Lehrerin würde gerne eine mündliche Leistung von Paul abfragen. Plötzlich schmeißt Paul einen Stift an die Tafel und versteckt sich unter einem Tisch.

Erste Ideen zur Anpassung bei Einschränkungen
Psychische Stabilität ist ein höchst beeinflussbarer Zustand. Es ist immer lohnend, nach Gründen für eine psychische Instabilität zu schauen. Eventuell ist Paul sehbehindert und hat Schwierigkeiten, die Wörter zu lesen. Eventuell ist er schwerer Legastheniker und hat vor jeder Art von Lesen eine riesige Angst aufgebaut, die sich mit starken sozialen Ängsten vermischt. Eventuell ist er auch einfach nur gereizt oder Paul denkt an die Mutter, die Paul mit einer psychischen Erkrankung oder einer Sucht oder einem gewalttätigen Partner alleine zu Hause gelassen hat, während er in der Schule ist. Obwohl die psychische Stabilität eine Fahne ist, die sich im Wind der Umwelteinflüsse dreht, gibt es tatsächlich Kinder, die weniger aus der Ruhe zu bringen sind als andere. Die erste Anpassung wird immer sein, nach einer Ursache für die starken psychischen Reaktionen zu suchen.

4.2.12 Offenheit gegenüber neuen Erfahrungen

ICF-Kategorie
b1264 Offenheit gegenüber neuen Erfahrungen

Beobachtungsmerkmal
- Menschen mit einer starken Ausprägung dieser Fähigkeit werden als neugierig und offen in ihrem Umgang mit ihrer Umwelt wahrgenommen.
- Menschen mit einer schwächeren Ausprägung dieser Fähigkeit werden eventuell eher als abgestumpft und unachtsam wahrgenommen. 4

Beispiele im Alltag
Die Klasse macht einen Ausflug ins Naturkunde-Museum. Die Schulkinder laufen aufgeregt von Fensterscheibe zu Fensterscheibe und bestaunen die Ausstellungsstücke. Lina hat sich schon kurz hinter dem Eingang vor einen Bildschirm gesetzt und starrt auf den sich wiederholenden Film. Erst als sie Hunger bekommt, steht Lina auf, um nach Essen zu fragen.

Erste Ideen zur Anpassung bei Einschränkungen
Natürlich gibt es neugierige und weniger neugierige Kinder. Und manche Kinder sind schneller reizüberfrachtet als andere oder sie benötigen eine Art von Wachrütteln, bevor sie neugierig werden. Für manche wäre statt einem ganzen Naturkunde-Museum schon ein einziger Baum ausreichend genug, vor allem wenn dieser Baum vielleicht von einer einzelnen Person erklärt werden würde. Andere Kinder wachen erst bei einem bunten und lauten multimedialen Wissenschaftsspektakel auf. Die Anpassung liegt in der Passung des Angebotes an den Lerntyp, den das Kind mitbringt. Sehr oft ist weniger mehr.

4.2.13 Optimismus

ICF-Kategorie
b1265 Optimismus

Beobachtungsmerkmal
- Menschen mit einer starken Ausprägung dieser Fähigkeit werden eher heiter, lebhaft und zuversichtlich wahrgenommen.
- Menschen mit einer schwächeren Ausprägung dieser Fähigkeit werden eventuell eher als niedergeschlagen, trübsinnig und verzweifelt wahrgenommen.

Beispiele im Alltag
Paul ist im Musikunterricht. Zwei junge Mitarbeiter von einem »Musikinstrumenten-Mobil« stellen Instrumente aus aller Welt vor. Alle Kinder wollen die riesige Kuhfell-Trommel aus Kanada ausprobieren. Paul steht als Einziger vor keinem einzigen Instrument und sagt: »Bei mir klingen die alle eh scheiße«.

Erste Ideen zur Anpassung bei Einschränkungen

Charaktereigenschaften und psychische Fähigkeiten sind im Sprachgebrauch nicht das Gleiche. Die vorsichtigste Annäherung ist vielleicht die Behauptung, dass Charaktereigenschaften nicht im luftleeren Raum existieren, sondern ein Ergebnis des Zusammenspiels aus Umwelt, Biografie und Biologie sind. Psychische Fähigkeiten folgen einem biologischen Konzept.

Weshalb stehen diese Sätze unter der Überschrift »Erste Ideen zur Anpassung«? Weil die erste Idee zur Anpassung das Hinterfragen der eigenen Konzepte und Annahmen ist. Ist der Charakter eines Kindes einfach so, wie der Charakter eben ist? Oder gibt es biografische Ereignisse, die besprochen, erkannt und vielleicht sogar für die Zukunft anders gestaltet werden können? Oder gibt es psychische Fähigkeiten, die sich unter günstigen Bedingungen anders entwickeln können? Ist Zuversicht nicht auch eine Fähigkeit, die aus der Verarbeitung von vergangenen Ereignissen entsteht? Wenn also mehr Dinge im Alltag positiv ausgehen, wenn es mehr Erfolge gibt, könnte sich eine zuversichtliche Grundhaltung nicht leichter entwickeln? Und gibt es leider nicht auch Menschen, die sich das Leben selber schwer zu machen scheinen, die positive Erfahrungen einfach ausblenden und sich an jedem negativen Strohhalm festhalten zu scheinen? Das Leben ist nicht fair. Deshalb gibt es den Versuch zu unterstützen, damit es ein wenig fairer wird.

4.2.14 Selbstvertrauen

ICF-Kategorie

b1266 Selbstvertrauen

Beobachtungsmerkmal

- Menschen mit einer starken Ausprägung dieser Fähigkeit werden eher als selbstsicher, mutig und durchsetzungsfähig wahrgenommen.
- Menschen mit einer schwächeren Ausprägung dieser Fähigkeit werden eventuell eher als zaghaft, unsicher und zurückhaltend wahrgenommen.

Beispiele im Alltag

In der Kita konnten alle Kinder mit spätestens vier Jahren Fahrrad fahren. Lina hatte das Fahrradfahren einmal versucht, sie war hingefallen und fasste seitdem ein Fahrrad nicht mehr an. Erst als Lina kurz vor der Schule war und den Schulweg mit dem Fahrrad fahren wollte, stieg sie auf ein Fahrrad und fuhr los. Innerhalb von drei Stunden konnte Lina so gut fahren wie die anderen Kinder auch.

Erste Ideen zur Anpassung bei Einschränkungen

Hier taucht die spannende Frage auf, ab wann eine Andersartigkeit eine Einschränkung ist? Und für wen ist es eine Einschränkung? Wer sagt, dass ein Kind Fahrradfahren können muss? Wer sagt, dass Lina in dem Beispiel nicht mit drei Jahren auch schon Fahrradfahren wollte und darunter litt, dass sie es in ihrem Selbstkonzept nicht konnte, weil sie beim ersten Versuch hingefallen war? Selbstvertrauen hat viel mit der inneren Erlaubnis zu »scheitern« zu tun. Wenn ein Mensch die Erfahrung verinnerlicht hat, dass ein Scheitern ein Schritt auf dem Weg zum Erfolg ist, dann ist jeder Neuanfang, jede Herausforderung von der Tendenz her leichter annehmbar.

Dieser Hypothese folgend könnte es sein, dass zaghafte oder als unsicher geltende Menschen für sich eine kluge und starke Entscheidung getroffen haben: dass sie nämlich keine Kraft mehr für ein erneutes Scheitern haben. Dies ist eine Idee, sie kann am konkreten Beispiel ausprobiert werden. Wenn sie keine neuen Handlungsideen generiert, wird sie wieder beiseitegelegt.

4.2.15 Zuverlässigkeit

ICF-Kategorie
b1267 Zuverlässigkeit

Beobachtungsmerkmal

- Menschen mit einer starken Ausprägung dieser Fähigkeit werden eher als verlässlich wahrgenommen, sie halten sich eher stark an Regeln.
- Menschen mit einer schwächeren Ausprägung dieser Fähigkeit werden eventuell eher als unzuverlässig wahrgenommen, durch ein schwächeres Regelverständnis werden sie manchmal als unsozial wahrgenommen.

Beispiele im Alltag
Im Kunstunterricht sitzen immer vier Kinder an einem großen Tisch. In der Mitte sind zehn größere offene Gefäße mit Acryl-Farben, die sich die Kinder am Tisch teilen. Die Kinder haben jeder ein eigenes Tuch und Wassertöpfchen, mit dem sie ihren Pinsel reinigen können, bevor sie eine neue Farbe verwenden. Paul versäumt es immer wieder, die Pinsel vor dem Verwenden einer neuen Farbe zu reinigen, sodass die drei anderen Kinder bald wütend auf ihn werden. Die Farben sind nicht mehr zu gebrauchen.

Erste Ideen zur Anpassung bei Einschränkungen
Die erste Annahme könnte sein, dass Paul nicht absichtlich die Farben miteinander vermischt, um andere Kinder zu ärgern. Diese Annahme ist nicht selbstverständlich und wird vielleicht manchmal im Eifer des Alltages vergessen. Von dieser Annahme der Unabsichtlichkeit ausgehend werden nun folgende zwei Ideen nebeneinandergestellt. (1) Eine Idee könnte sein, dass Paul einfach kleine eigene Farbtöpfchen bekommt und er kann damit machen, was er will. Die Erfahrung, dass alle Töpfchen irgendwann braungrau aussehen, ist vielleicht eine wichtige Erfahrung. (2) Eine andere Idee wäre, dass Paul die »Zuverlässigkeit« an die Seite gesetzt bekommt. Jedes Mal, wenn Paul mit einem ungesäuberten Pinsel in eine neue Farbe möchte, bekommt er einen kleinen höflichen Impuls, den Pinsel zu säubern – dies kann funktionieren, kann aber auch einen der beiden verrückt machen. Auch kann es sein, dass Paul in der Sekunde, in der die Person an der Seite von Paul verschwindet, wieder in das alte Muster der Unzuverlässigkeit verfällt. Vielleicht helfen dann optische Warnschilder vor den Farbtöpfchen. Der Schlüssel hier ist die Unzuverlässigkeit nicht als Angriff auf die eigene Autorität zu verstehen,

sondern als ureigenes Unvermögen eines nach Anerkennung und Kooperation ringenden kleinen Menschenkindes.

4.2.16 Motivation

ICF-Kategorie
b1301 Motivation

Beobachtungsmerkmal

- Menschen mit einer starken Ausprägung dieser Fähigkeit werden eher so wahrgenommen, dass sie bereit sind zu handeln.
- Menschen mit einer schwächeren Ausprägung dieser Fähigkeit werden eventuell eher als antriebsarm wahrgenommen.

Beispiele im Alltag
Lina ist 16 und sitzt zu Hause in ihrem Zimmer. Sie hat eher wenige Freunde, mit denen sie sich selten nachmittags trifft. Lina ist in keinem Verein, die Wochenaufgaben im Haushalt bleiben meist bis Freitagnachmittag liegen und werden erst auf Druck und mit Androhung von Konsequenzen erledigt.

Erste Ideen zur Anpassung bei Einschränkungen
Eine Motivationslosigkeit ist im Alltag eine Antriebslosigkeit. Das lateinische Wort *movere*, von dem das Wort Motivation stammt, bedeutet *bewegen*. Die Summe aller Beweggründe, die einen Menschen zu einer Handlung bringen, wird als Motivation bezeichnet. Wenn ein Mensch also keine Motivation hat, dann hat er aktuell keine Beweggründe im Kopf.

Eventuell kann es eine gute Idee sein, diese Beweggründe immer wieder in kleinen Schritten darzulegen. Eventuell ist die Störung der Motivation ein Ergebnis aus anderen Funktionseinschränkungen, wie z. B. der Konsequenzabschätzung, der Handlungsplanung und des Gedächtnisses. Wenn ein Mensch eher vergisst, warum und zu welchem Zweck er etwas machen wollte, dann fehlen ihm schlichtweg die Beweggründe in der Handlung zu bleiben. Vielleicht muss der Mensch sich also öfters an seine Beweggründe erinnern lassen, vielleicht kann er sich die Beweggründe aufschreiben und häufiger nachlesen.

Und: Motivationslosigkeit ist keine Entschuldigung für Faulheit, im Gegenteil! Menschen mit einer Einschränkung der Motivation haben eine viel größere Aufgabe, in eine Handlung zu kommen und auch in ihr zu bleiben. Sie müssen leider fleißiger sein als andere, um ein Ziel zu erreichen. Das ist nicht fair. Aber auch nicht unüberbrückbar schlimm, und: Es ist keine Ausrede.

4.2.17 Appetit

ICF-Kategorie
b1302 Appetit

Beobachtungsmerkmal
- Menschen mit der Fähigkeit zu einem gesunden Appetit haben ein natürliches, stillbares und wiederkehrendes Verlangen nach Essen und Trinken.
- Störungen des Appetits liegen vor, wenn das Verlangen nach Essen und Trinken nicht vorhanden ist oder nicht durch eine verhältnismäßige Nahrungsaufnahme stillbar ist.

Beispiele im Alltag
Paul kommt häufig als Erster von der Schule nach Hause. Die Geschwister und die Eltern kommen erst einige Stunden später nach Hause. Regelmäßig hat er in diesen wenigen Stunden die Süßigkeitenvorräte geplündert oder auch den Kühlschrank leer geräumt. Mittlerweile halten die Eltern die Küchentür tagsüber verschlossen, was sie jedoch auch sehr in ihrem eigenen Freiheitsgefühl zu Hause einschränkt.

Erste Ideen zur Anpassung bei Einschränkungen
Hunger ist eine biologische Sensation, Appetit ist ein kognitives Konstrukt. Bei Appetit handelt es sich also *nicht* um ein biologisches Bedürfnis. Allerdings existieren genetische Syndrome, bei denen ein gesteigerter Appetit ein typisches Symptom ist. Hier ist eine rigorose Nahrungsbegrenzung oft nötig, da der intrinsische Trieb zu essen einfach da ist.

Appetit als kognitives Konstrukt beinhaltet die Ideen, sich selbst etwas Gutes zu tun, sich um sich selber zu kümmern, Langeweile zu überbrücken. Das sind zunächst Ideen, die Handlungsmöglichkeiten und Alternativen zum Automatismus »Appetit haben« ist gleich »Essen müssen« bieten. Gibt es andere Möglichkeiten der Selbstfürsorge oder der Langeweile-Überbrückung?

4.2.18 Impulskontrolle

ICF-Kategorie
b1304 Impulskontrolle

Beobachtungsmerkmal
- Menschen mit einer starken Ausprägung dieser Fähigkeit können plötzliche und intensive Handlungsimpulse eher gut regulieren und unterdrücken.
- Menschen mit einer schwächeren Ausprägung dieser Fähigkeit werden oft als impulsiv und grenzüberschreitend, aber auch als spontan und kreativ wahrgenommen.

Beispiele im Alltag
Lina darf zum ersten Mal seit langer Zeit wieder mit ihrer vierten Klasse auf einen Klassenausflug. Sie gehen in ein Theaterstück für Kinder. Schon als das Licht ausgeht, fällt Lina auf, indem sie schreit: »Hilfe, ich bin blind geworden.« Ein paar Kinder um Lina

herum lachen über den Witz. Lina kann sich auch im weiteren Verlauf des Stückes nicht beherrschen, immer wieder ruft sie Kommentare auf die Bühne. Die Schauspieler bauen diese zunächst noch kreativ in die Szenen ein, schauen dann aber auch zunehmend genervt nach Erwachsenen, die dem Kind Einhalt gebieten können. Letztlich wird Lina von zwei Lehrerinnen aus dem Zuschauerraum getragen, während sie überwältigt und verzweifelt laut weint und schreit.

Erste Ideen zur Anpassung bei Einschränkungen

Das Beispiel aus dem Alltag ist tragisch. Das Kind, das sich hinter der Rolle »Lina« verbirgt, hat erneut die Erfahrung gemacht, dass es nicht reinpasst, dass seine Qualitäten (Spontanität und Witzigkeit) zu Ablehnung und Ausstoß führen. Dass dieses sich entwickelnde Wesen seinen Platz nicht in der Gesellschaft sucht und findet, ist zu erwarten. Wie kann also Teilhabe stattfinden? Wie kann ein Theaterstück aussehen, bei dem sich ein Mensch quasi ohne Impulskontrolle einbringen kann. Vielleicht ist ein Improvisationstheater zu zweit eine erste Idee. Vielleicht kann das Kind besser auf der Bühne als vor der Bühne sein und vielleicht ist das auch gar nicht schlimm. Vielleicht kann das Kind auf der Bühne lernen, was es bedeutet, anderen Raum zu geben und abzuwarten. Vielleicht lernt das Kind dies auch woanders. So weh der Ausschluss von einem zukünftigen Theaterbesuch auch tut, vielleicht ist es auch für das Kind in der nahen Zukunft das Beste. Vielleicht kann die Klasse sich auch abwechselnd auf einen Ausflug beispielsweise als Wandertag an einen See einigen, wohin das Kind in Begleitung der Eltern oder eines Helfers sehr gut mitgehen kann.

4.2.19 Schlafen

ICF-Kategorie

b134 Funktionen des Schlafes

Beobachtungsmerkmal

- Menschen mit einer starken Ausprägung dieser Fähigkeit schlafen ungestört ein und in ausreichender Länge durch.
- Menschen mit einer schwächeren Ausprägung dieser Fähigkeit berichten von Schwierigkeiten einzuschlafen oder davon, dass sie in der Nacht oft aufwachen und nicht wieder einschlafen können.

Beispiele im Alltag

Paul geht in die fünfte Klasse. Er wirkt morgens schwach und ohne Antrieb. Er kann sich kaum konzentrieren und wackelt auf seinem Stuhl herum, um sich wach zu halten. Paul ist leicht reizbar und lärmempfindlich. Heute stand die Lehrerin direkt neben ihm, alle anderen Kinder hatten mit ihrer Aufgabe begonnen, nur Paul schaute noch aus dem Fenster. »Paul,« sagte die Lehrerin, »bist du überhaupt da?«

Erste Ideen zur Anpassung bei Einschränkungen
Schlafmangel macht krank. Fast alle Vorgänge des Körpers hängen in ihrer Qualität direkt oder indirekt von einem ausreichenden Schlaf ab. Sorgen, Ängste, soziale Netzwerke, Filme, das Telefon, zu wenig Bewegung, zu viel Licht, zu wenig Licht, zu viel Lärm: Für eine Störung des Schlafes gibt es tausend Gründe. Oft ist der erste Schritt, dass überhaupt erst einmal der Mangel an Schlaf als Problem erkannt wird. Hier sind die Erwachsenen auch Vorbilder. Welche Rituale gibt es in der Familie, den Tag zu verabschieden? Wie viel Ruhe und Stabilität kann die Familie geben? Was benötigen die Erwachsenen, damit es einen ruhigen Abend geben kann?

4.2.20 Aufmerksamkeit

ICF-Kategorie
b140 Aufmerksamkeit

Beobachtungsmerkmal
- Menschen mit einer starken Ausprägung dieser Fähigkeit können sich im Vergleich zu Gleichaltrigen über eine für eine Aufgabe erforderliche Zeitspanne konzentrieren, sie können falls erforderlich die Umlenkung der Konzentration von einen Reiz auf einen anderen steuern und sie können falls erforderlich sich auf zwei Reize gleichzeitig konzentrieren (Dauer, Lenkung der Aufmerksamkeit, geteilte Aufmerksamkeit).
- Menschen mit einer schwachen Ausprägung dieser Fähigkeit sind sehr anfällig für Ablenkungen und können schwer zwei Dinge gleichzeitig tun. Die Menschen erscheinen »offen« für Reize von außen und vergessen darüber leicht ihr ursprüngliches Tun.

Beispiele im Alltag
Im Unterricht ist Lina laut und spricht mit dem Nachbarn, Sie weiß nicht, welche Aufgabe zu erledigen ist. Linas Nachbar möchte eigentlich arbeiten, jedoch ist Lina sehr ideenreich und witzig, weil sie sehr geübt darin ist, sich selber zu beschäftigen, da häufig der Anschluss zu Gruppenarbeiten fehlt. Lina ist leicht von Geräuschen abgelenkt und weiß dann nicht mehr, was gerade getan werden sollte.

Erste Ideen zur Anpassung bei Einschränkungen
Störungen der Aufmerksamkeit sind sehr häufig im Verbund mit Störungen der Impulskontrolle, des Gedächtnisses und der Körpersteuerung vorhanden. Störungen der Aufmerksamkeit können ein Ausdruck einer anderen Störung sein: So kann ein Kind, dessen Haustier gerade gestorben ist, in der Schule für eine Weile unkonzentriert wirken. Gleiches könnte für ein Kind gelten, das sich die Nacht über in seinen Kissen versteckt hat, da die Eltern wieder sehr laut und gewaltvoll gestritten haben. Die Suche nach Ursachen für eine Störung der Aufmerksamkeit ist immer der erste Schritt. Wenn eine Störung der Aufmerksamkeit vorliegt, deren Ursachen aktuell nicht bekannt oder wirklich nicht beeinflussbar sind, dann können Anpassungen Wunder wirken. Hunderte

von Büchern behandeln ausschließlich dieses Thema. Akustische Reizabschirmung über Hörschutzkopfhörer, Sichtschutz am Arbeitsplatz, häufigere Pausen zur motorischen Aktivierung, häufigere Methodenwechsel im Unterricht, strukturierte Lernprozesse mit visualisierten Erfolgskontrollen sind nur ein paar der vielen Anpassungsmöglichkeiten.

4.2.21 Kurzzeitgedächtnis

ICF-Kategorie
b1440 Kurzzeitgedächtnis

Beobachtungsmerkmal

- Menschen mit einer starken Ausprägung dieser Eigenschaft befinden sich oft im Fluss von Ereignissen. Sie können sich sehr gut an das unmittelbar zuvor Geschehene erinnern und diese Informationen zusammengehörig benutzen.
- Menschen mit einer schwächeren Ausprägung dieser Fähigkeit werden im Alltag eher als vergesslich oder schusselig wahrgenommen, sie können sich häufiger an Dinge, die sie gerade noch wussten, nicht mehr erinnern.

Beispiele im Alltag
Paul hat mit dem Vater Küchendienst. Sie sind zusammen in der Küche, der Vater hat ihm gerade erklärt, dass er die Gläser aus der Geschirrspülmaschine auf den Tisch räumen soll. Paul steht vor der Geschirrspülmaschine und weiß nicht, was zu tun ist. Der Vater wird wütend, weil Paul kurz helfen sollte, bevor er mit seiner Internet-Spielzeit anfangen darf. Der Vater verbietet die Spielzeit als Konsequenz dafür, dass Paul in der Küche nicht richtig mitgearbeitet hat. Paul rastet daraufhin aus.

Erste Ideen zur Anpassung bei Einschränkungen
Gedächtnisstörungen sind sehr real und sehr unsichtbar. Und die Gedächtnisfunktion ist stark von der Motivation abhängig. Daher ist eine Gedächtnisstörung im Alltag vor allem eines: eine Herausforderung für alle. Gedächtnisstörung sind jedoch kein Grund, eine Aufgabe nicht zu erledigen. Vielleicht kann die Aufgabe anders erledigt werden.

Im Alltag den Unterschied zwischen Unlust, Verweigerung und tatsächlicher Gedächtnisstörung herauszufiltern, ist eine riesige Aufgabe. Es ist auch nicht schlimm, wenn wir vielleicht einmal mit unserer Einschätzung daneben lagen. Der Alltag ist voll von nächsten Gelegenheiten, es anders auszuprobieren. Eventuell können Aufgaben visualisiert werden oder es reicht eine Geste, um den Handlungspfad des Kindes zu unterstützen. Erlauben Sie sich und dem Kind den Gedanken, dass es Sie vielleicht nicht ärgern möchte, dass es sich nicht verweigert, sondern dass es gerade tatsächlich nicht mehr weiß, was es zu tun hat, und sich dankbar zeigt, wenn ihm auf die Sprünge geholfen wird.

4.2.22 Abrufen und Verarbeiten von Gedächtnisinhalten

ICF-Kategorie

b1442 Abrufen und Verarbeiten von Gedächtnisinhalten

Beobachtungsmerkmal

- Menschen mit einer starken Ausprägung dieser Eigenschaft können verlässlich und passend Informationsinhalte aus dem Gedächtnis im Alltag verwenden.
- Menschen mit einer »zu« starken Ausprägung dieser Eigenschaft sind durch Erinnerungen eventuell im Alltag gehemmt, neue Erfahrungen zu machen. Allerdings vermischt sich dies dann mit der Eigenschaft kognitive Flexibilität. 4
- Menschen mit einer schwächeren Ausprägung dieser Fähigkeit haben Schwierigkeiten, Gedächtnisinhalte aus dem Langzeitgedächtnis im Alltag abzurufen. Auch ist der Übergang vom Kurzzeitgedächtnis in das Langzeitgedächtnis eingeschränkt.

Beispiele im Alltag

Lina ist in der Klasse bekannt. Sie ist unruhiger als andere Kinder, die Lehrer kennen sie. Auch diesmal ist Lina in einer Stunde unruhig. Lina redet mit dem Nachbar. Die Lehrerin hat sie bereits zum vierten Mal aufgefordert ruhig zu sein. Sie hatte bei der ersten Aufforderung sogar kurz Augenkontakt mit der Lehrerin aufgenommen und war für ein paar Minuten ruhig. Dann fing sie wieder an zu quasseln. Auf die nächsten drei Ansagen hat Lina nicht reagiert. Zum fünften Mal bittet die Lehrerin sie in einem ruhigen, aber etwas schärferen Tonfall, still zu sein. Diesmal reagiert Lina ein wenig, fängt nach einer Minute aber wieder an zu reden. Diesmal kann sich die Lehrerin nicht mehr beherrschen, sie geht direkt auf Lina zu und spricht sie sehr laut und sehr scharf an, endlich ruhig zu sein. Lina reagiert völlig überrascht, sie fühlt sich aus dem Nichts angeschrien und reagiert entsprechend defensiv. Das findet die Lehrerin wiederum völlig unpassend, da sie Lina bereits fünf Mal angesprochen hat. Es entwickelt sich ein größerer Streit, bei dem Lina erbost aus der Klasse stürmt und die Türe knallt.

Erste Ideen zur Anpassung bei Einschränkungen

In dem Beispiel könnte eine starke Einschränkung der Verarbeitung von Gedächtnisinhalten die Ursache für die verschiedenen Wahrnehmungen der Situation sein. Wir gehen davon aus, dass sich bei der Lehrerin mit einem »neurotypisch« funktionierenden Gedächtnis für die fünf Aufforderungen, ruhig zu sein, eine schlechte Stimmung aufgebaut hat. Sie hat den Eindruck, nicht ernst genommen zu werden. Auf Seiten von Lina hingegen baut sich durch die wiederholten Ansprachen nichts auf. Jede Ansprache verbleibt ein Einzelereignis, das bald wieder vergessen oder gar nicht erst richtig wahrgenommen wird. Dieser Idee folgend fühlt sich die Person »Lina« bei der letzten Ansprache der Lehrerin wie aus dem Nichts und plötzlich angeschrien. Sie reagiert so, wie vielleicht viele von uns reagieren würden, wenn wir plötzlich aus dem Nichts heraus auf der Straße angeschrien werden würden. Lina verteidigt sich.

Auch hier ist die Gedächtnisstörung eine völlig unsichtbare Behinderung, die leicht respektlos, faul oder frech wirken kann. Vielleicht bräuchte Lina die Erklärung, dass sie nun schon zum fünften Mal angesprochen wird, vielleicht braucht sie mit jeder Ansprache ein rotes Klötzchen auf ihrem Schreibtisch, sodass sie weiß, dass es bei dem dritten Klötzchen ernst wird.

4.2.23 Psychomotorische Kontrolle

ICF-Kategorie
b1470 Psychomotorische Kontrolle

Beobachtungsmerkmal

- Menschen nehmen ein Mittelmaß an psychomotorischer Kontrolle als »normal« wahr.
- Zu viel Kontrolle bedeutet eine Verlangsamung beispielsweise des Sprechens und der Reaktionszeit, die Gestik kann verlangsamt sein und das Gesicht starr wirken.
- Zu wenig Kontrolle bedeutet eine äußerliche körperliche Unruhe, die auf einer inneren Anspannung zu beruhen scheint; es besteht eine hohe impulshafte Reaktivität, Dinge wie wackelnde Beine oder Händereiben oder übertrieben wirkende Gestik können gesehen werden.

Beispiele im Alltag
Paul ist zu Hause und schaut mit der Familie fernsehen. Sein Bein wackelt, sodass das ganze Sofa mitwippt, bei überraschenden Szenen im Film springt Paul ein wenig aus seiner Haltung auf, sodass alle anderen Familienmitglieder mitwackeln. Zusätzlich fängt Paul an, mit den Fingern zu schnipsen, wenn es zu gruselig wird. Nachdem der Vater Paul fünfmal aufgefordert hat damit aufzuhören, steht der Vater genervt auf und sagt, »So kann ich keinen Film schauen.« Paul sitzt traurig in seiner Ecke und hört für fünf Minuten mit seiner Unruhe auf, bis es wie von selber wieder beginnt.

Erste Ideen zur Anpassung bei Einschränkungen
»Nehmen Sie es nicht persönlich.« und «Warum hört die Person nicht damit auf, wenn sie merkt, wie sehr es mich nervt?« – Ich werde an dieser Stelle nicht behaupten, dass der eine Satz mehr Berechtigung hätte als der andere. Interessant ist aus meiner Sicht zunächst die ehrliche Frage an den Vater: Würde es an Ihrer Wahrnehmung, an Ihren Gefühlen etwas ändern, wenn Sie zu 100 Prozent wüssten, dass Paul nichts für seine Unruhe kann? Stellen Sie sich vor, es gäbe etwas wie eine optische Rot-Allergie und Sie hätten sie. Immer wenn Sie die Farbe Rot sehen, müssen Sie unerträglich niesen. Wenn Paul nun einen roten Pullover tragen würde, könnten Sie Paul bitten, einen anderen Pulli anzuziehen. Was aber, wenn Paul rote Haare hätte? Wie sieht dann eine gute Lösung aus? Meine erste Bitte zur Anpassung ist die Möglichkeit einzuräumen, dass die Unruhe wirklich von innen kommt, und sie in diesem Moment vielleicht nicht direkt steuerbar ist. Vielleicht gibt es eine Ablenkungsmöglichkeit mit einem Stressball, vielleicht gibt es einen eigenen kleinen Sessel neben dem Sofa oder einen Sitzsack. Eine Mutter hat mir sogar berichtet, dass sie für eine Weile beim Filmschauen eine Kopfhörerverteilerbox benutzt hat. Sie und ihre beiden Kinder hatten alle Kopfhörer auf, damit der eine Sohn so laut Geräusche machen konnte, wie er wollte, ohne dass es die anderen

beiden störte, denn der Mutter war es wichtig, dass sie alle zusammen schauen konnten und niemand ausgeschlossen wurde. Vielleicht gibt es Möglichkeiten, wenn erstmal danach gesucht wird.

4.2.24 Situationsangemessenheit von Emotionen

ICF-Kategorie
b1520 Situationsangemessenheit der Emotionen

Beobachtungsmerkmal

- Menschen mit einer starken Ausprägung dieser Fähigkeit werden eher als in sich stimmig wahrgenommen, dies bedeutet, dass nach allgemeinen Maßstäben die in einer speziellen Situation gezeigte Emotion auch zu den allgemeinen Erwartungen, welche die Situation auslöst, passt.
- Zur Störung dieser Fähigkeit gibt es mindestens zwei Perspektiven: Einerseits können die von einem betroffenen Menschen gezeigten Emotionen oft nicht zur Situation passend erscheinen. Manchmal klären sich die Emotionen jedoch auf, wenn die Möglichkeit besteht, näher hinzuschauen. Andererseits versteht der betroffene Mensch eventuell selber seine gezeigten Emotionen in einer speziellen Situation nicht.

Beispiele im Alltag
Lina bekommt ein paar Inline-Skates zum Geburtstag geschenkt. Die Mutter hat sich extra viel Mühe gemacht und die teureren Skates gekauft. Lina schaut das Geschenk kaum an und reagiert eher ablehnend. Die Mutter ist traurig und so richtig kommt bei dem Geburtstag keine gute Stimmung mehr auf.

Erste Ideen zur Anpassung bei Einschränkungen
Spontan gezeigte Emotionen sind einerseits häufig sehr ehrlich, andererseits auch sehr unüberlegt und wenig höflich oder rücksichtsvoll. Im Allgemeinen baut das gute soziale Miteinander jedoch auf einer gewissen Rücksichtnahme und gegenseitigem Verständnis auf. Gehen wir mit gutem Beispiel voran!

Nehmen wir an, die gezeigte Emotion passt. Vielleicht ist die Person, die im Beispiel »Lina« heißt, etwas übergewichtig oder unsportlich und versteht die Skates als Aufforderung, mehr Sport zu machen. Oder es gab einen riesigen Wunsch nach einem Fußball. Oder das Geschenk ist so groß, dass es verunsichert, weil die Person es nicht gewohnt ist, so große Geschenke zu bekommen, und Angst hat, etwas so Großes kaputt zu machen oder zu verlieren. Oder die Person ahnt sogar, wie viel sich die Mutter für die teureren Skates von eigenen Bedürfnissen absparen musste. All das sind Ideen – die eine blanke Unhöflichkeit nicht schönreden wollen. Eine erste Idee der Anpassung ist eventuell, dass die Mutter das höfliche Verhalten, das sie erwartet, selber vorlebt. Kann die Mutter freundlich fragen, ob die Tochter sich freut? Kann die Mutter rücksichtsvoll erklären, dass sie verunsichert ist und sich eine andere Reaktion erhofft hatte? All dies sind sehr psychologisch korrekte Verhaltensweisen, die im »neurotypischen« Alltag unnatürlich wirken können. Deshalb erfolgt hier der Hinweis, dass spontane Emotionen sehr wertvoll sind und diese Anpassungen speziell für Problemkonstellationen und nicht für den neurotypischen Alltag empfohlen werden.

4.2.25 Affektkontrolle

ICF-Kategorie
b1521 Affektkontrolle

Beobachtungsmerkmal
- Menschen nehmen ein Mittelmaß an Kontrolle der Gefühle als »normal« wahr.
- Zuviel Kontrolle der Gefühle kann bedeuten, dass andere eine Gefühlskälte wahrnehmen.
- Zuwenig Kontrolle der Gefühle kann andere Menschen überfordern, weil das Erleben und der Ausdruck der Gefühle so intensiv sind.

Beispiele im Alltag
Paul gewinnt im Sportunterricht bei dem Leichtathletikfest fünf von insgesamt sieben Wettbewerbsdisziplinen. Er ist damit unangefochtene Spitze in der Klasse. Bei der Siegerehrung durch den Sportlehrer nimmt Paul die riesige Ehrung scheinbar kühl und unbewegt entgegen. Der Lehrer ist irritiert und sagt, »Wenn du dich jetzt noch freuen würdest, gebe ich dir noch eine 'Eins' in Mitarbeit.« Paul fühlt sich kritisiert und rennt von der Siegerehrung davon.

Erste Ideen zur Anpassung bei Einschränkungen
Das richtige Verstehen von gezeigten Gefühlen ist Glückssache. Besser noch, es gibt wahrscheinlich gar kein Richtig oder Falsch. Sowohl der Sender als auch der Empfänger einer Gefühlsbotschaft hat das Recht, verstanden zu werden bzw. eine verständliche Information zu erhalten. Gehen wir mit gutem Beispiel voran und fragen nach, wenn uns gezeigte Gefühle nicht verständlich erscheinen. Es ist der leichteste Weg zu zeigen, dass das Gegenüber einem wichtig ist.

4.2.26 Spannweite von Emotionen

ICF-Kategorie
b1522 Spannweite von Emotionen

Beobachtungsmerkmal
- Menschen nehmen ein Mittelmaß an Spannweite der Gefühle als »normal« wahr. Gefühle bewegen sich im Spektrum zwischen Liebe, Freude, Sorgen, Fürchten, Angst, Ärger, Hass.
- Eine Auffälligkeit in dieser Kategorie bedeutet oft eine verändert große oder kleine Spannweite der Gefühle (teilweise zeitgleich auftretend mit einem situativ unangemessen erscheinenden Gefühl).

Beispiele im Alltag
Linas Gefühlsäußerungen werden fast ausschließlich in den Bereichen Sorgen, Fürchten, Angst, Ärger und Hass wahrgenommen. Sie scheint wenig schwingungsfähig außerhalb dieses Rahmens zu sein. Wenn sie einmal lacht, scheint sie sich sofort dafür zu schämen und hört plötzlich damit auf.

Erste Ideen zur Anpassung bei Einschränkungen
Gefühle können als Kommunikationsmittel verstanden werden. Gefühle geben darüber Auskunft, inwieweit Grundbedürfnisse aktuell befriedigt sind. Grundbedürfnisse wie Sicherheit und Selbstwirksamkeit speisen sich aus unmittelbaren Erfahrungen und sind psychotherapeutisch zwar besprechbar, jedoch meist eher im Alltag erlebbar und damit beeinflussbar. Hier ist aus meiner Sicht der elementare Schulterschluss zwischen Pädagogik und Psychotherapie nötig, da die psychische Selbstorganisation, und damit möglicherweise Heilung, in einem gesunden Alltag stattfinden wird und nicht in einer dreiviertel Stunde einmal in der Woche. Wenn sich die Spannweite der Emotionen also von außen wahrgenommen als sehr eingeschränkt darstellt, ist das ein Notruf, eventuell ein Ausdruck einer katastrophalen Vernachlässigung von Grundbedürfnissen einer sich entwickelnden Person.

4.2.27 Auditive Wahrnehmung

ICF-Kategorie
b1560 Auditive Wahrnehmung

Beobachtungsmerkmal
- Diese Fähigkeit besteht aus einer Summe von Wahrnehmungs- und Verarbeitungsprozessen bezogen auf Geräusche und Grundelemente der gehörten Sprache wie Intonation und der Strukturierung von Silben zu Wörtern und von Wörtern zu Sätzen.
- Störungen dieser Fähigkeit können sich einerseits in einer gesteigerten Empfindlichkeit gegenüber lauten oder hohen Geräuschen äußern. Andererseits kann das Verstehen (Wahrnehmen und Verarbeiten) von gesprochener Sprache erheblich eingeschränkt sein, ohne dass das Hörvermögen an sich eingeschränkt ist.

Beispiele im Alltag
Paul ist mit der Familie auf Reisen. Er muss sehr dringend auf Toilette, weigert sich aber standhaft auf die Toilette der Raststätte zu gehen. Es regnet, der Rasthof ist voll und die Eltern verbieten ihm, auf die Wiese neben dem Auto zu pinkeln. Paul nässt ein und es ist ein riesiger Aufwand ihn im engen Auto umzuziehen. Erst Jahre später erzählt Paul, dass das Geräusch der Handtrockner mit Gebläse auf den Rasthoftoiletten für ihn völlig unaushaltbar und quälend war, sodass er alles in Kauf genommen hat, um nicht in die engen Räume mit dem fürchterlichen Geräusch zu müssen.

Erste Ideen zur Anpassung bei Einschränkungen
Diese und die folgenden Einschränkungen der Wahrnehmungsfunktionen haben eine große Gemeinsamkeit: Sie sind unsichtbar und werden deshalb meist nicht in ihrem

vollen und behindernden Ausmaß erkannt. Erschwerend kommt hinzu, dass sie in milden Formen bei vielen, wenn nicht allen Menschen vorkommt. Viele Menschen beschreiben z. B. eine Geräuschempfindlichkeit, wenn sie müde sind. Eine mögliche Reaktion auf geäußerte Überempfindlichkeiten ist dann: »Stell dich nicht so an« oder »Da musst du jetzt halt durch«, da das Phänomen Überempfindlichkeit als nicht so ernst abgetan wird, da man es von sich selber kennt.

Stellen Sie sich jedoch vor, ein Düsenjäger würde direkt neben Ihnen starten. Eventuell ist diese Wahrnehmung für manche Menschen vergleichbar mit einem Handfön in einer öffentlichen Toilette. Wahrnehmungsintensitäten können zwischen Menschen oder Situationen erhebliche Differenzen haben. Dies zu berücksichtigen, ist der erste Schritt, die Wahrnehmungsstörung überhaupt als behindernd wahrzunehmen, und die erste Möglichkeit, Ideen für eine Anpassung zu suchen. Es gibt beispielsweise Familien, die für ihr Kind immer einen Hörschutz dabeihaben oder die auf den häufiger gefahrenen Autobahnstrecken Raststätten mit Papierhandtüchern auf den Toiletten kennen.

4.2.28 Visuelle Wahrnehmung

ICF-Kategorie
b1561 Visuelle Wahrnehmung

Beobachtungsmerkmal

- Diese Fähigkeit besteht aus einer Summe von Wahrnehmungs- und Verarbeitungsprozessen bezogen auf visuelle Reize wie Form, Größe, Farbe und Intensität.
- Eine Störung dieser Fähigkeit kann sich beispielsweise in einer gesteigerten Empfindlichkeit gegenüber Lichtern äußern.

Beispiele im Alltag
Lina hatte wöchentliche Gespräche bei einer Psychotherapeutin, in denen sie sich immer sehr unwohl fühlte. Die Psychotherapeutin bemerkte dies und hatte zahlreiche Vermutungen woher diese Dissonanz stammen könnte. Die Psychotherapeutin vermutete, dass Lina fremdmotiviert zu der Therapie gedrängt wurde oder dass sie lieber eine andere Psychotherapeutin hätte. Endlich fragte die Psychotherapeutin Lina, wie es ihr in der Therapie gehen würde. »Eigentlich sehr gut«, sagte Lina, »aber die Neonlichtröhre in Ihrem Zimmer stört mich wahnsinnig, haben Sie auch ein anderes Licht?«

Erste Ideen zur Anpassung bei Einschränkungen
Dass ein Kind oder ein Jugendlicher seine Wahrnehmungsbesonderheiten und Bedürfnisse klar äußern kann, ist ein Geschenk und oft das Ergebnis eines langen Therapie- und Begleitungsprozesses. Wie bei allen unsichtbaren Behinderungen wird ein Schlüssel darin liegen, ob eine Person im Helferkreis so offen und neugierig ist, die Einschränkung zu kennen, zu vermuten und zu erfragen. Anpassungsmöglichkeiten sind dann bei bekannter Wahrnehmungsüberempfindlichkeit oft relativ einfach.

4.2.29 Geruchswahrnehmung

ICF-Kategorie
b1562 Geruchswahrnehmung

Beobachtungsmerkmal
- Diese Fähigkeit besteht aus einer Summe von Wahrnehmungs- und Verarbeitungsprozessen bezogen auf Gerüche.
- Eine Störung dieser Fähigkeit kann sich beispielsweise in einer gesteigerten Empfindlichkeit gegenüber Gerüchen äußern.

Beispiele im Alltag
Paul ist im dritten Schuljahr und bekommt eine Medikation bei einer festgestellten Aufmerksamkeitsstörung. Seit Beginn des dritten Schuljahres ist die Klasse in einem neuen Klassenzimmer im Erdgeschoss. Seit Schuljahresanfang wurde es auffällig, dass Paul ab ungefähr halb elf zunehmend unaufmerksam wurde. Daher wurde ein Gespräch mit dem behandelnden Arzt geführt und die Medikation erhöht, da der Eindruck bestand, dass die Wirkung des Medikamentes bereits um halb elf Uhr nachlasse. Die Erhöhung des Medikamentes bewirkte keine Verbesserung der Aufmerksamkeit, woraufhin ein neuer Wirkstoff bei Paul ausprobiert wurde. Wegen Umbaumaßnahmen kurz vor dem Ende des dritten Schuljahres musste die Klasse in den zweiten Stock umziehen. Paul konnte sich wieder wie früher den ganzen Vormittag über gut konzentrieren. Die Lehrerin fragte Paul, was in dem neuen Zimmer anders sei, und er sagte, dass die Gerüche der Schulküche ihn seit Anfang des Jahres fast wahnsinnig gemacht hätten. Tatsächlich lag das Klassenzimmer im Erdgeschoss direkt neben der Schulküche.

Erste Ideen zur Anpassung bei Einschränkungen
Weil ich es nicht besser sagen kann, wiederhole ich die Idee vom letzten Abschnitt. Dass ein Kind oder ein Jugendlicher seine Wahrnehmungsbesonderheiten und Bedürfnisse klar äußern kann, ist ein Geschenk und oft das Ergebnis eines langen Therapie- und Begleitungsprozesses. Wie bei allen unsichtbaren Behinderungen wird ein Schlüssel darin liegen, ob eine Person im Helferkreis so offen und neugierig ist, die Einschränkung zu kennen, zu vermuten und zu erfragen. Anpassungsmöglichkeiten sind dann bei bekannter Wahrnehmungsüberempfindlichkeit oft relativ einfach.

4.2.30 Geschmackswahrnehmung

ICF-Kategorie
b1563 Geschmackswahrnehmung

Beobachtungsmerkmal
- Diese Fähigkeit besteht aus einer Summe von Wahrnehmungs- und Verarbeitungsprozessen bezogen auf Geschmack mit den einzelnen Geschmackseigenschaften wie süß, sauer, salzig und bitter.

- Eine Störung dieser Fähigkeit kann sich beispielsweise in einer gesteigerten Empfindlichkeit gegenüber einzelnen Geschmackseigenschaften äußern.

Beispiele im Alltag
Lina weigert sich Blattspinat zu essen, geschnittener Spinat mit Sahneblupp ist jedoch kein Problem.

Erste Ideen zur Anpassung bei Einschränkungen
Ein Ausflug in die Lebensmittelchemie lässt Folgendes vermuten: Eventuell überdeckt Sahne im Spinat die vorhandenen Bitterstoffe (unter anderem Oxalsäure). Zusätzlich liegt eventuell eine taktile Wahrnehmungsauffälligkeit vor (s. Abschn. 4.2.31). Es besteht tatsächlich die Möglichkeit, dass eine überempfindliche Geschmackswahrnehmung bezogen auf Bitterstoffe sich bei Blattspinat anders auswirkt als bei Spinat mit Sahneblupp. Gleichzeitig besteht die Möglichkeit, dass das Kind zu viel Werbung gesehen hat oder etwas »etepetete« ist. Aber was bedeutet »etepetete« übersetzt anderes, als dass unsere Erwartungen eventuell nicht zu den Fähigkeiten des Kindes passen?

4.2.31 Berührungswahrnehmung

ICF-Kategorie
b1564 Taktile Wahrnehmung

Beobachtungsmerkmal
- Diese Fähigkeit besteht aus einer Summe von Wahrnehmungs- und Verarbeitungsprozessen bezogen auf Berührung.
- Eine Störung dieser Fähigkeit kann sich beispielsweise in einer gesteigerten Empfindlichkeit gegenüber der Beschaffenheit von berührten Oberflächen oder getragener Kleidung äußern.

Beispiele im Alltag
Winterzeit ist für Paul und seine Familie eine anstrengende Zeit. Mützen, Handschuhe, Strumpfhosen, Unterhemden und Pullover sind nicht bloß Kleidungsstücke, sondern tägliche Herausforderungen, die den Start in den Tag oder das Abholen von der Kita zu einer Tortur für alle machen. Paul verträgt das Gefühl der Kleidungsschichten auf der Haut nicht und tut alles, damit er bloß in einer Leggings, Socken und T-Shirt bleiben kann.

Erste Ideen zur Anpassung bei Einschränkungen
Kinder mit einer Überempfindlichkeit der Berührung haben meist auch andere Einschränkungen, welche die Situation nicht leichter machen. Sei es eine Präferenz von Farben oder eine Umstellungserschwernis bezogen auf einzelne Kleidungsstücke, manche Eltern haben vielleicht den Eindruck, dass ihr Kind geradezu nach Möglichkeiten sucht, sich und anderen das Leben schwer zu machen. Dieser Eindruck ist nur allzu verständlich, führt jedoch eher in eine Konfrontation, die kaum aufzulösen ist, weil es von vornherein kein Richtig oder Falsch gibt.

Vielleicht ist in diesem Kontext eine angloamerikanische Redewendung ein guter Hinweis: »Is this the hill you want to die on?« Übersetzt bedeutet dies: »Ist dies wirklich der Kampfschauplatz, auf dem du sterben willst?«, ist diese Schlacht es wert, bis zum Ende gekämpft zu werden, oder umschiffe ich lieber das Problem, um Kraft für wesentlichere Auseinandersetzungen aufzusparen?

Vielleicht ist es ja den Kampf wert, dass das Kind seine Anpassungsfähigkeit übt, denn auch ein Kind mit einer Berührungsüberempfindlichkeit wird eine Strumpfhose aushalten, wenn der Druck groß genug ist, aber zu welchem Preis? Und welche Beziehungsqualitäten, welches Vertrauen geht dabei eventuell zu Bruch? Dieses sind reale Abwägungsoptionen, kein Weg wird an sich immer der richtige oder falsche sein. Bitte bedenken Sie stets, die Unlust, eine Leggings zu tragen oder eine Mütze auf dem Kopf zu behalten, kann Ausdruck einer echten Überempfindlichkeit der Berührung sein. Und wollen wir nicht, dass unsere Kinder sich verstanden fühlen, wenn sie uns ehrlich etwas sagen?

4.2.32 Räumlich-visuelle Wahrnehmung

ICF-Kategorie
b1565 Räumlich-visuelle Wahrnehmung

Beobachtungsmerkmal
- Diese Fähigkeit besteht aus einer Summe von Wahrnehmungs- und Verarbeitungsprozessen bezogen auf die räumliche-visuelle Wahrnehmung.
- Eine Störung dieser Fähigkeit kann sich beispielsweise in einer Unfähigkeit äußern, die räumlichen Bezüge der Objekte in der Umgebung zueinander und zu einem selbst zu erkennen.

Beispiele im Alltag
Lina kommt seit dem 4. Schuljahr häufiger zu spät zu Unterrichtsstunden, teilweise schwänzt sie sogar ganze Stunden. Seit dem 4. Schuljahr müssen die Schüler häufiger den Raum wechseln, da sie verschiedene Fachlehrer mit eigenen Klassenzimmern haben. Lina findet oft einfach den Weg nicht, jeder Flur sieht für sie gleich aus. Und wenn Lina erst einmal zu spät ist, traut sie sich oft nicht mehr an irgendwelchen Türen zu klopfen, weil sie nicht weiß, wer dahinter ist.

Erste Ideen zur Anpassung bei Einschränkungen
Räumliche Orientierung in Schulen oder Bürogebäuden ist oft durch einen gleichen Aufbau der Stockwerke oder der verschiedenen Flügel oder Seiten des Gesamtgebäudes erschwert. Immer noch fehlen häufig Orientierungshilfen oder Wiedererkennungspunkte auf den einzelnen Stockwerken. Die Orientierung im Raum ist nicht selbstverständlich, sondern eine Fähigkeit. Eventuell braucht ein Kind einen Lotsen. Die Lotsenfunktion kann nett und unauffällig als Hilfe durch einen »Buddy« (Englisch Kumpel) angeboten werden. Auch hier ist die erste Hürde das Erkennen der unsichtbaren Ein-

schränkung, die so weit gehen kann, dass manche erwachsene Menschen, obwohl sie sonst gut zurechtkommen, in einer Stadt regelmäßig ihren Weg verlieren.

4.2.33 Denkgeschwindigkeit

ICF-Kategorie
b1600 Denktempo

Beobachtungsmerkmal
- Menschen mit einer starken Ausprägung dieser Fähigkeit werden häufig als schnell in Ideen und Antworten wahrgenommen.
- Menschen mit einer schwächeren Ausprägung dieser Fähigkeit werden eventuell eher als langsam, redefaul oder sogar dumm wahrgenommen.

Beispiele im Alltag
Paul bekommt von seiner Ärztin die Frage gestellt, ob die aktuell genommenen Medikamente den erwünschten Effekt auf die depressiven Gedanken und auf die Antriebsarmut hätten. Als Paul nicht antwortet, stellt die Ärztin die Frage noch einmal mit dem Versuch, einfachere Worte zu benützen. Als sie erneut keine Antwort bekommt, versucht sie die Frage in zwei kurzen Sätzen zu stellen. Als erneut nur Schweigen von Paul kommt, schaut die Ärztin verzweifelt die Mutter auf der Suche nach einer Antwort an.

Erste Ideen zur Anpassung bei Einschränkungen
In diesem Beispiel könnte die Ärztin eine Frage stellen und lange genug warten, bis eine Antwort kommt. Bereits nach ca. 2 bis 3 Sekunden werden die meisten Menschen ungeduldig, wenn sie keine Antwort auf eine Frage erhalten. Versuchen Sie einmal 5 oder 10 Sekunden zu warten, bis Sie eine erneute Frage stellen. Wahrscheinlich wird Ihnen die Zeit sehr lange vorkommen, aber manche Menschen benötigen sie eben, da ihr grundeigenes Denktempo von der »neurotypischen« Norm abweicht. Dies bedeutet jedoch nicht, dass diese Menschen nicht hoch-komplexe Aufgaben erledigen könnten, nur eben in etwas mehr Zeit.

Darüber hinaus könnte die Verlangsamung der Antworten auch ein Ausdruck einer depressiven Symptomatik sein. Angehörige können sagen, ob es ein Vorher und Nachher gab, was hieße, dass sich mit der depressiven Entwicklung auch das Denktempo verlangsamt hat, oder ob die verlangsamte Denkgeschwindigkeit schon immer konstant eine Auffälligkeit war.

In beiden Fällen ist eine Anpassung an eine andere Geschwindigkeit des Denkens sinnvoll, dies betrifft oft auch die Erwartungen des betroffenen Selber und die Fähigkeit, sich die Zeit und den Platz zu nehmen, um zu antworten.

4.2.34 Abstraktionsvermögen

ICF-Kategorie
b1640 Abstraktionsvermögen

Beobachtungsmerkmal
In beiden Fällen ist eine Anpassung an eine andere Geschwindigkeit des Denkens sinnvoll, dies betrifft oft auch die Erwartungen des betroffenen Selber und die Fähigkeit sich die Zeit und den Platz zu nehmen, um zu antworten.

- Menschen mit einer starken Ausprägung dieser Fähigkeit können losgelöst von spezifischen Gegenständen oder aktuellen Gegebenheiten allgemeine Vorstellungen oder Charakteristika entwickeln. Abstrakt sind alle Vorgänge, die eine Übertragung von einem konkreten Sachverhalt auf einen anderen Sachverhalt benötigen. Konzepte wie Geld, Regeln, Gesetze, Mathematik oder Sprache sind abstrakt.
- Menschen mit einer schwachen Ausprägung dieser Fähigkeiten haben ein hohes Risiko, im Alltag mit Dingen wie Geld, Regeln, Gesetze, Mathematik oder Sprache Schwierigkeiten in der Umsetzung zu haben.

Beispiele im Alltag
Lina wohnt in einer betreuten Wohngemeinschaft. Jeden Sonntag bekommt sie Geld für die Woche ausgezahlt. Am Montag geht Lina in ein Technikgeschäft, weil sie neue Batterien braucht. Noch als sie in das Geschäft geht, ist der Gedanke »Ich brauche nur Batterien« im Kopf. Lina ist begeisterte Mountainbikefahrerin. Als sie dann eine heruntergesetzte kleine Kamera für den Fahrradhelm sieht, die genauso viel kostet, wie Lina in der Tasche hat, kauft sie die Kamera. Sie kommt ohne Geld und ohne Batterien nach Hause.

Erste Ideen zur Anpassung bei Einschränkungen
Unsere Welt besteht aus Abstraktionen und Repräsentationen. Eine spannende Beobachtung von vielen Menschen mit Entwicklungseinschränkungen ist, dass sie beispielsweise mit der Bedienung des Touchscreen-Menüs eines Smartphones zurechtkommen, um kleine Filme zu schauen. Dies spricht zwei wichtige Faktoren an: direkte Rückmeldung und Motivation. Anders als bei medialen Spielen oder Anwendungen gibt es im echten Leben eher weniger konkrete und direkte Rückmeldungen. Wenn das Geld aus ist, hungert man nicht sofort. Wenn man eine Regel bricht, wird man oft nicht sofort die Konsequenz spüren, sondern erst Stunden oder sogar Wochen später. Wenn Menschen Schwierigkeiten mit der Abstraktion haben, benötigen sie daher vor allem eines: konkrete Hilfen, wahrscheinlich von anderen Menschen.

Bezüglich des Geldes kann es z. B. funktionieren, dass die Person nur mit einer Freundin einkaufen geht, die die spezielle Aufgabe hat, auf das Geld aufzupassen und das Geld nur für das herauszugeben, was ursprünglich auch gekauft werden sollte. Hier ist die interessante Beobachtung, dass auch wenn die Freundin eigene Abstraktionsschwierigkeiten hat, das Aufpassen für jemand anderen besser funktioniert als das Aufpassen auf sich selbst.

Eine erste Anpassung ist also das Verständnis, dass Abstraktionen nicht automatisch verstanden werden, sondern dass Menschen mit einem schwach ausgeprägten Abstraktionsvermögen wahrscheinlich immer wieder konkrete Hinweise, direkte Ansprachen und unmittelbare Erfahrungen benötigen.

4.2.35 Organisieren und Planen

ICF-Kategorie
b1641 Organisieren und Planen

Beobachtungsmerkmal

- Menschen mit einer starken Ausprägung dieser Fähigkeit können einzelne Bestandteile eines Vorganges im Kopf in eine Reihenfolge bringen, die den Vorgang sinnvoll und wirkungsvoll möglich macht.
- Menschen mit einer schwächeren Ausprägung dieser Fähigkeit können dies weniger gut und werden deswegen eventuell eher als umständlich, kompliziert, ineffizient, faul, oder vergesslich wahrgenommen.

Beispiele im Alltag
Paul sitzt morgens in der Schule und ist bereits völlig erschöpft. Seine Mutter sitzt gleichzeitig auf der Arbeit und kämpft mit ihren Tränen, sie kann einfach nicht mehr. Vielleicht hat die Frau vom Jugendamt ja doch Recht, und Paul sollte eigentlich besser in einer Einrichtung wohnen. Dieser Stress jeden Morgen ist einfach für niemanden auszuhalten. An diesem Morgen war Paul sogar zunächst alleine aufgestanden, dann aber saß er bereits am Frühstückstisch und hatte sich noch nicht einmal umgezogen oder sich gewaschen. Dann ging Paul ins Bad, aber putzte sich ohne Zahnpaste die Zähne, darüber war er dann selbst auf sich wütend. Nachher hatte er die Schuhe angezogen, aber die Schlafsocken noch an. Und Paul musste auch noch einmal in das Schlafzimmer, weil er den Turnbeutel dort vergessen hatte, aber mit den Straßenschuhen durfte er ja nicht in die Wohnung. Der Morgen war mal wieder ein einziges Durcheinander gewesen und beide hatten sich zur Verabschiedung angeschrien und geheult.

Erste Ideen zur Anpassung bei Einschränkungen
Unser gesamter Alltag besteht aus Vorgängen, die ein Vorher und Nachher haben. Das ganze Leben lernen wir aus Dingen, die sich im Nachhinein als brauchbar oder unbrauchbar herausgestellt haben, und versuchen bei zukünftigen Vorgängen davon zu profitieren. So dargestellt ist die Fähigkeit, zu organisieren und zu planen, ohne ein Gedächtnis, eine Konsequenzabschätzung und ohne Abstraktionsvermögen überhaupt nicht möglich. Das bedeutet, dass die Organisations- und Planungsfähigkeit wahrscheinlich das Ergebnis von vielen verschiedenen Fähigkeiten ist. Die Benennung der einzelnen Einschränkungen und die konstruktive Erarbeitung von Anpassungsstrategien ist somit ein erster Schritt.

In einer Hilfeberatung hat mir eine Förderschullehrerin gesagt, »Aber ich kann doch keinem Kind in der achten Klasse die Hausaufgaben eintragen. Das muss das Kind doch einmal selber können.« Aus der neurobehavioralen Perspektive auf Hirnfähigkeiten kann die Gegenfrage nur lauten, »Wer sagt, dass das Kind diese Fähigkeit einmal können muss?« Vielleicht wird das Kind bezogen auf diese Hirnfunktion eine Einschränkung behalten, vielleicht auch nicht. Der Schlüssel liegt darin, weder Entwicklungsmöglichkeiten zu verlangen, noch diese auszuschließen. Ein Mensch mit Hirnfunktionsstörung wird vielleicht einmal so gut oder besser als andere organisieren und planen können. Wir wissen es nicht. Bis dahin gibt es aber viele Gründe, über eine Unterstützung von schwachen Fähigkeiten eine Teilhabe und Erfolge im Alltag zu ermöglichen.

Einem Blinden wird in der 8. Klasse nicht der Blindenhund weggenommen, nur weil er in der 8. Klasse ist. Und genauso kann es sein, dass eine Jugendliche in der 8. Klasse noch ihre Aufgaben in ein Heft von der Lehrerin eingetragen bekommt, weil es alleine (noch) nicht funktionieren würde, und sie durch fehlende Hausaufgaben an einer schulischen Teilhabe gehindert wäre.

Auch gibt es bei Tätigkeiten der Organisation und Planung immer die Möglichkeit, Aufgaben in Teilschritte zu unterteilen, die dann an sich überschaubarer sind. So können konkrete Einzelaufgaben wie »Räume bitte alle gebrauchte Kleiderstücke aus deinem Zimmer in den Wäschekorb« oder »Stelle bitte das Geschirr aus der Geschirrspülmaschine auf den Tisch« leichter erfasst werden als allgemeine Aufgaben wie »Zimmer aufräumen« oder »Küche sauber machen«.

4.2.36 Zeitmanagement

ICF-Kategorie

b1642 Zeitmanagement

Beobachtungsmerkmal

- Menschen mit einer starken Ausprägung dieser Fähigkeit können Vorgänge in ihrer zeitlichen Abfolge einschätzen und zeitliche Teilschritte so einteilen und einhalten, dass ein Vorgang in einer zeitlich geplanten Zeit erfolgreich abgeschlossen ist.
- Menschen mit einer schwächeren Ausprägung dieser Fähigkeit können dies weniger gut und werden eventuell öfter als unpünktlich, trödelnd, unorganisiert, unrealistisch oder unseriös wahrgenommen.

Beispiele im Alltag

(1) Lina ist 20 Jahre alt und lebt seit unmittelbar nach der Geburt in einer Pflegefamilie. Seit dem fünften Lebensjahr hat Lina der Pflegemutter immer nur Gutscheine für Geschenke zum Geburtstag überreicht, da sie ein geplantes Geschenk nie rechtzeitig zum Geburtstag fertigbekommen hat.

(2) Lina ist 14 Jahre alt und sehr gut im Matheunterricht. In Klassenarbeiten schafft sie es jedoch selten, sich die Zeit so einzuteilen, dass sie die Aufgaben vollständig bearbeiten kann. Sie bleibt zu lange bei kleinen Fragestellungen haften und verliert den Überblick über die Gesamtheit der Aufgaben, die sie noch zu erledigen hat.

Erste Ideen zur Anpassung bei Einschränkungen

Fähigkeiten des Gehirns sind oft zusammengesetzte Fähigkeiten. Auch das Zeitmanagement beinhaltet einen ganzen Blumenstrauß von benötigten Fähigkeiten. Neben Fähigkeiten wie Prozessdenken und Arbeitsgedächtnis spielen bei handlungsorientierten Fähigkeiten, wie es das Zeitmanagement eine ist, auch Selbstwirksamkeit und Erfolgserwartung eine Rolle.

Oft gilt es bei Einschränkungen des Zeitmanagements eine ganze Reihe von negativen Erwartungshaltungen zu durchbrechen, bis ein Betroffener sich auf den Weg machen kann, mit Hilfe einen neuen Versuch zu starten. »Ich kann das sowieso nicht« oder »Das klappt bei mir doch sowieso nicht« sind häufige Schutzschilder von Jugendlichen, die an Misserfolg gewöhnt sind.

Diesen Schutzschild als genau das zu begreifen, was er ist, und nicht als ein wegzutherapierendes Übel, kann ein erster Schritt der Akzeptanz sein. Wenn Kinder sich selber so akzeptieren lernen sollen, wie sie sind, müssen wir vielleicht zunächst einmal lernen, Menschen mit Einschränkungen so zu akzeptieren, wie sie sind, nämlich perfekt. An welchen Themen oder Fähigkeiten Menschen dann selber arbeiten wollen, weil sie etwas im Alltag immer wieder stört, ist ein langer Weg der Selbsterkenntnis, der von außen begleitet, wahrscheinlich aber nicht bestimmt werden kann.

4.2.37 Kognitive Flexibilität

ICF-Kategorie

b1643 Kognitive Flexibilität

Beobachtungsmerkmal

- Menschen mit einer starken Ausprägung dieser Fähigkeit können gewählte oder gewöhnte Strategien oder Denkansätze während eines Vorgangs ändern oder für den Erfolg des Vorgangs anpassen.
- Menschen mit einer schwächeren Ausprägung dieser Fähigkeit können dies weniger gut und werden eventuell eher als starr, stur, rigide oder arrogant wahrgenommen. Menschen mit einer extrem starken Ausprägung dieser Fähigkeit können auch als beliebig oder unverbindlich wahrgenommen werden.

Beispiele im Alltag

Paul lernt Klavierspielen und ist dabei sehr ehrgeizig. Er besteht darauf, alles perfekt zu können. Dementsprechend schnell wütend wird er, wenn etwas nicht klappt. Pauls Talent hat ausgereicht, dass die ersten zwei Jahre Unterricht voller Erfolge waren. Nun aber im dritten Unterrichtsjahr kommt es immer häufiger dazu, dass er wütend vom Klavier aufspringt, weil bei den schwierigeren Fingerläufen immer wieder die gleichen Fehler passieren. Paul hat das Gefühl, nichts mehr dazu zu lernen und will aufhören, Klavierspielen zu lernen.

Erste Ideen zur Anpassung bei Einschränkungen

Wahnsinn ist, einen Versuch hundert Mal gleich auszuführen und beim hundertundeinen Mal ein anderes Ergebnis zu erwarten. Dieses Zitat wird häufig Albert Einstein zugeschrieben – unabhängig davon, wer es gesagt hat, ist es aber zutreffend. Übersetzt auf das Klavierüben bedeutet es: Wenn ein Fingerlauf beim ersten Mal nicht klappt, sollte man mindestens beim zweiten Scheitern etwas anders machen, damit es klappen kann, also z. B. das Tempo verändern. Bezogen auf die kognitive Flexibilität bedeutet es, sich die Freiheit zu bewahren, etwas immer wieder anders zu probieren.

Rigide Denkstrukturen sind oft Schutzmechanismen, wenn die Stärke des Ichs aktuell für ein Ausprobieren und mögliches Scheitern nicht ausreicht. Und rigide Denkstrukturen können einfach Ausdruck einer speziellen Art der Hirnfunktion sein. Das Schöne ist, dass niemand verlangt, eine saubere Trennlinie zwischen den beiden Möglichkeiten zu ziehen. Ziel wird immer die Perspektive der Betroffenen sein: Wie sehr werden die eigenen Denkstrukturen als starr oder als sicher wahrgenommen? Wie sehr wünscht sich die Person eine andere Möglichkeit zu denken, zu reagieren?

Erste Ideen der Anpassung ist, ein Modell vorzuleben, wie kognitive Flexibilität funktioniert. Wie kann ich mit einem Kind, mit dem sich immer wieder ähnliche Probleme im Alltag ergeben, aus dieser Schleife herauskommen? Was kann ich selber anders machen, damit das Ergebnis ein anderes ist? Anpassung vorleben heißt kognitive Flexibilität vorleben.

4.2.38 Einsichtsvermögen

ICF-Kategorie
b1644 Einsichtsvermögen (Selbsterkenntnis)

Beobachtungsmerkmal

- Menschen mit einer starken Ausprägung dieser Fähigkeit können sich ihr eigenes Verhalten bewusst machen und verstehen.
- Menschen mit einer schwächeren Ausprägung dieser Fähigkeit können dies weniger gut und werden eventuell eher als unüberlegt, voreingenommen oder sogar rücksichtslos wahrgenommen.
- Ein Zuviel dieser Fähigkeit kann dazu führen, dass Menschen derart stark in sich hineinschauen, dass sie von anderen als egozentrisch, gehemmt, unspontan oder »verkopft« wahrgenommen werden.

Beispiele im Alltag
Linas Mutter hat vier Kinder, von denen Lina das älteste ist. Der Vater von Lina und dem zweiten Kind war gewalttätig und hat die Mutter über die Jahre der Beziehung hinweg terrorisiert. Die Mutter selber ist mit väterlicher Gewalt und mütterlicher Depression aufgewachsen. In der Erziehungsberatung wird ihr nun dringend geraten, eine eigene Psychotherapie zu machen, bei ihr könne man alle Zeichen einer Traumatisierung sehen. Ob sie das wirklich ihren Kindern weitergeben wolle, wird sie von einer eher strengen Beraterin gefragt. Linas Mutter geht nie wieder zu der Erziehungsberatung. Sie ahnt, dass sie zusammenbrechen wird und für die nächsten Jahre ihre vier Kinder nicht mehr alleine erziehen kann, wenn sie anfangen würde über sich selber nachzudenken. Das möchte sie wiederum nicht ihren Kindern antuen, sie war selber in einem Jugendheim und hat dort sexuelle Gewalt erlebt.

Erste Ideen zur Anpassung bei Einschränkungen

Die Fähigkeit des Einsichtsvermögens arbeitet mit dem jeweiligen Selbstbild der Betroffenen. Einsicht bedeutet, Sachverhalte mit dem eigenen Ich ins Verständnis zu bringen. Dabei kann es passieren, dass die Sachverhalte die Integrität des Ichs angreifen. Davor schützt sich das Ich. Selbstschutz ist etwas Gutes, das darf nie vergessen werden. Wo verläuft jedoch die Grenze zwischen Selbstschutz und der Unfähigkeit des Verstehens? Wie viel Einsicht ist nötig, um Hilfe anzunehmen?

Im Beratungsalltag hat sich hier bewährt im Alltag der Betroffenen zu bleiben (s. die Fragetechniken in Abschn. 3.1). Konkrete Verbesserungen im Alltag sind eine der großen Motivationen, sich auf das Wagnis der Einsicht einzulassen.

Erneut ist die psychologische Herleitung der eingeschränkten Einsicht als Selbstschutz nur eine Seite der Medaille. Die Fähigkeit »einzusehen« ist auch eine organische Hirnfunktion und kann bei Entwicklungsstörungen an sich eingeschränkt entwickelt sein. Die erste Anpassung wird auch hier die »Annahme des guten Grundes« sein. Dies bedeutet, dass das Verhalten der Betroffenen (eigene Anteile in Konflikten nicht zu sehen) eventuell kein böser Wille ist, sondern einerseits ein Anpassungsversuch aus gutem Grund oder andererseits schlichtweg ein hirnorganisches Unvermögen sein kann. Die Aufgabe mit der Betroffenen selber zu klären, ob ihr Anpassungsversuch sie wirklich dorthin bringt, wo sie hin will, ist dann eine Aufgabe, für die viel Vertrauen und Beziehung im Alltag benötigt wird.

4.2.39 Entscheidungsfähigkeit

ICF-Kategorie

b1645 Urteilsvermögen/Entscheidungsfähigkeit

Beobachtungsmerkmal

- Menschen mit einer starken Ausprägung dieser Fähigkeit können unterschiedliche Möglichkeiten voneinander trennen und bewerten, sie können sich dann ihre eigene Meinung bilden.
- Menschen mit einer schwächeren Ausprägung dieser Fähigkeit können dies weniger gut und werden eventuell eher als ambivalent, unentschieden, zögernd, wankelmütig wahrgenommen. Im Umgang mit Menschen mit einer Entscheidungsunfähigkeit tauchen bei dem Gegenüber oft Gefühle wie Hilflosigkeit, Ärger und das Gefühl, nicht ernstgenommen oder sogar angelogen zu werden, auf.

Beispiele im Alltag

Paul war wieder einmal zu spät zum Unterricht erschienen. Im Nachhinein kann er ganz klar sagen, woran es lag. Erstens hat die Auswahl der Kleidung zu lange gebraucht, weil am Morgen der Himmel nicht wie angekündigt blau, sondern es etwas nieselig und kälter als gedacht war. Zweitens hatte der Vater eine neue Marmelade gekauft, sodass Paul sich am Morgen zwischen vier gut möglichen und leckeren Brotbelägen entscheiden musste. Und dann war er zu allem Überfluss noch so spät dran gewesen, dass er sich entscheiden musste, den längeren Schulweg zu gehen, in der Hoffnung, dass seine Freundin ebenfalls später losgegangen war, sodass sie sich noch treffen würden, oder ob Paul gleich den kürzeren Weg zur Schule gehen solle, auf dem er aber nicht bei der Freundin vorbeikommen würde. Tatsächlich stand er fünf Minuten an der Straßenecke und konnte sich nicht entscheiden, welcher Weg nun der bessere sein könnte, bis es so spät war, dass er den kürzeren Weg nahm.

Erste Ideen zur Anpassung bei Einschränkungen

Das Wort Ambivalenz stammt aus dem Lateinischen und bedeutet, dass beides (ambo) seinen Wert hat bzw. etwas gilt (valere). Das Schöne an einer ambivalenten Haltung ist, dass es keine falschen Entscheidungen gibt, da beide Möglichkeiten als gleichwertig eingeschätzt werden. Leider führt die Tatsache, dass zwei oder mehrere Entscheidungsmöglichkeiten als gleichwertig eingeschätzt werden, jedoch oft dazu, dass es gar keine Entscheidung gibt, und dies führt im Alltag dann meist zu Problemen.

Das Gehirn hat die wunderbare Gabe, Sachverhalte von mehr als einer Seite zu sehen und die Bereitschaft, für einen Ausgleich zu sorgen, nach einer Harmonisierung zu streben. Vielleicht kommen dem Menschen diese Eigenschaften des Gehirns in die Quere, wenn sie eine geringe Fähigkeit der Unterscheidung, der Trennung und der Positionierung besitzt.

Die Waage ist ein sehr altes und sehr direktes Instrument des Vergleiches. Nichts anderes ist eine Vorteile-Nachteile-Tabelle oder eine Plus-Minus-Liste. Diese Art der Visualisierung der Unterscheidung von Gedanken ist sehr reduziert, sehr übersichtlich und kann immer verwendet werden. Eine Art der Anpassung bei einer vorliegenden Einschränkung der Entscheidungsfähigkeit ist, den Prozess der Urteilsbildung zu begleiten. Das Sammeln von Vor- und Nachteilen kann auf Zetteln geübt werden und diese können dann real und mit der Hand sortiert werden. Vielleicht ist es sogar sinnvoll, die beiden unterschiedlichen Positionen mit unterschiedlich farbigen Blättern zu verdeutlichen, auf denen die Nachteile bzw. Vorteile sortiert und aufgeklebt werden können.

Das Urteilsvermögen benötigt abstrakte Statthalter im Kopf, die verglichen werden. Vielleicht ist es daher eine gute Idee, aus der Abstraktion herauszukommen und alles dafür zu tun, dass die Wahlmöglichkeiten konkret und begreifbar werden.

4.2.40 Problemlösen

ICF-Kategorie

b1646 Problemlösungsvermögen

Beobachtungsmerkmal

- Menschen mit einer starken Ausprägung dieser Fähigkeit können sich widersprechende Informationen (= Problem) erkennen, bearbeiten und in eine Lösung zusammenfügen.

- Menschen mit einer schwächeren Ausprägung dieser Fähigkeit können dies weniger gut und werden eventuell eher als konfliktscheu, nachgiebig oder unbelehrbar wahrgenommen.

Beispiele im Alltag

Lina hat sich auf dem Weg von der ersten Stunde Physik in die zweite Stunde Deutsch verlaufen. Sie weiß, dass die zweite Stunde bereits angefangen hat, und sie weiß, wo das Sekretariat ist. Lina weiß, dass es unangenehm ist, wenn man zu spät in eine Stunde kommt, in der die anderen bereits arbeiten, und sie weiß, dass nicht einfach eine Stunde geschwänzt werden darf. Sie weiß jedoch überhaupt nicht, was als Nächstes zu tun ist.

Erste Ideen zur Anpassung bei Einschränkungen

Das Problemlösungsvermögen kann als Summe der drei Fähigkeiten Einsichtsvermögen, kognitive Flexibilität und Urteilsvermögen gesehen werden. Das Problemlösen durchläuft den Prozess der Einsicht, der flexiblen Bearbeitung und der Entscheidung. Problemlösungen zu finden ist nicht selbstverständlich, sondern kann bei Nichtgelingen zur Hilflosigkeit führen.

Ein interessanter Unterpunkt des Problemlösens ist das Problemerkennen als erster Schritt. Oft wird dieser Schritt etwas schnell übersprungen, weil Erwachsene oder Helferinnen oft mit ihrer Lebenserfahrung oder vielleicht auch mit einer gewissen (beruflich bedingten?) Problemfixierung ein Problem viel früher erkennen, als dies die Kinder selber tun. Wie schaffen wir es also, den Kindern genug Zeit oder Raum zu geben, dass sie selber ein Problem als solches erkennen und benennen können? Vielleicht können wir die Kinder einfach fragen, was sie stört oder was sie bemerkt haben. Das bedeutet nicht, dass die Kinder dann auch für den ganzen Veränderungsprozess verantwortlich sind, sondern nur, dass sie verstehen, warum überhaupt zusammen an einer Veränderung gearbeitet wird.

4.2.41 Sprache als Fähigkeit

ICF-Kategorie

b167 Kognitiv-sprachliche Funktion

Beobachtungsmerkmal

- Menschen mit einer starken Ausprägung dieser Fähigkeit können Sprache (geschrieben, gesprochen oder Gebärden/Gesten) erlernen, verstehen und anwenden.
- Menschen mit einer schwächeren Ausprägung dieser Fähigkeit können einerseits Sprache nur erschwert in eine praktische Handlungsanweisung oder einen emotionalen Inhalt übersetzen, andererseits können sie emotionale Inhalte oder praktische Anweisungen nur schwer sprachlich ausdrücken.

Beispiele im Alltag

Paul wird in der Hofpause geärgert. Die Kinder nennen ihn eine Tomate, weil er etwas stabiler gebaut ist und er ein rotes T-Shirt anhat. Als er versucht wegzulaufen, laufen die anderen Kinder ihm hinterher. Als sie ihn dann immer noch nicht in Ruhe lassen, dreht Paul sich um und haut dem erstbesten Kind vor ihm mitten ins Gesicht.

Erste Ideen zur Anpassung bei Einschränkungen

Die Fähigkeit zu sprechen kann von der Stärke der aktuellen Emotionen beeinflusst werden. So hat der Junge im Beispiel einfach in seinem Zustand der Bedrängnis nicht mehr die Fähigkeit, verbal Stopp zu sagen oder sich bei einem Lehrer Hilfe zu holen. Leider scheinen ein verbales Unvermögen, ein Pausieren und ein Nicht-Antworten andere Kinder (oder allgemein andere Menschen) herauszufordern das, was immer sie tun, stärker zu tun. Eventuell kann das, was auf der einen Ebene ein schlichtes Ärgern ist, auf einer anderen Ebene als ein Experiment verstanden werden: Die anderen Kinder probieren aus, ab welcher Intensität das Gegenüber anfängt zu sprechen. Das ist nicht als Rechtfertigung zu verstehen, so wie keine Ursachenforschung von Fehlverhalten ein Rechtfertigungsversuch ist, sondern ein Schlüssel zur zukünftigen Veränderung.

Entwicklungsgeschichtlich wurde die Sprache wahrscheinlich notwendig, damit die sich entwickelnden Menschen mit immer komplexeren Gedankengängen und der steigenden Fähigkeit zu Hypothesenbildung gegenseitig im Kontakt und im Verständnis blieben. Andererseits ist die Entwicklung von komplexen Gedankengängen und Hypothesenbildung nur schwer ohne ein wachsendes Sprachvermögen denkbar.

Die Verwendung von Sprache kann geübt werden, in Rollenspielen, in Merksätzen wie »Halt, stopp, ich möchte das nicht«, in Klassenratsrunden, in der Zelebrierung des gesprochenen Wortes als effektives Vermittlungsinstrument. Und der Vorgang des Sich-verständlich-Machens kann als Medium auch ohne gesprochene Sprache gedacht werden. Die Ansätze und Möglichkeiten von Gebärdensprache und unterstützter Kommunikation sind schier endlos. Von emotional aufgekratztem Verhalten oder von einer niedrigen Frustrationstoleranz auf das Bedürfnis von Kommunikation, auf das Bedürfnis, sich verständlich zu machen, rückzuschließen, das ist wahrscheinlich die große Leistung, die eine erste Anpassung ermöglicht.

4.2.42 Die Wahrnehmung von Zeit

ICF-Kategorie

b1802 Zeitwahrnehmung

Beobachtungsmerkmal

- Menschen mit einer starken Ausprägung dieser Fähigkeit können die Länge von Zeit und den Ablauf von Zeit wahrnehmen.
- Menschen mit einer schwächeren Ausprägung dieser Fähigkeit können dies weniger gut und werden eventuell eher als orientierungslos wahrgenommen.

Beispiele im Alltag

Lina ist ein Mensch mit einer mittelgradigen Intelligenzminderung und wohnt in der Wohngruppe eines größeren Trägers am Rande einer großen Stadt. Seitdem Lina in eine neue Gruppe umgezogen ist, funktionieren die Ausgänge in den Garten nicht mehr. Lina freut sich sichtlich über die freie Zeit im Garten, sie rennt zwischen den Bäumen umher, schaukelt, spielt sogar teilweise bei Ballspielen mit. Nur wenn die Zeit im Garten vorbei ist, kommt es zu unschönen Konflikten. Lina versteht nicht, warum die Gruppe wieder in das Haus gehen soll. Sie läuft weg, beißt und schlägt, wenn die Betreuerinnen versuchen, sie ins Haus zu drängen. Lina hatte solch starke Ausnahmezustände, dass sie nicht mehr mit der Gruppe in den Garten durfte. Die Betreuerinnen machten einen Termin bei einer Kinder- und Jugendpsychiaterin in der Hoffnung, dass ein Medikament die Ausgänge in den Garten wieder ermöglichen würde.

Eine Heilpädagogin hatte eine andere Idee. Sie ging davon aus, dass Lina das Konzept Zeit und »die Gartenzeit ist vorbei« nicht verstand. Also machte sie ihr ein Armband, auf das sich leicht Perlen auf- und abfädeln ließ. Anhand bekannter Zeitabschnitte wie Mittagsruhezeit oder der beliebten und gewohnten Fernsehsendung übte die Heilpädagogin das Konzept: Lina bekam für die einstündige Fernsehsendung vier Perlen auf das Armband und jede viertel Stunde nahm sie eine Perle weg. Wenn die letzte Perle weg war, war die Sendung zu Ende. Gleiches konnte mit der Mittagsruhezeit geübt werden. Dann kam es zu den ersten Versuchen im Garten. Die Heilpädagogin malte Bilder und erklärte Lina damit das In-den-Garten-Gehen mit acht Perlen am Armband, dem ständigen Abnehmen einer Perle nach einer viertel Stunde und das Zurückgehen in die Wohngruppe, wenn die letzte Perle vom Armband genommen wurde. Bereits der erste Versuch zeigte, dass eine echte Verständigung gelungen war. In dem Moment, in dem die letzte Perle vom Armband genommen wurde, packte Lina die Sachen zusammen und war vor allen anderen an der Tür, um ins Haus zu gehen.

Erste Ideen zur Anpassung bei Einschränkungen

Anpassungen an Einschränkungen verlaufen nicht immer so geradlinig wie in diesem Beispiel. Denkbar wäre beispielsweise, dass der Mensch mit der Rolle »Lina« anfängt, das Armband zu verstecken oder zu verhindern, dass eine Perle entfernt wird. Meine optimistische Hypothese dazu ist jedoch, dass ein Konflikt, der aus Desorientierung entsteht (wenn also gar kein Überblick über das Konzept Zeit und viel Willkür besteht), sehr existentiell und verzweifelt geführt wird. Besteht jedoch eine Orientierung zur Zeit, die ja darin deutlich wird, dass der Wille, länger im Garten zu bleiben, darüber ausgedrückt wird, dass die Zeit nicht ablaufen darf, indem keine Perlen weggenommen werden, dann kann es sein, dass der Konflikt mit »weniger harten Bandagen« geführt wird. Hier geht es eher um eine Willensfrage und nicht um eine existentielle. Anders ausgedrückt: Das Bearbeiten von Wünschen und Willensfragen ist eine normale Entwicklungsaufgabe, das Zurechtkommen mit Desorientierung und mit einer als willkürlich empfundenen Überwältigung ist ein durch Kommunikation eventuell vermeidbares Übel.

4.3 Beschreibung der aktuellen Umweltbedingungen

Bevor eine differenzierte Betrachtung der Aktivitäten und Teilhabe einer Einzelperson erfolgen kann, ist es aus meiner Sicht erforderlich, den Rahmen zu beschreiben, indem die Aktivität oder Teilhabe stattfindet. Hierzu hat das ICF ein eigenes Kapitel erstellt, das Kapitel der Umweltfaktoren (WHO, 2005).

Nach neuem Verständnis entsteht ein Sachverhalt einer Behinderung nicht mehr allein aus den Fähigkeitseinschränkungen einer Person, sondern aus der Interaktion dieser Einschränkung mit der Fähigkeit der Umwelt diese personelle Einschränkung zu kompensieren, sich also anzupassen. Formal könnte so aus der Funktionseinschränkung einer Einzelperson eine Funktionsbesonderheit werden, die in einer angepassten Umwelt nicht zu einer Einschränkung führt.

4

Eine Verführung in der Beschreibung von Umweltfaktoren ist deren Veränderbarkeit. Dies zu berücksichtigen ist wichtig für die Hilfeplanung. Inwieweit der Umweltfaktor Spielkonsole zur Verfügung steht, ist eventuell anders beeinflussbar als der Umweltfaktor Luftqualität. Zunächst soll jedoch lediglich beschrieben werden, wie die Umwelt aussieht. Es lohnt sich kleinschrittig vorzugehen, um nicht zu schnell von der Beschreibungsebene in die Handlungsebene zu wechseln.

Auf einer theoretischen Ebene kann die Frage gestellt werden, ob ein Mensch in einem Rollstuhl in einer optimal auf Rollstühle angepassten Umwelt überhaupt eingeschränkt in seiner Mobilität wäre. Auf der persönlichen Ebene wird es immer die ureigenste Frage der Betroffenen selber sein, wie sie sich selber definieren möchte.

Ein vielleicht nicht gleich verständlicher, aber tiefgründiger und nachhaltiger Schritt der ICF ist es, die Einstellungen, Handlungsgrundsätze und Bewertungsmaßstäbe von Einzelmenschen, Menschengruppen oder menschlichen Organisationen als Umweltfaktor zu definieren. Für uns Menschen als soziale Wesen sind die uns umgebenden Menschen mit all ihren Einwirkungsmöglichkeiten wahrscheinlich der größte und wichtigste Umweltfaktor.

Tabelle 4.3 Übersichtsliste über eine Auswahl von ICF-Kategorien aus dem Kapitel »Umweltbedingungen« nach ICF (WHO, 2005)

Abschnitt in diesem ICF-Kapitel 4.3	ICF-Umwelt-faktoren	Beschreibung
4.3.1	e110	Produkte und Substanzen für den persönlichen Verbrauch
	e115	Produkte und Technologien zum persönlichen Gebrauch im alltäglichen Leben
	e125	Produkte und Technologien zur Kommunikation
	e130	Produkte und Technologien für Bildung/Ausbildung

Abschnitt in diesem ICF-Kapitel 4.3	ICF-Umwelt-faktoren	Beschreibung
4.3.2	e240	Licht und Beleuchtung
	e250	Laute und Geräusche
4.3.3	e310	Engster Familienkreis
	e315	Erweiterter Familienkreis
4.3.4	e320	Freunde
	e325	Bekannte, Seinesgleichen (Peers), Kollegen, Nachbarn und andere Gemeindemitglieder
4.3.5	e330	Autoritätspersonen
4.3.6	e340	Persönliche Hilfs- und Pflegepersonen
4.3.7	e350	Domestizierte Tiere
4.3.6	e355	Fachleute der Gesundheitsberufe
	e360	Andere Fachleute
4.3.8	e410	Individuelle Einstellungen der Mitglieder des engsten Familienkreises
	e415	Individuelle Einstellungen der Mitglieder des erweiterten Familienkreises
	e420	Individuelle Einstellungen von Freunden
	e425	Individuelle Einstellungen von Bekannten, Seinesgleichen (Peers), Kollegen, Nachbarn und anderen Gemeindemitgliedern
	e430	Individuelle Einstellungen von Autoritätspersonen
	e440	Individuelle Einstellungen von persönlichen Hilfs- und Pflegepersonen
	e450	Individuelle Einstellungen von Fachleuten der Gesundheitsberufe
	e455	Individuelle Einstellungen von anderen Fachleuten
	e460	Gesellschaftliche Einstellungen
	e465	Gesellschaftliche Normen, Konventionen und Weltanschauungen

Abschnitt in diesem ICF-Kapitel 4.3	ICF-Umweltfaktoren	Beschreibung
4.3.9	e525	Dienste, Systeme und Handlungsgrundsätze des Wohnungswesens
	e535	Dienste, Systeme und Handlungsgrundsätze des Kommunikationswesens
	e550	Dienste, Systeme und Handlungsgrundsätze der Rechtspflege
	e560	Dienste, Systeme und Handlungsgrundsätze des Medienwesens
	e570	Dienste, Systeme und Handlungsgrundsätze der sozialen Sicherheit
	e575	Dienste, Systeme und Handlungsgrundsätze der allgemeinen sozialen Unterstützung
	e580	Dienste, Systeme und Handlungsgrundsätze des Gesundheitswesens
	e585	Dienste, Systeme und Handlungsgrundsätze des Bildungs- und Ausbildungswesens
	e590	Dienste, Systeme und Handlungsgrundsätze des Arbeits- und Beschäftigungswesens

4.3.1 Produkte, Substanzen und Technologien

Allgemeine Beschreibung
Diese Kategorie ist riesig und umfasst Essen ebenso wie Getränke, Medikamente, Technik, Spiele und Bildungsprodukte.

Konkrete Beispiele
Häufig werden zunächst die sich wahrscheinlich negativ auswirkenden Umweltfaktoren wie zucker- und koffeinhaltige Getränke, Süßigkeiten, Schokolade, Chips, Handys und Computerspiele genannt. Jedoch gehören wahrscheinlich konstruktive Dinge wie Bausteine, Lern-Software und Gesellschaftsspiele ebenso in diese Kategorie.

Beeinflussungsmöglichkeiten
Immer wieder ist es wichtig zu hinterfragen, ob ein Umweltfaktor veränderbar ist. So auch in dieser Kategorie. Wer möchte überhaupt, dass ein Kind weniger Schokolade isst? Wem ist es egal? Welche Erwachsenen prägen ein diesbezügliches Vorbild? Einflussfaktoren der Umwelt sind hier in den meisten Fällen durch soziale Interaktionen vermittelt. Der Einfluss von Produkten, Substanzen und Technologien wird durch die Angebote

der Menschen der Umwelt und durch die Nachfrage des Individuums bestimmt. Dies bedeutet, dass die betroffenen Menschen sich intensiv absprechen müssen, um möglichst verständliche und miteinander kompatible Haltungen zu gewinnen. Das ist nicht leicht. Beispielsweise kommt es bei getrenntlebenden Eltern hinsichtlich Ernährung oder Unterhaltungstechnik oft zu erheblichen Differenzen, die zum Wohle des Kindes ausgehandelt werden müssen.

4.3.2 Licht und Geräusche

Allgemeine Beschreibung
Hier können Umweltfaktoren beschrieben werden, die von dem Individuum gesehen und gehört werden.

Konkrete Beispiele
In der Kategorie Licht kann es das flackernde Röhrenlicht in der Schule sein oder aber die helle Straßenbeleuchtung, die das Schlafzimmer erhellt. Aus dem Bereich Geräusche sind es z. B. Klassenzimmergeräusche, Schallphänomene im engen Flur- oder Treppenbereich oder Tonfrequenzen von bestimmten Stimmen und Straßenlärm.

Beeinflussungsmöglichkeiten
Neben vielen anderen Möglichkeiten kann versucht werden, die Ton- oder Lichtquelle an sich zu beeinflussen. Menschen können versuchen, etwas tiefer und leiser (oder lauter) zu sprechen, wenn sie eine ernste Ansprache an ein spezielles Kind halten wollen. Flure können und werden durch Schallschutzmaßnahmen weniger hallend gemacht. Leuchtstoffröhren lassen sich ersetzen oder ausschalten, Vorhänge können das Licht in Zimmern steuern. Daneben gibt es Schutzmöglichkeiten wie individueller Schallschutz und Sonnenbrillen oder Schlafmasken. Je nachdem, wie drastisch die Beeinträchtigung durch den Umweltfaktor ist, wird eine Maßnahme passend erscheinen.

4.3.3 Familie

Allgemeine Beschreibung
Gemeint ist hier die Summe der physischen und emotionalen Unterstützung, die Familienmitglieder einem Individuum geben. Getrennt davon werden Einstellungen und Handlungsgrundsätze beschrieben. Die Trennung in die unterschiedlichen Bereiche erweist sich im Alltag als sehr sinnvoll, um kritische Bereiche von konstruktiven Bereichen zu trennen. Menschen als Umweltfaktor können so facettenreich beschrieben werden.

Konkrete Beispiele
Die Beeinflussungsmöglichkeiten von Familienmitgliedern sind so vielschichtig und laufen auf derart vielen Ebenen des Selbstbildes ab, das die hier angebotene Kategorie absichtlich oberflächlich ist. Benannt werden können physische Unterstützungsangebote der Familie, sei es durch körperliche Unterstützung oder emotionale Motivation

oder Beistand. Wir Menschen als Herdenwesen sind derart offen für zwischenmenschliche Interaktionen, dass die bloße Anwesenheit von anderen Menschen bereits eine emotionale Stütze (oder Belastung) sein kann.

Beeinflussungsmöglichkeiten

Eine der einfachsten Beeinflussungsmöglichkeiten sind die An- und Abwesenheiten von Menschen. Darüber hinaus kann jedoch die Art des Kontaktes (falls von den Betroffenen selber erwünscht und nötig) gestaltet werden. Hier sind Familienberatungen, -hilfen und -therapien häufige Beeinflussungsformen, die leider allzu oft ohne eigentlichen Auftrag der Familien selber von anderen gut meinend empfohlen werden.

4.3.4 Soziales Umfeld

Allgemeine Beschreibung

Außerhalb der vorhandenen Familie suchen und finden sich Menschen nach Kategorien wie Alter, Interessen, Absichten, biografischen Vorerfahrungen, Sprache oder Sympathien. Hier wird die physische und emotionale Beeinflussung durch diese Menschen beschrieben.

Konkrete Beispiele

Peers sind hier häufig die wichtigste Gruppe. Menschen fühlen sich zu Menschen mit Ähnlichkeiten angezogen, dies können beispielsweise geteilte biografische Vorerfahrungen sein (z. B. ein gemeinsames Gefühl des Nicht-verstanden-Werdens). Die Beschreibung »falsche Freunde« führt dabei oft zu Kommunikationsschwierigkeiten zwischen Eltern und Kindern. Kinder suchen sich aus ihrer Perspektive »richtige« Freunde, weil sie vielleicht eine Ebene mit ihnen teilen, weil sie sich verstanden fühlen.

Beeinflussungsmöglichkeiten

Soziale Bindungen sind selten durch Verbote verhinderbar. Wenn die menschliche Beziehung der Person etwas bedeutet, wird die Person dafür kämpfen. Modelle des verlässlichen Umgangs miteinander, Modelle der vertrauensvollen Freundschaft können ein Individuum so beeinflussen, dass solche Arten von Beziehung selber gesucht und gefunden werden.

4.3.5 Autoritätspersonen

Allgemeine Beschreibung

Hier wird die emotionale und physische Unterstützung durch Menschen beschrieben, die Entscheidungsverantwortung für das Individuum besitzen.

Konkrete Beispiele

In diese Kategorie fallen emotionale und physische Beeinflussungen durch Gruppenleiterinnen, Lehrerinnen, Vormünder, Amtspersonen oder auch Arbeitgeberinnen (Vorgesetzte). Im Not- oder Ausnahmefall kann auch eine Ärztin oder jede/jeder Erwachsene, die/der Verantwortung übernimmt, in diese Kategorie rutschen.

Beeinflussungsmöglichkeiten
Der ureigene Charakter eines Menschen wird immer seine Art prägen, eine Funktion der Verantwortung für andere zu gestalten. Aus- und Weiterbildungen sowie Supervisionen für Führungspersonal sind Möglichkeiten, die Steuerung und Etablierung einer konstruktiven Autoritätswahrnehmung zu prägen.

4.3.6 Hilfspersonen

Allgemeine Beschreibung
Hier wird die emotionale und physische Unterstützung durch helfende und beratende Personen beschrieben. Die Personen haben keine Entscheidungsverantwortung für das Individuum.

Konkrete Beispiele
In diese Kategorie fallen emotionale und physische Beeinflussungen durch Therapeutinnen aus allen Bereichen, Ärztinnen, Pflege- und Erziehungspersonal, Schulhelferinnen, Sozialberatung oder Betreuerinnen (die keine Gruppenleitungs- oder Vormundfunktion haben).

Beeinflussungsmöglichkeiten
Der ureigene Charakter eines Menschen wird immer seine Art prägen, eine Funktion der Hilfe, Unterstützung oder Beratung für andere zu gestalten. Aus- und Weiterbildungen sowie Supervisionen für Hilfspersonen sind Möglichkeiten, eine Steuerung und die Etablierung einer konstruktiven Hilfe zu prägen.

4.3.7 Tiere

Allgemeine Beschreibung
Hier ist die emotionale und physische Unterstützung durch Tiere gemeint.

Konkrete Beispiele
Haustiere können eine wichtige Rolle in der sozial-emotionalen Stabilisierung einnehmen. Tiere können Ansprechpartner, Zuhörende und Verstehende sein. Durch ihre nonverbale Kommunikation können sie es vielen Menschen erleichtern, ihre Gefühle direkt wahrzunehmen – ohne die Notwendigkeit der Verbalisierung.

Beeinflussungsmöglichkeiten
Die erste Möglichkeit der Beeinflussung ist die Frage, ob der Kontakt zu Tieren aktuell möglich ist bzw. möglich gemacht werden kann.

4.3.8 Einstellungen

Allgemeine Beschreibung
Hier werden die Konsequenzen von Sitten, Bräuchen, Werten, Normen und Erwartungen von Menschen der Umwelt auf das Individuum beschrieben. Diese Kategorie ist zentral im neurobehavioralen Modell. Gerade die Nicht-Passung zwischen den Fähigkeiten einer Einzelperson und den Erwartungen der Personen der Umwelt führt zu Enttäuschungen und Frustrationen auf beiden Seiten.

Konkrete Beispiele
Es gibt viele Einstellungen zu Fragen, wie z. B. ab welchem Alter ein Kind alleine einschlafen soll oder alleine für seine Hausaufgaben zuständig sein soll. Es gibt z. B. Erwartungen an die Frustrationstoleranz, an die Antriebsfähigkeit, an die Neugier, an das Regelverständnis, an die Selbstkontrolle und an das Gedächtnis. Weicht ein Mensch in einem von diesen Punkten erheblich von den Erwartungen ab, löst dies Erklärungsversuche aus. Diese Erklärungsmodelle wiederum sind ebenfalls stark von der Weltanschauung und dem Denkmuster der betroffenen Person abhängig. So werden z. B. stark schwankende hirnorganische Fähigkeiten sehr häufig als Beweis genommen, dass jemand faul oder oppositionell ist (»Gestern konntest du es doch noch«).

Beeinflussungsmöglichkeiten
Einstellungen lösen im Alltag eine bestimmte Auswahl an Erklärungshypothesen aus. An diese Schablone von Erklärungshypothesen werden dann die Ereignisse des Alltages angelegt, um sie zu verstehen. Ziel von Weiterbildungen (und dieses Buches) ist es, die Anzahl von Erklärungshypothesen zu erweitern, um aus einem breiteren Verständnis passendere und wirksamere Handlungsmöglichkeiten zu generieren.

4.3.9 Dienste, Systeme und Handlungsgrundsätze

Allgemeine Beschreibung
Die Struktur der Unterstützungen und Beeinflussungen für ein Individuum ist nicht zufällig, sondern das Ergebnis einer langen Entwicklung mit einem Ringen um Notwendigkeit und Wirksamkeit. Systeme wie Jugendämter, Schulämter und Gesundheitssysteme haben sich parallel zu den jeweiligen sozialökonomischen Entwicklungen und Menschenbildern ausgeprägt und im Alltag haben sich Handlungsgrundsätze etabliert. Auch unser jetziger Stand ist ein veränderliches Produkt unserer Zeit und wird sich weiterentwickeln.

Konkrete Beispiele
Die Art, Anzahl und Ausstattung von Förderschulen ist eine jeweils aktuell gewählte Struktur. Sie sind das Ergebnis von Entscheidungen und keine »einfach so« vorhandene Tatsache. Auch die Möglichkeit der Jugendhilfe, in Schulen aktiv oder nicht aktiv zu werden, richtet sich nach Handlungsgrundsätzen, für die wir uns entschieden haben. Die Beschreibungen dieser Kategorie liefern die einmalige Chance, diese Einflussfakto-

ren in der Sprache der WHO (ICF) auszudrücken. Da sich das Teilhabegesetz nach der ICF richtet, haben wir die Möglichkeit, störende oder bereichernde Umweltfaktoren herauszustellen und mit in den Hilfeplan aufzunehmen.

Beeinflussungsmöglichkeiten
Die Strukturen von Schulen, Eingliederungshilfen und Jugendhilfen sind im ständigen Fluss. Die ICF liefert eine Vereinheitlichung der Sprache im Hinblick auf Sicherung der Teilhabe und Individualisierung von Unterstützungs- und Entwicklungsangeboten. Nicht die Kinder müssen sich an die vorhandenen Dienste anpassen, sondern die Dienste an die Bedürfnisse der Menschen.

4.4 Beschreibung der aktuellen Aktivitäten und Teilhabe

Im Kapitel »Aktivitäten und Teilhabe« beschreibt die ICF verschiedenste Aspekte des gesamten Spektrums menschlicher Handlungsmöglichkeiten (Aktivität) und des Eingebundenseins in verschiedenste typische Lebenssituationen (Teilhabe). Der Nutzen dieser differenzierten Aufzählung ist vielleicht nicht sofort selbsterklärend. Sobald jedoch in einem Team versucht wird, eine Beschreibung zu unternehmen, wo genau eine gesehene Einschränkung gesehen wird, ist eine gemeinsame Sprache nötig und mehr als sinnvoll. Nichts anderes ist diese Struktur des ICF-Kapitels: eine Sprache, mit der eine Beschreibung einheitlich und verständlich möglich ist.

Häufig treten im Beratungsprozess Verwirrungen auf, was eine Fähigkeit und was eine Aktivität ist. In der ICF folgt das Kapitel »Aktivität und Teilhabe« dem Kapitel »Mentale Fähigkeiten«, das Kapitel »Umweltfaktoren« folgt danach erst am Ende (WHO, 2005). In der Darstellung in diesem Buch wurde diese Reihenfolge bewusst geändert.

Aus meiner Erfahrung ist es sinnvoll, dass zunächst die Fähigkeiten und die Umweltfaktoren betrachtet werden. Mit den Beschreibungen aus dem Kapitel »Aktivitäten und Teilhabe« kann dann beschrieben werden, wie sich das Aufeinandertreffen von Fähigkeiten des Individuums und der Umwelt auf das Individuum auswirkt. Eventuell können hier sehr relevante Einschränkungen auffällig werden, die so vorher noch nicht sichtbar waren. Vielleicht wird auch festgestellt, dass Menschen der Umwelt von jemand mit den vorhandenen Fähigkeiten mehr Aktivität oder Teilhabe erwarten würden. Es ist immer wieder interessant, dann der Frage nachzugehen, wieso sich die Fähigkeiten nicht in Aktivitäten oder Teilhabe umsetzen lassen.

Vereinfacht ausgedrückt sind die aktuell möglichen Aktivitäten und Teilhabe des Individuums in seiner Umwelt das Ergebnis der Interaktion zwischen diesem Individuum mit seinen Fähigkeiten und seiner Umwelt.

Beeinflussungsmöglichkeiten
Die Beeinflussungsmöglichkeiten für alle folgenden Aktivitäten und Teilhabe sind denkbar einfach auf dem Papier. Die Bedürfnisse und Möglichkeiten des Individuums müssen jedoch mit den Bedürfnissen und Möglichkeiten der Umwelt in ein miteinander funktionierendes Konstrukt gebracht werden (s. Abb. 4.3).

Tabelle 4.4 Übersichtsliste über eine Auswahl von ICF-Kategorien des Kapitels »Aktivitäten und Teilhabe« nach ICF (WHO, 2005; * = ICF-CY, Version für Kinder und Jugendliche, WHO, 2011) Internationale Klassifikation der Funktionsfähigkeit, Behinderung und Gesundheit für Kinder und Jugendliche (ICF-CY)

ICF-CY	Beschreibung
AKTIVITÄTEN UND TEILHABE: LERNEN	
d110	Zuschauen
d115	Zuhören
d130	Nachmachen, Nachahmen
d132*	Informationen erwerben
d137*	Konzepte aneignen
d140	Lesen lernen
d145	Schreiben lernen
d150	Rechnen lernen
d155	Sich Fertigkeiten aneignen
d160	Aufmerksamkeit fokussieren
d161*	Aufmerksamkeit lenken
d163	Denken
d166	Lesen
d170	Schreiben
d172	Rechnen
d175	Probleme lösen
d177	Entscheidungen treffen
AKTIVITÄTEN UND TEILHABE: ALLGEMEINE AUFGABEN	
d210	Eine Einzelaufgabe übernehmen
d220	Mehrfachaufgaben übernehmen
d2300*	Routinen folgen
d2301	Die tägliche Routine planen
d2304*	Änderungen in der täglichen Routine handhaben
d2306*	Sich an zeitliche Erfordernisse anpassen
d240	Mit Stress und anderen psychischen Anforderungen umgehen
d250*	Sein Verhalten steuern

ICF-CY	Beschreibung
AKTIVITÄTEN UND TEILHABE: KOMMUNIKATION	
d310	Kommunizieren als Empfänger gesprochener Mitteilungen
d315	Kommunizieren als Empfänger non-verbaler Mitteilungen
d330	Sprechen
d331*	Präverbale Äußerungen
d335	Non-verbale Mitteilungen produzieren
d350	Konversation
d360	Kommunikationsgeräte und -techniken benutzen
AKTIVITÄTEN UND TEILHABE: MOBILITÄT	
d440	Feinmotorischer Handgebrauch
d470	Transportmittel benutzen (z. B. Öffentlicher Nahverkehr)
d475	Ein Fahrzeug fahren (z. B. Fahrrad)
AKTIVITÄTEN UND TEILHABE: SELBSTVERSORGUNG UND HÄUSLICHES LEBEN	
d510	Sich waschen
d520	Seine Körperteile pflegen
d530	Die Toilette benutzen
d540	Sich kleiden
d550	Essen
d560	Trinken
d570	Auf seine Gesundheit achten
d571*	Auf eigene Sicherheit achten
d620	Waren und Dienstleistungen des täglichen Bedarfs beschaffen
d630	Mahlzeiten vorbereiten
d640	Hausarbeiten erledigen
d650	Haushaltsgegenstände pflegen
d660	Anderen helfen

ICF-CY	Beschreibung
AKTIVITÄTEN UND TEILHABE: INTERPERSONELLE INTERAKTIONEN UND BEZIEHUNGEN	
d7100	Respekt und Wärme in Beziehungen
d7101	Anerkennung in Beziehungen
d7102	Toleranz in Beziehungen
d7103	Kritik in Beziehungen
d7104	Soziale Zeichen in Beziehungen
d7105	Körperlicher Kontakt in Beziehungen
d7106*	Unterscheidung bekannter Personen
d7202	Verhalten in Beziehungen regulieren
d7203	Sozialen Regeln gemäß interagieren
d7204	Sozialen Abstand wahren
d730	Mit Fremden umgehen
d740	Formelle Beziehungen
d750	Informelle soziale Beziehung
d760	Familienbeziehungen
d770	Intime Beziehungen
AKTIVITÄTEN UND TEILHABE: BEDEUTENDE LEBENSBEREICHE	
d810	Informelle Bildung / Ausbildung
d815	Vorschulerziehung
d820	Schulbildung
d825	Theoretische Berufsausbildung
d830	Höhere Bildung und Ausbildung
d845	Eine Arbeit erhalten, behalten und beenden
d850	Bezahlte Tätigkeit
d860	Elementare wirtschaftliche Transaktionen
d870	Wirtschaftliche Eigenständigkeit
d880*	Sich mit Spielen beschäftigen
d910	Gemeinschaftsleben
d920	Erholung und Freizeit
d940	Menschenrechte

4.4.1 Lernen

Beschreibung
Der ICF zufolge befasst sich dieses Kapitel »mit Lernen, Anwendung des Erlernten, Denken, Probleme lösen und Entscheidungen treffen« (WHO, 2005, S. 97). Wichtig ist die Unterscheidung zwischen einer Fähigkeit und einer Aktivität bzw. der Umsetzung der Fähigkeit als Teilhabe. Beschrieben wird ausdrücklich die Anwendung, die Umsetzung einer Fähigkeit. Auch elementare Aktivitäten wie das Zuschauen, Zuhören und Nachmachen können als auffällig nicht vorhanden definiert werden.

Beispiel (für d155 Sich Fertigkeiten aneignen)
Auf der Kinderstation einer Kinder- und Jugendpsychiatrie werden neue Kinderstühle geliefert und müssen zusammengebaut werden. Die Therapeutin macht dies im Rahmen einer Einzelstunde mit Paul. Er ist zunächst zögerlich. Paul wirkt sehr unsicher im Umgang mit Werkzeug. Er zeigt sich überwältigt davon, dass er einen großen Schraubenzieher in der Hand halten darf. Er sagt, dass er zu Hause »nichts Gefährliches« mehr anfassen dürfe, weil er so schnell ausraste. Paul strahlt vor Glück und Selbstzufriedenheit, während er mithilft, die Stühle zusammenzubauen.

Beeinflussungsmöglichkeiten
Lernen ist ein Prozess des Begreifens und Handelns. Die Aktivität des Lernens benötigt vorhandene Hirnfähigkeiten und angebotene (und wahrgenommene) Lernsituationen. Astrid Lindgren hat in ihrem Buch »Ronja Räubertochter« das Lernen wie folgt beschrieben. Ronja hatte von ihrem Vater sehr viele Freiheiten bekommen, sich in dem Wald aufzuhalten. Sie solle aber die Steine in der Flussschnelle meiden, damit sie nicht reinfalle. Ronja wollte lernen, nicht in den Fluss zu fallen, also ging sie genau zu der verbotenen Stromschnelle, um dort das Von-Stein-zu-Stein-Springen zu üben. Ihre Gedanken dazu sind, dass wenn sie irgendwo üben möchte nicht in das Wasser zu fallen, dann muss sie es dort machen, wo sie auch hineinfallen könnte.

Lernen bedeutet immer, sich dem Nicht-Können auszusetzen. In welchem Rahmen dies von Seiten der Fähigkeiten und Ansprüche des Individuums und von Seiten der Ansprüche und Fähigkeiten der Umwelt sicher und sinnvoll möglich ist, ist immer ein Prozess.

4.4.2 Allgemeine Aufgaben und Anforderungen

Beschreibung
In diesem Kapitel der ICF wird die tatsächlich vorhandene Aktivität im Alltag eines Individuums beschrieben. Es gibt hier kein objektives Leistungsmaß an Fähigkeiten im Alltag, sondern die individuelle Beschreibung, wie eine gestellte Aufgabe von der Person erfüllt wird.

Beispiel (hier d2301 Routinen folgen)
Lina steht morgens auf und schaut als erstes auf die Tür von ihrem Schrank. Hier hängt ein großer Plan mit ihren morgendlichen Aufgaben von Toilette, Umziehen, Frühstück, am Vorabend gepackte Schulsachen mitnehmen. Auch in der Toilette und in der Küche sind weitere Pläne, auf welchen mit Bildern die jeweiligen Routinen, wie Zähneputzen oder Geschirr wegräumen, erläutert sind. Lina kann mit all diesen Hilfen den Routinen gut folgen. In diesem Fall würde also die Kategorie wie folgt beschrieben werden: d2301.0 Die tägliche Routine planen – Problem nicht vorhanden.

Beeinflussungsmöglichkeiten
In dieser Kategorie werden also keine Hirnfähigkeiten beschrieben, sondern das Ergebnis der Anpassung. Wenn jemand mit mehreren Erinnerungen und Uhr und Zettel einer Routine folgt, dann folgt er der Routine und hat eine Teilhabe. Die Fähigkeit, als Individuum zu organisieren und zu planen (b1641 in der ICF), wird an anderer Stelle beschrieben. Wichtig ist es, in Prozessen und nicht in Ist-Zuständen zu denken. Wie viel Anpassung, Hilfe oder Unterstützung ist wirklich nötig? Wie viel Herausforderung darf eingeräumt werden, um Entwicklungsspielräume zu öffnen? Ziel der Anpassung ist kein »in Watte packen« oder die Abnahme von jedem Konflikt oder Anforderung. Ziel der Anpassung ist es, Aufgaben zu gestalten, welche von dem Individuum und der Umwelt bewältigt werden können.

4.4.3 Kommunikation

Beschreibung
In diesem Kapitel der ICF werden kommunikative Aktivitäten im Zusammenspiel mit dem jeweiligen Kommunikationspartner beschrieben. Auch nicht-verbale Kommunikationsschwierigkeiten können benannt werden, welche beispielsweise auftreten können, wenn die Mimik oder Körpersprache des anderen anders oder schwer entschlüsselt werden können. Manche Menschen haben jedoch auch selber eine sehr reduzierte Mimik, oder eine durch gravierende traumatische Erfahrungen ablehnend wirkende Körpersprache, welche die kommunikative Teilhabe ungewollt stark einschränkt. Auch die kommunikative Teilhabe durch Technik kann beschrieben werden. Gerade in Zeiten von hohem Handykonsum geht es hier aber nicht um eine Bewertung der Technik an sich, sondern um eine Einschätzung der tatsächlichen kommunikativen Aktivität und Teilhabe.

Beispiel (hier d330 Sprechen)
Paul gerät auf dem Schulhof oft in handgreifliche Auseinandersetzungen. Meistens läuft die Beschreibung der Mitschülerinnen darauf hinaus, dass Paul als erster gehauen hat. Näheres Nachfragen ergibt ein differenzierteres Bild, in welchem Paul in Situationen der verbalen Auseinandersetzung oft verstummt. Eine Erzieherin beobachtete mehrere Situationen und beschrieb es so: »Paul scheint mit hoher Anspannung und bösen Blicken seine Konfliktpartner zum Schweigen bringen zu wollen. Wenn diese dann aber immer

weiter auf ihn einreden, schlägt er zu. Eigentlich stößt er sie sogar nur weg, um Platz für seine eigene Flucht zu haben. Er versteckt sich danach dann oft in einer Ecke des Hofes.«

Beeinflussungsmöglichkeiten

Das Beispiel zeigt die Quintessenz des Modells der Teilhabe-Ermöglichung. Stellen wir zunächst Hypothesen zu den Fähigkeiten und Ansprüchen von Paul auf. Eventuell hat er im Vergleich zu Gleichaltrigen deutlich reduzierte sprachliche Kompetenzen. Gleichzeitig hat er den Anspruch, wirksam zu sein und gehört zu werden. Vielleicht hat er den Eindruck oft falsch eingeschätzt worden zu sein, sodass er zusätzlich ein hohes Bedürfnis nach Gerechtigkeit hat und damit die hohe Empfänglichkeit für die Wahrnehmung von erlebter Ungerechtigkeit. In einer Konfliktsituation, in welcher er verbal herausgefordert wird (und sei es auch in freundschaftlich annähernder Weise), erlebt er sich als überfordert und will die Situation non-verbal kommunikativ mit einer aggressiven Geste gestalten. Der Konfliktpartner nimmt das non-verbale Kommunikationsangebot nicht an und bleibt auf der verbalen Kommunikationsebene, eventuell sogar noch in einer höheren Intensität, weil der Konfliktpartner den Eindruck hat, nicht verstanden worden zu sein. Paul ist nun völlig überreizt und bricht aus der Situation aus.

Kommen wir zu den Ansprüchen und Fähigkeiten der Umwelt. Sicherlich gibt es den Anspruch auf Friedlichkeit und Unversehrtheit der Einzelmenschen, welcher auch in diesem Fall unbedingt durchgesetzt werden muss. Zusätzlich gibt es den Anspruch der Fairness. So können wir uns fragen, ob es von der Umwelt fair war, Paul in der Situation der Überforderung alleine zu lassen. Was tun wir, wenn ein Mensch mit Sehstörung über eine Straße will? Was können wir tun, wenn ein Mensch in einem Rollstuhl vor einer Treppe steht? Welche Fähigkeiten (personelle Kompetenzen und Ressourcen) hat die Umwelt, um die sprachlich Kommunikationseinschränkung von Paul zu sehen, mit Paul gemeinsam zu benennen und zu üben? Kann bereits in der Kita eine Integrationserzieherin in einer Zwei-Kinder-mit-einer-Erzieherin-Situation Kommunikation üben und vorleben? Kann ein soziales Kompetenztraining über eine Schulstation oder eine ambulante Jugendhilfemaßnahme Fortschritte erzielen? Oder benötigt es eine Begleitung in der Schule als Eingliederungshilfe zur Teilhabe-Ermöglichung?

4.4.4 Mobilität

Beschreibung

In diesem Kapitel der ICF wird die Beweglichkeit als tatsächliche Aktivität des Individuums beschrieben. Beantwortet werden zum Beispiel folgende Fragen: wird der Körper gebraucht, werden öffentliche Verkehrsmittel gebraucht, wird ein Fahrzeug gefahren?

Beispiel (hier d475 Ein Fahrzeug fahren)

Lina ist 12 Jahre alt und neu in eine Wohngruppe für Menschen mit leichten kognitiven Einschränkungen gezogen. Die Wohngruppe ist in einem riesigen historischen Gelände, in welchem seit langem über die verschiedenen Hilfekonzepte hinweg Menschen mit Einschränkungen unterstützt werden. Lina ist in den ersten Wochen sehr mürrisch und verlässt ihr Zimmer kaum. Da das Gelände einerseits weitläufig, andererseits verkehrsgeschützt ist und es eine große Präsenz von Mitarbeitern in dem öffentlichen Raum gibt, können die Kinder und Jugendlichen sehr eigenständig auf dem Gelände unterwegs sein. Lina bekommt ein Fahrrad. Sie blüht förmlich auf und verbrachte Stunden der nächsten Wochen damit, das Gelände zu erkunden. Sie durfte bisher nie von der Seite ihrer Eltern weg Fahrrad fahren.

Beeinflussungsmöglichkeiten

Beweglichkeit ist die wahrscheinliche Urform der Handlung. Wir sind wirksam, wenn wir uns bewegen. Beweglichkeit zu ermöglichen kann wesentliche Impulse für die Entwicklung der Selbstwirksamkeitserfahrung und damit auch folgend der Selbstwirksamkeitserwartung setzen. Diese individuelle Erwartungshaltung in Bezug auf die eigene Selbstwirksamkeit oder Handlungsfähigkeit ist im Alltag maßgebend für Fähigkeiten wie Motivation, Neugier, Lernen. Eine in Grundzügen selbstbestimmte Beweglichkeit kann eigentlich in jeder Situation in Abgleich der Fähigkeiten und Ansprüche des Individuums mit den Ansprüchen und Fähigkeiten der Umwelt ermöglicht werden.

4.4.5 Selbstversorgung und Häusliches Leben

Beschreibung

In diesem Kapitel der ICF werden die Aktivitäten der persönlichen Versorgung, Hygiene und Gesundheitspflege beschrieben, zusätzlich weitere notwendige Handlungen im häuslichen Rahmen.

Beispiel (hier d650 Hausarbeiten erledigen)

Folgendes Beispiel soll die Subjektivität der Kategorien zeigen. Paul ist 15 Jahre alt und wohnt mit seiner Mutter und ihrem Lebenspartner zusammen. Der Lebenspartner der Mutter ist Ausbilder bei der Bundeswehr. Auf Ebene der Mutter und des Sohnes gibt es eine wöchentliche Routine des Zimmeraufräumens, welche sich gewohnheitsmäßig am Sonntag abspielt. Gleichzeitig wird damit die neue Schulwoche vorbereitet. Die Mutter und der Sohn haben am Sonntag genug Zeit und Ruhe sich dieser von beiden Seiten als lästig empfundene Aufgabe zu widmen. Es hat sich in Bezug auf die Ordentlichkeit des Zimmers von Paul ein Gleichgewicht an Anspruch, Streit, Duldung und Durchsetzung ergeben, mit welchem sowohl die Mutter als auch Paul leben können.

Der Lebenspartner der Mutter kommt nun neu in diese Situation. Beruflich bedingt ist er oft nur von Freitagabend bis Sonntagabend im Haushalt der Mutter und hält die Unordnung in dem Zimmer nicht aus. Er ist überzeugt, dass es Paul besser gehen würde, wenn im Zimmer mehr Ordnung herrschen würde. Das Chaos im Zimmer von Paul erreicht turnusgemäß am Samstag den Höhepunkt der Unordnung, in der Gewissheit, dass es am Sonntag anders aussieht. Mehrere Szenarien sind denkbar. Der Lebenspartner könnte sich heraushalten. Indem er sich einmischt, zeigt aber vielleicht auch, dass Paul ihm wichtig ist. Paul und die Mutter könnten das Aufräumen von Sonntag auf Freitagnachmittag verlegen. Es kann gefragt werden, warum die Mutter überhaupt noch einem 15-Jährigen bei dieser selbstverständlichen Arbeit hilft. Dann kann gefragt werden, ob die Hirnfähigkeiten von Paul so sind, dass tatsächlich von einer »Selbstverständlichkeit« geredet werden kann?

Beeinflussungsmöglichkeiten
Aktivitäten und Teilhabe bei der Selbstversorgung und im häuslichen Leben sind wichtige Schritte auf dem Weg zur Selbständigkeit. In welchem Tempo und mit welchem Ziel diese Schritte ablaufen, ist wie in dem Beispiel im Einzelfall immer wieder von dem komplexen Geflecht von Fähigkeiten und Ansprüchen des Individuums und den Ansprüchen und Fähigkeiten der Umwelt abhängig.

4.4.6 Interpersonelle Interaktionen und Beziehungen

Beschreibung
In diesem Kapitel der ICF werden die sozialen Aktivitäten im persönlichen Rahmen im Zusammenspiel mit der jeweiligen Umwelt beschrieben. Es geht um die Beschreibung der tatsächlichen sozialen Aktivität und Teilhabe zwischen Individuum und Umwelt.

Beispiel (hier d7101 Anerkennung in Beziehungen)
Lina ist 16 Jahre alt und wird von ihrem Pflegevater umfangreich unterstützt. Der Pflegevater ist der Ruhepol der Familie, welche noch aus der Pflegemutter und drei Pflegesöhnen besteht. Alle vier Pflegekinder haben eine FASD Diagnose. Die Pflegemutter und Lina sind in einer engen und konfliktreichen Beziehung. Lina gibt an, dass sie sich oft von der Pflegemutter unfair behandelt fühlt, die Pflegemutter sei strenger mit ihr als mit den drei Pflegebrüdern. Die Pflegeeltern hatten eine leibliche Tochter, welche im 10. Lebensjahr an einer schweren Krebserkrankung verstarb. Die Pflegemutter weiß genau, was mit ihr passiert, sie kann den Gedanken formulieren, dass sie oft ihre leibliche Tochter in Lina sieht, und dass sie verzweifelt, weil sie glaubt, dass Lina zu wenig aus all der Liebe und Aufmerksamkeit macht, welche die Pflegemutter aufwendet. Sie kann den Gedanken daran nicht überwinden, was ihre leibliche Tochter aus ihrer Erziehungsarbeit und Liebe und Geduld gemacht hätte. Gleichzeitig schämt sie sich für diese Gedanken. Sie versucht in ihrer Beziehung zu Lina Anerkennung zu zeigen. Bei kleinsten Dingen geht ihr aber oft die Geduld aus. Die Pflegemutter hat den Eindruck, mit Lina überhaupt keine Entwicklung zu schaffen.

Beeinflussungsmöglichkeiten
Die Situation in dem Beispiel ist tragisch, komplex und vielleicht nicht häufig. Und Tragik und Komplexität sind häufig im Leben, vielleicht gerade in Pflegefamilien und in Betroffenen mit einer FASD. Es benötigt viel Mut und Offenheit, sich diesen Fragen zu nähern. Ziel ist ein konstruktives Benennen und Verstehen, um neue Entwicklungsmöglichkeiten eine Chance zu geben. Warum wird kein Respekt oder Wärme in Beziehungen gezeigt? Wie kann Liebe gezeigt werden? Wird Liebe gerade überhaupt gespürt? Warum kann eine Kritik eher nur sehr schwer angenommen werden? Warum wird der soziale Abstand nicht gewahrt? Warum scheitern intime Beziehungen immer wieder oder führen zu Situationen der Ausnutzung und Verletzung?

Falsch wäre es aus meiner Sicht, die Einschränkungen der interpersonellen Interaktionen und Beziehungen als FASD-typisch hinzunehmen. Wir müssen hier sehr vorsichtig sein, da die S3-Leitlinie das Soziale Verhalten oder Verhalten als ein Kriterium der ZNS-Auffälligkeiten benennt (Landgraf & Heinen, 2013, S. 67). Oft sind die Ein schränkungen im sozialen Bereich jedoch Folgen einer schwierigen Passung zwischen den Fähigkeiten und Ansprüchen des Individuums und den Ansprüchen und Fähigkeiten der Umwelt. Sehr oft kann hier eine Psychotherapie oder psychologische Beratung die Selbstheilung des Individuums fördern. Auch die Personen der Umwelt können einen eigenen psychotherapeutischen Bedarf haben, um ihre Ansprüche und Fähigkeiten konstruktiv zu entwickeln.

4.4.7 Bedeutende Lebensbereiche

Beschreibung
In diesem Kapitel der ICF werden die sozialen Aktivitäten im gesellschaftlichen Rahmen im Zusammenspiel mit der jeweiligen Umwelt bezogen auf größere Lebensbereiche beschrieben. Die Benennung diese Kategorien können helfen, einen speziellen Schwerpunkt auf Hilfe- oder Unterstützungsangebote zu legen.

Beispiel (hier d820 Schulbildung)
Paul ist 11 Jahre alt und hat bei einer FASD gravierende Einschränkungen in der Selbstregulierung. Aktuell ist er in einer speziellen Lerngruppe in einer großen Regelschule, an der zusätzlich eine vom Jugendamt finanzierte Tagesgruppe beteiligt ist. Die Lerngruppe ist laut der Schulrektorin »das Beste«, was der Bezirk an intensiver ambulanter Unterstützung zu bieten hat. Trotzdem sei Paul mit seinen Verhaltensauffälligkeiten in der Gruppe nicht tragbar. In einer Hilferunde beschreibt der eingeladene Kinder- und Jugendpsychiater ausführlich und plastisch die wahrscheinlich gravierenden Einschränkungen der Hirnfunktionen bei einer FASD. Ergebnis der Beratung ist, dass Paul mit diesen organischen Veränderungen der Hirnfunktionen nicht richtig beschult wird. In der guten Hoffnung, dass es doch einen besseren Ort für ein Kind mit derart einschränkenden organischen Hirnveränderungen geben muss, hat Paul keinen Schulplatz mehr. In dem System Schule entsteht die Hoffnung, dass es einen medizinischen Ort geben muss, welcher ihn derart heilen kann, dass er wieder an Schule teilnehmen kann. In der Rückschau bleibt Paul die nächsten drei Jahre ohne Schulplatz. Seine Pflegeeltern kommen zu Hause mit dem Kind, das aus der schulischen Teilhabe herausgenommen wurde, völlig an ihre Grenzen, bis eine intensive Psychotherapie und ein Schulprojekt mit 1:1-Betreuung einen langsamen schulischen Neuanfang ermöglichen. Sein Selbstbild scheint völlig zerstört zu sein, er gibt an »es nicht wert zu sein«, dass man sich mit ihm beschäftigt.

Beeinflussungsmöglichkeiten
Teilhabe ist die beste Medizin. Teilhabe ist das Anlocken und das Neugierig-Machen auf soziale Interaktion. Teilhabe ist das Aufkeimen, Nähren, Erfüllen und Nicht-Erfüllen

von Hoffnungen und Ansprüchen. Teilhabe ist das Handlungsfeld des sozialen Selbst. Teilhabe ist durch nichts zu ersetzen, weder durch ein Medikament, auch nicht durch einen medizinischen Klinikaufenthalt. Teilhabe kann möglich gemacht werden.

4.5 Beschreibungen der Fähigkeiten, Einschränkungen und Empfehlungen der Stellungnahme

Die Stellungnahme in Schriftform ist die Möglichkeit für die Betroffenen, sich selber gegenüber Hilfsanbietern oder Menschen zu erklären. Die fachliche Beschreibung bekannter Einschränkungen und möglicher Auswirkungen im Alltag wird dabei mit Wissen und im Sinne des Betroffenen selber einer Öffentlichkeit zugänglich gemacht.

Es lohnt sich mit diesem Anspruch die Realität anzuschauen. Nur allzu oft werden die Stellungnahmen von den Betroffenen oder den für die Betroffenen Sorgenden und Verantwortlichen als »niederschmetternd« oder sogar als »Stigmatisierung« empfunden. Das, was als möglichst effektive Beschreibung der Alltagseinschränkungen von der Therapeutin formuliert wurde, wird als katastrophisierende selbsterfüllende Prophezeiung wahrgenommen. War es das Ziel der Therapeutin, die bestehenden Einschränkungen möglichst wirkungsvoll den anderen Hilfesystemen aufzuzeigen, so wurde die Stellungnahme von den Betroffenen nie weitergereicht, weil sie nicht in einem derart negativen Licht gezeigt werden wollten.

Stellungnahmen sind eine Form der Kommunikation und Kommunikation ist Arbeit. Wenn die Stellungnahme nicht das Ergebnis eines hoch kommunikativen Prozesses mit den Betroffenen ist, dann wurde eventuell nicht ausreichend gearbeitet. Dies ist zugegebenermaßen ein hoher Anspruch an den Alltag in der klinischen Praxis und ich selber erreiche dieses Ziel oft nicht so, wie ich es mir wünschen würde. Gleichzeitig ist es wichtig, eine Orientierung, eine Blaupause, für die Arbeit zu haben.

Die Stellungnahme wird somit zu einem strukturierten Zwischenschritt in der Kommunikation mit den Betroffenen und Hilfesystemen. Dafür muss die Stellungnahme die Kommunikation mit den Betroffenen widerspiegeln. Die Wiederverwendung von Bausteinen im Text ist höchst effizient und oft fachlich äußerst zutreffen. Gleichzeitig darf die Individualität eines jeden Betroffenen nicht untergehen.

Zu berücksichtigen ist auch die Wirkung auf die Lesenden im Hilfesystem. Die strukturierten Zusammenfassungen werden Menschen mit viel Vorwissen bezüglich einer FASD wie eine »alte Leier« vorkommen. Für Menschen ohne Vorkenntnisse kann es ein sinnvoller und kurz zusammengefasster Einstieg in die Thematik sein. Kompromisse werden nie für alle passend sein.

Angaben nach ICD und ICF. In der im E-Book inside aufgeführten Modell-Stellungnahme wird nach den übersichtlichen ICD-Diagnosen und ICF-Kategorien die Diagnostik nach der S3-Leitlinie beschrieben. Die genaue Herleitung der Diagnose nach der S3-Leitlinie lohnt sich insbesondere deshalb, weil die Stellungnahmen zu einer FASD noch nach Jahren immer wieder vorgezeigt werden und eine größtmögliche Transparenz in der Diagnostik die Glaubwürdigkeit der Diagnose erhöht. Im Fließtext der Stellungnahme werden dann die Auswirkungen der Veränderungen der organischen Hirnfähigkeiten im Alltag ausgeführt. Der Umfang von eventuell nötigen Anpassungen der Umwelt wird aufgezeigt. Dies geschieht mit den Schwerpunkten Wahrnehmung, Orientierung und Exekutivfunktionen. Hier können gut die Erkenntnisse des Fragebogens zu hirnorganischen Fähigkeiten, Selbstbild und Verhalten (FVS) verwendet werden (s. **AB 2-4**).

Der weitere Teil der Stellungnahme ist der Schilderung der nötigen Hilfen gewidmet. Gleichzeitig wird aus der fachlichen Perspektive eine Einschätzung zur möglichen Umsetzung in der Hilfelandschaft gegeben. Mit der Broschüre »Die Fetale Alkoholspektrumstörung. Die wichtigsten Fragen der sozialrechtlichen Praxis« der Drogenbeauftragten der Bundesregierung (Schindler, 2017) liegt ein Leitfaden bezüglich der sozialrechtlichen Möglichkeiten bei einer FASD vor. 4

Zusammenfassend liegt bei Menschen, die von einer FASD betroffen sind, eine körperliche Schädigung vor. Im Alltag werden jedoch oft die Einschränkungen der Konzentration, der Handlungsplanung oder Konsequenzabschätzung zu Verhaltensauffälligkeiten führen, die im deutschen Rechtsraum den »seelischen Einschränkungen« zugeordnet werden (Schindler, 2017, S. 9). Diese an sich akademische Diskussion wird im Alltag immer wieder relevant, da für Eingliederungshilfen bei »seelischen Einschränkungen« im Kindes- und Jugendalter die Jugendämter zuständig sind. Das hier entstehende Zuständigkeitsgerangel muss immer wieder als Chance verstanden werden und darf nicht zu einem Aufschub von nötigen Hilfen führen (Lebenshilfe, 2021).

Je nach Verlauf der Beratung empfiehlt es sich, den Inhalt der Stellungnahme sehr weit zu öffnen. Kernstück der weiteren Arbeit nach einer Diagnosestellung wird die Entwicklung des Selbstbilds der betroffenen Person und dem unmittelbaren Umfeld (d. h., Familie, Pflegefamilie oder Wohngruppe) sein. Eine individuelle Psychotherapie mit einem Schwerpunkt auf dem Selbstbild und Annehmen von Hilfen kann nötig werden. Fast immer ist ein umfangreicher psychoedukativer Prozess für alle Beteiligten erforderlich.

Oft hat sich im komplexen Entwicklungsgeschehen ein äußerst fragiles Selbstwertgefühl entwickelt, welches das Sehen von eigenen Schwächen oder das Sich-Aussetzen gegenüber Situationen, in denen ein »Scheitern« wahrscheinlich ist, nicht zulässt. Dies hat unmittelbare Auswirkungen auf die Art, wie in der Beratung über Symptome gesprochen werden kann. Welche Chance kann sich der/die Betroffene selber geben, sich selber als hilfsbedürftige Person zu sehen? Wie selbstverständlich ist es, Neues auszuprobieren und bei Herausforderungen oder Rückschlägen immer wieder neu zu beginnen? Ohne die Bereitschaft Scheitern zu dürfen, kann es keine Offenheit zu Lernen geben.

Leibliche Mutter. Teil der Stellungnahme sind auch grundlegende Aussagen zu den zu erwartenden oder bereits im Einzelfall berichteten Schwierigkeiten in der Interaktion mit der leiblichen Mutter. Wie insbesondere in Kapitel 1 ausgeführt hat der respektvolle Umgang mit der leiblichen Mutter einen unmittelbaren Einfluss auf das sich entwickelnde Selbstbild der Betroffenen. An dieser Stelle kann von fachlicher Seite endlich die klare Aussage getroffen werden, dass der Mutter ungewollt ein Unglück passierte, dass das Kind selbst aber überlebte und ein Glück ist. Mit der Akzeptanz der Mutter wird auch das Kind akzeptiert. Mit einer fortwährenden Beschuldigung der Alkohol konsumierenden Mutter wird auch das Kind abgelehnt und nicht akzeptiert.

Die hier beschriebene Grundhaltung ist ein Standpunkt. Sicherlich kann es je nach eigenen Erfahrungen der Pflegeeltern und leiblichen Kindern mit den leiblichen Eltern zu subjektiven Erfahrungen kommen. Diese sind dann jedoch konkret und subjektiv (z. B. fortwährende nicht eingehaltene Versprechungen eines leiblichen Elternteils). Sogar hier kann jedoch versucht werden, das Gesamtbild des leiblichen Elternteils zu sehen. Gleichzeitig ist der nachvollziehbare und begründete Konflikt mit einem leiblichen Elternteil auch eine Form des Ernstnehmens und berührt nicht den grundsätzlichen Respekt vor dem Mitmenschen.

Differentialdiagnosen. Die Diagnose einer Fetalen Alkoholspektrumstörung (FASD) bleibt eine statistische Aussage. Abhängig vom Erfüllen bestimmter Faktoren ist eine Diagnose mehr oder weniger wahrscheinlich (Landgraf & Heinen, 2013). Die Aussage der leiblichen Mutter zum Alkoholkonsum in der Schwangerschaft sollte dokumentiert werden und mit den Aussagen aus dem Umfeld verglichen werden. In diesem Zusammenhang ist der Umgang mit Differenzialdiagnosen der FASD sehr wichtig (Leibson et al., 2014). Zu berücksichtigen ist die Tatsache, dass es außer einer FASD wie folgend aufgeführt andere Störungen gibt, die nach den Kriterien der S3-Leitlinie eventuell als »falsch positiv« auffallen können. Gleichzeitig gibt es keinen Weg, die Diagnose FASD zu beweisen oder definitiv auszuschließen. Neben der humangenetischen Untersuchung nach Mikroduplikationen bzw. Mikrodeletionen ist die anamnestische Suche nach anderen konsumierten Substanzen in der Schwangerschaft wichtig. Medikamente wie Phenytoin oder Valproat haben spezifische Auswirkungen auf die fetale Entwicklung, die leicht wie eine FASD imponieren können. Eine nicht gut eingestellte Phenylketonurie der Mutter kann in der Schwangerschaft sehr typische fetale Entwicklungsstörungen hervorrufen. Dies muss im Einzelfall immer wieder in den Zusammenhang gesetzt werden (Landgraf & Heinen, 2013).

Komplexe traumatische Erfahrungen. Häufig sind die Entwicklungsbedingungen von Kindern, bei denen der Verdacht auf eine FASD aufkommt, sehr komplex. Bindungsabbrüche, schwierige Bindungserfahrungen in der frühesten Kindheit, eine fetale Stresshormon-Überflutung bis hin zu traumatischen Gewalterfahrungen sind bei diesen Kindern besonders häufig. So haben sie auch eine hohe Wahrscheinlichkeit, ein komplexes Entwicklungstrauma erlebt zu haben. Komplexe traumatische Erfahrungen in der frühen Kindheit hinterlassen oft basalere und grundlegendere neurologische Spuren als es spezifische Traumata im späteren Lebensalter tun (van der Kolk, 2016). Auswirkungen von frühen Traumaerfahrungen sind im Kasten aufgeführt (Cook et al., 2003).

Bereiche der Auswirkungen von frühen Traumaerfahrungen (nach Cook et al., 2003)

- Bindung
- Biologie (sensomotorische Entwicklungsstörungen, Koordinationsstörungen, Schmerzunempfindlichkeit, Hyper- und/oder Hyposensibilität)
- Affektregulation

- Dissoziation
- Verhaltenskontrolle
- Kognition (Exekutivfunktionen, zeitliche Orientierung, sprachliche Entwicklungsstörungen)
- Selbstkonzept

Auffällig ist die Überschneidung zu den neurofunktionalen Einschränkungen einer FASD. Wie sich diese Überschneidung von Risikofaktoren zusammenfügt, kann nur vermutet werden. Auch ist leider nicht belegt, inwieweit in der Gruppe von traumatisierten Kindern, die von Cook et al. (2003) beschrieben wurden, auch Kinder mit einer zusätzlichen FASD eingeschlossen wurden. Andersherum wurden bei Kindern mit einer FASD schwierigste sozialmedizinische Verläufe beschrieben, wenn die traumarelevanten Vorerfahrungen hoch waren (Streissguth et al., 1996). Es ergibt also Sinn, auf den besonderen Bedarf dieser Gruppe von Menschen hinzuweisen.

Therapieempfehlungen. Nicht zuletzt muss eine Stellungnahme individuelle Empfehlungen zu sinnvollen Therapien enthalten. Möglichst sollten die Empfehlungen konkret auf den Befunden des Berichtes aufbauen und Therapieziele benennen. Schwerpunkte können ein Training der Selbstwahrnehmung, Exekutivfunktionen (Selbstregulation, Arbeitsgedächtnis, Handlungsplanung, Konsequenzabschätzung, Regelverständnis) oder Soziales Kompetenztraining sein. Mögliche Mittel sind u. a. Ergotherapie, Gruppentherapien, Logopädie, Bewegungstherapie, Sensorische Integration und Tiergestützte Therapien (Landgraf & Hoff, 2019).

Somatische Empfehlungen. Des Weiteren sollte es eine Empfehlung zu einer kinderärztlichen somatischen Vorstellung mit dem Hinweis auf die FAS-Diagnose geben, um die bei diesem Störungsbild häufig vorkommenden Entwicklungsstörungen des Herzens und der Verdauungs-/Stoffwechselsysteme auszuschließen.

Fazit

- Die Stellungnahme ist mit den Betroffenen abgestimmt und besprochen.
- Die Stellungnahme ist klar strukturiert. Jede inhaltliche Aussage ist möglichst durch einen Befund belegt.
- Da das Störungsbild FASD noch so wenig bekannt ist, kann es sinnvoll sein, auch allgemeine Sätze zum Störungsbild zur ersten Psychoedukation einzufügen.
- Eine klare Richtung oder einen Impuls sollte es zu den sensiblen Themen Selbstbild, leibliche Mutter und Differenzialdiagnosen geben.
- Es bedarf klarer sozialmedizinischer und therapeutischer Empfehlungen.
- Die spezifische pädiatrische Abklärung gehört zur Diagnosestellung FASD.

5 Teilhabe-Ermöglichung

Dieses Kapitel leitet in die Praxisarbeit der Versorgung von Menschen mit einer FASD über. Vor allem im sozialpädagogischen und ergotherapeutischen Bereich haben sich spezielle Angebote mit sehr speziellen Erfahrungen entwickelt, von denen einige vorgestellt werden (z. B. Flannigan et al., 2020; Paley & O'Connor, 2009). In drei Fallbeispielen werden Aspekte der beraterischen Tätigkeit für und mit Menschen mit einer FASD veranschaulicht. Wo immer passend werden Verbindungen zu den Arbeits- und Informationsblättern im E-Book inside geknüpft, um deren praktische Anwendung zu demonstrieren.

5.1 Spezielle Unterstützungs- und Therapieangebote

Im angloamerikanischen Raum haben sich gut operationalisierte und patentierte Hilfs- und Interventionsmöglichkeiten für Kinder mit einer FASD und deren Begleiterinnen herausgebildet. Die verschiedenen und teilweise im Internet frei verfügbaren Broschüren zum Umgang mit Kindern mit FASD in Schulen sind vorbildlich – und auf Englisch (als Beispiel Manitoba, 2009).

Soziale Kompetenz. Das »Good Buddies«-Programm hat die Entwicklung von sozialen Fähigkeiten mit Gleichaltrigen zum Ziel (O'Connor et al., 2006). Neurotypische Kinder eignen sich soziale Fähigkeiten mehr oder weniger selbstlaufend im sozialen Kontakt durch Ausprobieren und Lernen an. Fähigkeiten wie sich anzupassen, sich einzufügen, sich zurückzuhalten, zuzuhören, zu teilen, zu initiieren, Frustrationen oder auch nur schlechte Witze auszuhalten werden so im wilden Durcheinander mit Gleichaltrigen mit gesunder Reibung und milden Grenzverletzungen geübt. Viele Kinder mit einer FASD haben jedoch Einschränkungen in den Bereichen Wahrnehmung, soziale Orientierung, Impulssteuerung, Arbeitsgedächtnis, kognitiver Flexibilität, Motivation, Selbstbild, Selbstwirksamkeitserwartung oder positive Erwartungshaltung (s. Kap. 4). Im »Good Buddies«-Programm werden in zwölf wöchentlichen Sitzungen mit den betroffenen Kindern und Eltern zusammen Strategien entwickelt, ein gleichaltriges Kind zum Spielen einzuladen. Die Fähigkeit, mit Gleichaltrigen konstruktiv spielen zu können, ist zentral für eine sozial integrierte Entwicklung. Auf die Etablierung von mehr spezialisierten sozialpädagogischen Angeboten muss hingearbeitet werden. Die Wahrnehmung und die Einhaltung von sozialen Absprachen ist für viele Kinder mit einer FASD eine riesige Hürde.

Im deutschsprachigen Raum werden an vereinzelten Zentren wie z. B. in Köln, München oder Münster (Walstedde) Soziale-Kompetenz-Gruppen gezielt für Kinder und Familien bei FASD angeboten. Jedoch können auch reguläre Soziale-Kompetenz-Gruppen im Einzelfall konstruktiv sein, wenn die Gruppenleitung das neurobehaviorale Modell in das Konzept miteinbezieht. Im Rahmen der Beratung sind insbesondere einige Informationsblätter (**INFO 6-8**) dafür gemacht, soziale Verhaltensauffälligkeiten anzusprechen.

5

Arbeit mit den Familien. Die Intervention »Families Moving Forward« (FMF) wurde von Carmichael und Leavitt (2010) für Familien mit Kindern mit starken Verhaltensauffälligkeiten entwickelt. Die Intervention richtet sich als ein niedrigschwelliges, aber nachhaltig-verbindliches Beratungs- und Unterstützungsangebot über einen Zeitraum von 9 bis 11 Monaten überwiegend an die Eltern der Betroffenen. Das Angebot beginnt mit einer intensiveren 16-wöchigen Phase mit wöchentlichen Treffen à 90 Minuten und wird durch spezialisierte Fachkräfte in einem Rahmen durchgeführt, der in Deutschland den Hilfen zur Erziehung entsprechen würde.

In Deutschland stehen in der breiten Versorgung die Selbsthilfegruppen als niedrigschwelliges und verbindliches Beratungsangebot zur Verfügung. Dieses Angebot ist jedoch ausschließlich vom Eigenengagement der Betroffenen vor Ort abhängig und nicht offiziell in den Hilfeplan des betroffenen Kindes eingebunden.

In den Beratungen von hochbelasteten Familien in unserer Sprechstunde findet eine umfassende Psychoedukation zum Störungsbild FASD statt. Als elementarer Einstieg in eine Zusammenarbeit auf Augenhöhe erwies sich dabei die Thematisierung des Selbstbildes der Eltern. Dessen Einschätzung durch die begleitenden und unterstützenden Fachkräfte kann z. B. erhoben werden mit dem Fragebogen zu Fähigkeiten, Verhalten und Selbstbild bei FASD (Fremdeinschätzung durch Helfende – FVS-F; **AB 2**). Dringend benötigt werden spezialisierte Fachkräfte, welche die Eltern von Kindern mit einer FASD wirksam unterstützen können (s. spezielle Angebote in Deutschland weiter unten). Pflegeeltern gelten selber bereits als eine »Hilfe zur Erziehung« und haben daher Schwierigkeiten, eine dringend benötigte weitere Hilfe zu Erziehung für ihre komplexe Aufgabe vom Jugendamt zu erhalten.

Teilleistungsstörungen. Die Schule ist als Ort der Selbstentwicklung zentral im Leben eines Kindes. Wiederholtes schulisches Scheitern wirkt entsprechend destruktiv auf das Selbstbild des betroffenen Kindes. Das »Math Interactive Learning Experience« (MILE) wurde für Kinder mit Entwicklungsschwächen im Bereich Rechnen entwickelt und bei Kindern mit einer FASD eingesetzt (Kable et al., 2007; Bertrand et al., 2009).

Die eingesetzten Mittel differieren an sich nicht wesentlich von den in Deutschland üblichen Mitteln der Lerntherapie, haben aber einen starken Fokus auf Einschränkungen der Exekutivfunktionen. Leider ist dieses Konzept der Exekutivfunktionsstörung im Bereich Psychotherapie und Sozialpädagogik hierzulande noch nicht weitläufig genug präsent. Immer noch muss in der Beratung im deutschen Sprachraum hinterfragt werden, ob das Konzept der Neurodiversität mit eventuell vorhandenen Einschränkungen der Fähigkeiten des Gedächtnisses und des Abstraktionsvermögens von den therapeutischen Kolleginnen bis zum Ende im Alltag mitgedacht wird.

Training der Exekutivfunktionen. Unter dem Namen »Parents and Children Together« (PACT) wurde eine Familienintervention zu den Themen Selbstregulation und Exekutivfunktionen für Familien mit Kindern mit einer FASD geschaffen (Wells et al., 2012). Das Programm besteht aus 12 wöchentlichen Gruppensitzungen für Eltern und Kinder. Die Intervention basiert auf dem ursprünglich für Kinder mit einer Aufmerksamkeitsstörung entwickelten »Alert-Programm« (Williams & Shellenberger, 2009). Durchgehend wird die Metapher »Wie läuft eigentlich dein Motor?« verwendet, um die möglichen Einschränkungen, Entwicklungs- und Unterstützungsmöglichkeiten der Selbstkontrolle und Aufmerksamkeitssteuerung zu illustrieren. Ziel ist dabei, die Bearbeitung der Fähigkeit, zu planen, zu organisieren und die Perspektive anderer zu erkennen.

Im deutschen Sprachraum gibt es zahlreiche Maßnahmen, die eine günstige Beeinflussung der Exekutivfunktionen, insbesondere der Aufmerksamkeitsleistung anstreben (z. B. Jacobs & Petermann, 2013). Das FASD-spezifische an der »PACT«-Intervention ist, dass die Perspektive immer von der Hirnfunktionsstörung und weniger von verhaltenstherapeutischen Lern- oder Prägungsideen (Konditionierung) ausgeht. An dieser Perspektive anknüpfend kann **INFO 2** eingesetzt werden, die den Unterschied der beiden Perspektiven in Tabellenform veranschaulicht.

Spezielle Angebote in Deutschland. In Deutschland existieren an FASD-Fachzentren zahlreiche Weiterbildungen, Beratungsmöglichkeiten, Hilfen zur Erziehung und Maßnahmen der Eingliederungshilfe speziell für Menschen mit FASD und deren Angehörigen (Übersicht: FASD Deutschland, 2021). So werden beispielsweise am Sonnenhof in Berlin »Fachkräfte für FASD« (Sonnenhof, 2021) und an der Fachhochschule Münster »FASD-Fachkräfte« (FH Münster, 2021) ausgebildet, die in Einrichtungen der Jugendhilfe und der Eingliederungshilfe und in den Bereichen Schule, Gesundheit und Justiz als Multiplikatorinnen ihr Fachwissen vorleben und vermitteln können.

Selbsthilfegruppen leisten in kleinen Gruppen einen Hauptteil der Unterstützungsarbeit, überwiegend im Kreis von Pflegefamilien. Vereinzelt sind ergotherapeutische Einzel- und Gruppenangebote beispielsweise an Förderschulen angesiedelt. Elterngruppen finden vereinzelt über Pflegestützpunkte statt. Meist orientieren sich die Angebote an den oben erwähnten oder ähnlichen Maßnahmen aus dem angloamerikanischen Raum.

Wenn Sie als Beraterin Fragen zu individuellen Versorgungsmöglichkeiten vor Ort haben, werden Sie oft bei der örtlichen Selbsthilfegruppe das meiste angesammelte Praxiswissen finden und so selber ein Teil des Versorgungsnetzwerkes werden.

Fazit

- Evaluierte Interventionen für Menschen mit einer FASD liegen hauptsächlich im angloamerikanischen Sprachraum vor und sind hoch wirksam.
- Fach- oder Kompetenzzentren für FASD sind eine hervorragende Anlaufstelle für Fragen der Begleitung und Hilfemöglichkeiten.
- Die Selbsthilfegruppen sind wichtige Ansprechpartner, um relevantes Praxiswissen bezüglich Versorgungsmöglichkeiten vor Ort zu erfahren.

5.2 Fallbeispiel: Entwicklungschancen

Folgender Fall ist mir kritisch in Erinnerung geblieben, weil ich als Arzt ungewollt Teil der einschränkenden Umwelt des Patienten wurde. Wir als Helfer können unterstützen, wir können jedoch auch eine Teilhabe erschweren, weil wir selber eine individuelle Einstellung zum Thema Neurodiversität haben und damit die individuelle Einstellung anderer Helferinnen mit prägen (s. **INFO 13** mit den ICF-Umwelt-Kategorien e440: Individuelle Einstellungen von persönlichen Hilfs- und Pflegepersonen, e450: … von Fachleuten der Gesundheitsberufe, e455: … von anderen Fachleuten).

Paul ist zehn Jahre alt, seine Mutter leidet unter einer eigenen psychischen Erkrankung mit starker Sucht. Seit seiner Geburt wächst er bei seinen Großeltern auf. Er besucht eine kleine Lerngruppe mit 4 bis 8 Schülern, die mit Unterstützung des Jugendamtes in einer Regelschule mit einem kombinierten Tagesgruppen-Anteil eingerichtet worden ist. Trotz optimaler Bedingungen kommt es immer wieder zu emotionalen Überforderungen und Ausbrüchen. In einer Hilfekonferenz schildere ich aus meiner Sicht sehr anschaulich, wie klar die hirnorganischen Einschränkungen bei Normintelligenz die Teilnahme von Paul an Gruppen blockiert. Meine Botschaft wird von der Schule so verstanden: Paul ist zu krank, um an einer Beschulung teilzunehmen. In meiner Rolle als Arzt als Teil des »Systems Gesundheit« beschreibe ich einen hohen milieutherapeutischen Bedarf aus dem Bereich Schule. Das »System Schule« sieht einen hohen medizinischen Rehabilitationsbedarf, der vom »System Gesundheit« geleistet werden sollte, bevor Paul wieder an der Schule teilnehmen kann. Sprich: Ich denke, die Schule könnte und sollte unterstützend wirksam werden. Die Schule dagegen meint, dass zuvor Maßnahmen außerhalb der Schule erforderlich sind. In der ICF-Sprache (**INFO 13**) sind hier die Systeme und Handlungsgrundsätze des Gesundheitswesens (e580) und des Bildungswesens (e585) in einem derartigen Missverständnis, dass beide zusammen eine Teilhabe an dem jeweils anderen System verhindern.

Paul ist über zwei Jahre überwiegend alleine mit den Großeltern zu Hause. Er nimmt sich zunehmend als »zu schlimm« für die Gesellschaft war, die Großeltern zeigen körperliche Zeichen der Überforderung, die sich Paul zusätzlich zu Herzen nimmt. Gleichzeitig verursacht das emotionale Ungleichgewicht des Jungen ein zunehmend frustriertes und aggressives Verhalten in seinem einzigen Lebensumfeld: zu Hause. Das Jugendamt schaltet sich ein und drängt in Richtung einer stationären Jugendhilfe, gibt jedoch gleichzeitig zu, »keine passende Einrichtung« für einen Fall wie Paul zu kennen.

Endlich im Alter von 13 Jahren hat Paul Glück. Dank des ungebremsten Willens der Großeltern, das Beste für ihren Enkel einzufordern, wenden sie sich erneut an das Jugendamt. Ein Platz in einem Schulprojekt des Bezirks wird mit einem zusätzlichen Eingliederungshelfer bewilligt und doppelfinanziert. Es findet sich ein Therapieplatz bei einer Psychotherapeutin in Ausbildung, die in unserer Ambulanz arbeitet und sich in das neurobehaviorale Modell eingedacht hat. In einer Aufeinanderfolge von kleinsten Schritten nimmt Paul einzelne Stunden in dem Schulprojekt wahr. In der Einzeltherapie nutzt er die Möglichkeit, die Verletzungen zu zeigen, die der Ausschluss aus der Gesellschaft bei ihm hinterlassen hat. In einem anstrengenden und durchaus humorvollen Prozess nimmt er in der Therapeutin ein Individuum wahr, das ihn weder verurteilt noch ignoriert. Dieser Prozess dauert aktuell an, aber die Entwicklungsrichtung geht erstmalig seit der Einschulung vor sieben Jahren wieder nach oben.

Fazit

- Diagnosen können stigmatisieren.
- Diagnosen sollen Entwicklungschancen bieten und Selbstheilungschancen verbessern.
- Psychotherapie kann ein essenzieller Baustein für eine gesunde Entwicklung eines Kindes mit einer FASD sein

5.3 Fallbeispiel: Selbstbestimmtheit der Diagnose

Lina ist 10 Jahre alt und wird uns von ihrer Mutter in unserer regulären Ambulanz vorgestellt. Grund für die Vorstellung sind aggressive Impulsdurchbrüche in der Schule und Zuhause bei Wunschversagen oder anderen Frustrationen. Lina habe Stimmungsschwankungen, eine sprachliche Entwicklungsverzögerung und eine niedrige Ausdauer- und Konzentrationsfähigkeit. Die Mutter gibt an, dass sie erst im 7. Monat die Schwangerschaft bemerkte, bis dahin habe sie auf mehreren Festen erhebliche Mengen Alkohol getrunken. Zusätzlich gibt es in der Familie des Vaters mehrere direkte Verwandte mit Entwicklungsverzögerungen und Problemen der Impulskontrolle und Aufmerksamkeit.

In mehreren psychoedukativen Gesprächen wird mit der Mutter besprochen, dass ihr Alkoholkonsum in der Schwangerschaft eventuell Auswirkungen auf die Entwicklung ihres Kindes hatte. In Absprache mit der Mutter führen wir nach Leitlinie die Diagnostik durch: Lina erfüllt die Kriterien für die Diagnose Fetales Alkoholsyndrom. Auf Wunsch der Mutter wird diese Diagnose zunächst nicht mit Lina besprochen. Gleichzeitig wird wegen der positiven Familienanamnese für Entwicklungsstörungen in der Familie des Vaters eine humangenetische Untersuchung veranlasst.

Mit unserer Stellungnahme bezüglich des Fetalen Alkoholsyndroms wendet sich die Mutter an das zuständige Schulpsychologische und Inklusionspädagogische Beratungs- und Unterstützungszentrum (SIBUZ), um entsprechende Unterstützungsmöglichkeiten zu beantragen. Sie bespricht die Diagnose ihrer Tochter im Freundes- und Bekanntenkreis. Gleichzeitig wird die humangenetische Diagnose Mikroduplikation 22q11.2 bei Lina festgestellt. Diese humangenetische Veränderung kann ebenfalls die Ursache für die bei Lina vorhandenen Auffälligkeiten in den Bereichen Gesicht, Wachstum, Mikrozephalie und Hirnfähigkeiten sein (Unique, 2021).

Im Verlauf besteht die Mutter darauf, dass die Diagnose Fetales Alkoholsyndrom (FAS) nicht mehr verwendet wird. Sie gibt an, dass sie sich sowohl im Freundeskreis auch als im Umgang mit den Helferinnen in der Schule wegen des Alkoholkonsums in der Schwangerschaft verurteilt fühlt. Mit dem Wissen, dass sie mit der humangenetischen Diagnose der Mikroduplikation die gleiche Unterstützung für ihr Kind bekommen kann wie mit der Diagnose FAS, fragt sie nach einer neuen ärztlichen Stellungnahme, in der ausschließlich die Mikroduplikation als Begründung für den Hilfebedarf genannt wird.

Im Rahmen unserer Ambulanz beginnt eine konstruktive Diskussion über die Frage, ob wir eine bekannte Diagnose auf Wunsch der Mutter nicht benennen dürfen. Letztlich streichen wir die Diagnose FAS aus der Stellungnahme und berufen uns auf den § 630d des Bürgerlichen Gesetzbuches (BGB, 2021), in dem das Recht auf Selbstbestimmung bzw. Einwilligung zu einer medizinischen Maßnahme definiert ist. In unserem Verständnis ist eine Diagnosestellung eine ärztliche Maßnahme und unterliegt also der Selbstbestimmung der Patientin bzw. deren Sorgeberechtigten. Ausschlaggebend für diese Sichtweise war die Tatsache, dass durch ein Weglassen der Diagnose FAS die Hilfe- und Heilungsaussichten von Lina nicht beeinträchtigt werden. Ein adäquater Hilfebedarf kann ausreichend über die humangenetische Diagnose begründet werden.

Dieser Fall wird hier nicht als Blaupause, sondern als Einzelfall aufgeführt. In diesem Einzelfall erschien uns das Weglassen der Diagnose FAS verantwortlich und sinnvoll. Kleine Veränderungen der Bedingungen in der Gesamtsituation hätten zu einer anderen Entscheidung führen können. Ziel dieser Darstellung ist es, in jedem Einzelfall die Flexibilität, also die Zahl der Handlungsmöglichkeiten, hochzuhalten. Und es gilt zu bedenken, dass wir als Fachleute eventuell eine neue Art der Neurodiversität und Inklusion vorleben wollen – mit der Diagnose FAS leben müssen dann jedoch in diesem Fall die Mutter und Lina, in ihrer Umwelt, mit den Bedingungen ihrer Umwelt.

Fazit

- Die betroffenen Menschen haben das Recht auf Selbstbestimmung.
- Differenzen zwischen Fachleuten und Selbsteinschätzung der Betroffenen sind natürlich.
- Wenn eine Ablehnung einer Diagnose eine gesundheitsschädliche Auswirkung hat, sind Fachleute verpflichtet, entsprechend im Interesse der Betroffenen zu handeln.

5.4 Fallbeispiel: Teilhabe-Ermöglichung

In meiner Sprechstunde sitzt mir der 16-jährige Paul gegenüber. Das Gesicht des Jugendlichen ist für einen geübten Blick sofort mit einer schmalen Oberlippe und einem verstrichenen Philtrum auffällig. In den ersten Momenten des Kontaktes ist der Jugendliche sehr still, immer wieder blickt Paul hilfesuchend seine Pflegemutter an. Die ebenfalls angereiste Vormundin hält sich zunächst zurück und gibt der Pflegemutter und Paul ihren Raum. Optisch habe ich zwei Gruppen vor mir sitzen, Paul mit seiner Pflegemutter und abseits die Vormundin. Aus dem ersten Kontakt heraus bin ich mir nicht sicher, was der Jugendliche von meinen verbalen Inhalten kognitiv verarbeiten kann. Ich versuche, meine Satzform zu vereinfachen, da ich Paul im ersten Moment für kognitiv eingeschränkt halte.

Paul hat im Alter von fünf Jahren die Diagnose FASD erhalten. Er ist auf einer Förderschule mit dem Förderschwerpunkt Lernen eingeschult worden, mehrere Stellungnahmen aus Sozialpädiatrischen Zentren haben dies unterstützt. Im Alter von 8 Jahren kam Paul zu seiner aktuellen Pflegemutter. In den ersten Wochen des Kontaktes bemerkte die Pflegemutter große kognitive Ressourcen bei ihrem Pflegekind. Die Pflegemutter kämpft um das Potenzial ihres Pflegesohnes, die Zeugnisse der Förderschule zeigen ausschließlich die Note 1, ein Wechsel in eine Regelschule wird ermöglicht. Paul schreibt weiter sehr gute Noten, jedoch zeigt er sich zunehmend erschöpft und emotional belastet.

In ihrem professionellen Umfeld gilt die Pflegemutter als zu ehrgeizig: Sie würde Paul zu Leistungen zwingen, die der Jugendliche gar nicht erbringen könne. Der Pflegemutter wird von der Schule vorgeworfen, zu viel zu übernehmen, zu viel zu unterstützen. Sie hält jedoch unbeirrt an ihrem Plan fest, sich nur an die Aussagen des Jugendlichen, also an die Wünsche von Paul selber, zu halten. Solange dieser die Hilfe, Unterstützung und Motivation von ihr als Mutter einfordere, werde sie diese auch geben.

Im Zuge der Pubertät beginnt Paul, die Unterstützung der Pflegemutter abzulehnen. Der Jugendliche fällt in seinen Schulleistungen ab und gibt seiner Pflegemutter weniger Rückmeldungen zu Hausaufgaben und anstehenden Klassenarbeiten als zuvor. Aus Sicht der Pflegemutter triumphiert das Hilfesystem geradezu und fühlt sich darin bestätigt, dass die Pflegemutter ihr Pflegekind jahrelang überfordert hat. Die Pflegemutter verzweifelt, findet in ihrem Umfeld kein Gehör und nimmt eine Autoreise von über sechs Stunden hin und zurück auf sich, um in eine FASD-Spezialsprechstunde zu kommen.

Nach der anfänglichen Nervosität, die ich als kognitive Einschränkung fehldeutete, bringt eine einfache Frage das Gespräch ins Rollen. Glaubt der Jugendliche, dass seine Pflegemutter ihn mit den Anforderungen und Motivationen ärgern wolle? Paul kann sehr differenziert sagen, dass er die Unterstützung seiner Pflegemutter als Zeichen des Kümmerns, Sorgens und Liebens versteht. Paul wisse manchmal auch nicht, warum er sich von dieser ganzen Nähe und Unterstützung erdrückt und bevormundet fühle. Er will bestimmt sein Abitur machen, er glaubt auch, dass er es sicher schaffen könne. Die Lehrerinnen in der Schule würden ihm oft so komische Fragen stellen und ihm nahelegen, sich nicht so zu quälen. Dabei quäle er sich gar nicht. »Das Leben ist doch anstrengend und das ist auch okay so.« Ihm mache das Lernen Spaß, auch wenn er immer wieder Dinge vergesse und von vorne anfangen müsse. (Zu einem möglichen Frageschema für diese Situation sei auf **AB 7** verwiesen.)

Ergebnis des Beratungsgespräches ist eine klare Aussage Pauls, dass er auf dem richtigen Weg sei. Er will sein Potenzial ausschöpfen. Die Benennung seiner Schwierigkeiten in den Bereichen Gedächtnis und Konzentration führt zu einem Gefühl der Beherrschbarkeit. Er hat bereits jetzt viele Strategien entwickelt, die schulischen Herausforderungen zu schaffen. In viele dieser Strategien ist die Hilfe der Pflegemutter eingebunden. Beide Seiten finden es sinnvoll, hier zunehmend mit der Hilfe eines Einzelfallhelfers eine Autonomie-Entwicklung von der Pflegemutter zu ermöglichen. Paul würde gerne von einem Mann Hilfe annehmen, wünscht sich einen Einzelfallhelfer. Beide können klar benennen, dass Streitsituationen oft aus einer gefühlten Bevormundung von Paul durch die Pflegemutter entstehen. Einerseits trauert Paul darum, dass er die Hilfe der Pflegemutter braucht, andererseits ist er überaus dankbar und wertschätzend, dass die Pflegemutter ihn nicht hängen lässt und immer für ihn da ist.

An dieser Stelle greift die Vormundin das Wort. Sie bedankt sich, bei dem Gespräch dabei sein zu können. Für sie habe sich ein starres Bild der letzten Jahre entscheidend verändert. Die Vormundin ist beeindruckt von Pauls Kraft und will zukünftig mehr in der Schule präsent sein, um die Haltung und den Anspruch von Paul und seiner Pflegemutter auch von professioneller Seite her mehr zu stützen. Sie wird die notwendigen Hilfen zur Erziehung beim Jugendamt beantragen und eine Bewilligung durchsetzen.

Paul plant, die langjährige Psychotherapie vorerst zu pausieren, um sich weniger auf sich selber und mehr auf die Schule zu konzentrieren. Gleichzeitig würde er gerne die freiwerdende Zeit mit Pferden verbringen, weil er sich dort sicher und selbstbewusst erlebt. Er bedankt sich bei der Vormundin für ihr Mitkommen: »Das ist ja auch nicht selbstverständlich.« Paul, die Pflegemutter und die Vormundin verlassen als eine Dreier-Gruppe den Raum. **INFO 5** veranschaulicht Aktivität und Teilhabe als Ergebnis der Interaktion zwischen einem Individuum und der Umwelt mit ihren jeweiligen Fähigkeiten und Bedürfnissen.

Fazit

- Psychotherapie, Psychopharmakotherapie, Jugendhilfsmaßnahmen und spezialtherapeutische Maßnahmen (z. B. Ergotherapie, Logopädie, Tiergestützte Therapie) können Teilhabe ermöglichen.
- Teilhabe ermöglicht eine gesunde Entwicklung des Selbst in einem sozialen Umfeld.
- Teilhabe ist die beste Medizin.

Anhang

Literatur

Hinweise zum Online-Material

Sachwortverzeichnis

Literatur

Antonovsky, A. (1997). Salutogenese zur Entmystifizierung der Gesundheit. Tübingen: dgvt.

Asen, E. & Scholz, M. (2012). Praxis der Multifamilientherapie (2. Aufl.). Heidelberg: Auer.

Aster, M. G. von, Weinhold-Zulauf, M. & Horn, R. (2013). ZAREKI-R. Neuropsychologische Testbatterie für Zahlenverarbeitung und Rechnen bei Kindern – Revidierte Fassung (4. Aufl.). Frankfurt a. M.: Pearson.

Astley, S. (2004). Diagnostic Guide for fetal Alcohol Spectrum Disorders. The 4-Digit-Diagnostic-Code™ (3rd ed.). University of Washington, Seattle. URL: http://depts.washington.edu/fasdpn/pdfs/guide04.pdf, letzter Zugriff am 22.04.2021.

Astley, S. J., Aylward, E. H., Olson, H. C., Kerns, K., Brooks, A., Coggins, T. E. et al. (2009). Functional magnetic resonance imaging outcomes from a comprehensive magnetic resonance study of children with fetal alcohol spectrum disorders. Journal of Neurodevelopmental Disorders, 1, 61–80.

Baumeister, R. F. (1995). Self and identity: An introduction. In A. Tesser (Ed.), Advanced Social Psychology (pp. 50–98). New York: McGraw-Hill.

Becker, G., Hennicke, K., Klein, M. & Landgraf, M. (2019). Erwachsene mit Fetalen Alkoholspektrumstörungen – Diagnostik, Screening, Intervention, Suchtprävention. Berlin: de Gruyter.

Behrendt, B. & Schaub, A. (2005). Handbuch Psychoedukation und Selbstmanagement. Verhaltenstherapeutische Ansätze für die klinische Praxis. Tübingen: dgvt.

Bengel, J., Töns, N. & Schliehe, F. (2012). Internationale Klassifikation der Funktionsfähigkeit, Behinderung und Gesundheit (ICF). In B. Strauß & E. Brähler (Hrsg.), Enzyklopädie der Psychologie. Medizinische Psychologie (Bd. I, Grundlagen, S. 47–72). Göttingen: Hogrefe.

Bents, H. (2006). Entscheidungswürfel. In Fliegel, S. & A. Kämmerer (Hrsg.), Psychotherapeutische Schätze (S. 51–53). Tübingen: dgvt.

Bertrand, J., Floyd, L., Chasnoff, I., Wells, A., Bailey, G. et al. (2009). Interventions for children with fetal alcohol spectrum disorders (FASDs): Overview of findings for five innovative research projects. Research In Developmental Disabilities, 30 (5), 986–1006.

BGB (2021). Bürgerliches Gesetzbuch § 630d. URL: https://www.gesetze-im-internet.de/bgb/__630d.html, letzter Zugriff am 31.07.2021.

Bölte, S., Mahdi, S., Coghill, D., Gau, S. S.-F., Granlund, M., Holtmann, M. et al. (2018). Standardized assessment of functioning in ADHD: consensus on the ICF Core Sets for ADHD. European Child & Adolescent Psychiatry, 27, 1261–1281.

Bölte, S., Mahdi, S., Vries, P. J. de, Granlund, M., Robison, J. E., Shulman, C. et al. (2019). The Gestalt of functioning in autism spectrum disorder: Results of the international conference to develop final consensus International Classification of Functioning, Disability and Health core sets. Autism, 23 (2), 449–467.

Boys, C. J., Bjorke, J., Dole, K. N., Dalnes, C., Terwey, S. & Chang, P.-N. (2016). Improving Educational Outcomes in Fetal Alcohol Spectrum Disorder Through Interagency Collaboration. Journal of Pediatric Neuropsychology, 2, 50–57.

Bundeszentrale für gesundheitliche Aufklärung (BZgA). (2001). Was erhält Menschen gesund? Antonovskys Modell der Salutogenese – Diskussionsstand und Stellenwert. Eine Expertise von Jürgen Bengel, Regine Strittmatter und Hildegard Willmann im Auftrag der BZgA. Köln: Bundeszentrale für gesundheitliche Aufklärung.

Bundeszentrale für gesundheitliche Aufklärung (BZgA). (2020). Bundeszentrale für gesundheitliche Aufklärung. Köln: Bundeszentrale für gesundheitliche Aufklärung. URL: https://www.kenn-dein-limit.de/alkohol/schwangerschaft-und-stillzeit/alkohol-in-der-schwangerschaft/, letzter Zugriff am 22.04.2021.

Carmichael, O. H. & Leavitt, S. (2010). Families Moving Forward. Platform Presentation on

October 23, 2010. FASD Fall Conference at Emory University, Atlanta, GA. URL: https://www.cdc.gov/ncbddd/fasd/treatments.html, letzter Zugriff am 31.07.2021.

Cook, A., Blaustein, M., Spinazzola, J. & Kolk, B. van der (2003). Complex Trauma in Children and Adolescents. White Paper from the National Child Traumatic Stress Network, Complex Traum Taskforce. URL: https://www.nctsn.org/sites/default/files/resources//complex_trauma_in_children_and_adolescents.pdf, letzter Zugriff am 22.04.2021.

Damásio, H., Grabowski, T., Frank, R., Galaburda, A. M. & Damasio, A. R. (1994). The return of Phineas Gage: clues about the brain from the skull of a famous patient. Science, 264 (5162), 1102–1105.

Denys, K., Rasmussen, C. & Henneveld, D. (2011). The Effectiveness of a Community-Based Intervention for Parents with FASD. Community Mental Health Journal, 47 (2), 209–219.

Deutscher Verein (2021). Projekt »Umsetzungsbegleitung Bundesteilhabegesetz« c/o Deutscher Verein für öffentliche und private Fürsorge e. V. URL: https://umsetzungsbegleitung-bthg.de/bthg-kompass/bk-bedarfsermittlung-icf/, letzter Zugriff am 22.04.2021.

Dobslaw, G. & Klauß, T. (2009). Identität, geistige Behinderung und seelische Gesundheit. Materialien der DGSGB, Bd. 19. Berlin: DGSGB.

Döpfner, M. & Görtz-Dorten, A. (2017). DISYPS-III: Diagnostiksystem für psychische Störungen im Kindes- und Jugendalter nach ICD-10 und DSM-IV. Göttingen: Hogrefe.

Döpfner, M., Plück, J. & Kinnen, C. (2014). Elternfragebogen über das Verhalten von Kindern und Jugendlichen (CBCL/6-18R); Fragebogen für Jugendliche (YSR/11-18R). Deutsche Schulalter-Formen der Child Behavior Checklist von Thomas M. Achenbach. Göttingen: Hogrefe.

Douzgou, S., Catherine Breen, C., Crow, Y. J., Chandler, K., Metcalfe, K., Jones, E. et al. (2012) Diagnosing fetal alcohol syndrome: new insights from newer genetic technologies. Archives of Disease in Childhood, 97, 812–817.

Drechsler, R. & Steinhausen, H.-C. (2013). BRIEF Verhaltensinventar zur Beurteilung exekutiver Funktionen. Deutschsprachige Adaptation des Behavior Rating Inventory of Executive Function (BRIEF) von G. A. Gioia, P. K. Isquith, S. C. Guy und L. Kenworthy und der Self-Report Version (BRIEF-SR) von S. C. Guy, P. K. Isquith und G. A. Gioia. Göttingen: Hogrefe.

Egger, J. W. (2005). Das biopsychosoziale Krankheitsmodell – Grundzüge eines wissenschaftlich begründeten ganzheitlichen Verständnisses von Krankheit. Psychological Medicine, 16 (2), 3–12.

Engel, G. L. (1977). The need for a new model: a challenge for biomedicine. Science, 1296, 129–137.

Engels, D., Schmidt-Ohlemann, M., Schmitt-Schäfer, T. & Welti, F. (2021). FAS im Rahmen der ICF und des Abschlussberichts. Veröffentlicht im BTHG-Kompass. URL: https://umsetzungsbegleitung-bthg.de/bthg-kompass/bk-bedarfsermittlung-icf/leistungsberechtigter-personenkreis/fd4-1005/, letzter Zugriff am 22.04.2021.

FASD Deutschland (2021). Hilfe und Beratung. URL: https://www.fasd-deutschland.de/diagnostik-aerzte/, letzter Zugriff am 31.07.2021.

FH Münster (2021). Hochschulzertifikatskurs FASD Fachkraft. URL: https://www.fh-muenster.de/sw/termine/weiterbildungskatalog.php?wkid=12590&year=2020, letzter Zugriff am 31.07.2021.

Flannigan, K., Coons-Harding, K. D., Anderson, T., Wolfson, L., Campbell, A., Mela, M. & Pei, J. (2020). A Systematic Review of Interventions to Improve Mental Health and Substance Use Outcomes for Individuals with Prenatal Alcohol Exposure and Fetal Alcohol Spectrum Disorder. Alcoholism: Clinical & Experimental Research, 44 (12), 2401–2430.

Freimüller, L. & Wölwer, W. (2012). Antistigma-Kompetenz in der psychiatrisch-psychotherapeutischen und psychosozialen Praxis. Das Trainingsmanual. Stuttgart: Schattauer.

Fryer, S. L., Tapert, S. F., Mattson, S. N., Paulus, M. P., Spadoni, A. D. & Riley, E. P. (2007). Prenatal alcohol exposure affects frontalstriatal BOLD response during inhibitory control. Alcoholism: Clinical and Experimental Research, 31 (8),1415–1424.

Gaebel, W., Zäske, H. & Baumann, A. (2005). Stigmatisierung und Diskriminierung psychisch Erkrankter als Herausforderung für die Gesundheitsversorgung in Deutschland. In M. Berger, J. Fritze, C. Roth-Sackenheim & U. Voderholzer (Hrsg.), Die Versorgung psychischer Erkrankungen in Deutschland (S. 21–26). Heidelberg: Springer.

Griffin, E. & Pollak, D. (2009). Student experiences of neurodiversity in higher education: Insights from the BRAINHE project. Dyslexia, 15 (1), 23–41.

Große Feldhaus, S. (2019). Behandlungsverweigerung. In S. Große Feldhaus, & J. Große Feldhaus (Hrsg.), Arzt und Recht bei Fehlern und Irrtümern – Für Praxis, Klinik und Begutachtung (S. 92–95). München: Elsevier.

Grotkamp, S. (2014). Bedeutung der Personbezogenen Faktoren für die praktische Nutzung im Gesundheitswesen – 10 Thesen. Praxis der Rehabilitation, 4, 42–45.

Grotkamp, S., Cibis, W., Behrens, J., Bucher, P. O., Deetjen, W., Nyffeler, I. D. et al. (2010). Personbezogene Faktoren der ICF – Entwurf der AG »ICF« des Fachbereichs II der Deutschen Gesellschaft für Sozialmedizin und Prävention (DGSMP). Gesundheitswesen, (72), 908–916.

Jacobs, C. & Petermann, F. (2013). Training für Kinder mit Aufmerksamkeitsstörungen: Das neuropsychologische Gruppenprogramm ATTENTIONER (3. Aufl.). Göttingen: Hogrefe.

Jones, K. L., Smith, D. W., Ulleland, C. N. & Streissguth, P. (1973). Pattern of malformation in offspring of chronic alcoholic mothers. Lancet, 1(7815), 1267-1271.

Jones, K. L. & Smith, D. W. (1973). Recognition of the fetal alcohol syndrome in early infancy. Lancet, 302(7836), 999-1001.

Julius, M. (2000). Identität und Selbstkonzept von Menschen mit geistiger Behinderung. Behindertenpädagogik, 39 (2), 175–194.

Kable, J. A., Coles, C. D. & Taddeo, E. (2007). Socio-cognitive habilitation using the math interactive learning experience program for alcohol affected children. Alcohol Clinical and Experimental Research, 31, 1425–1434.

Kolk, B., van der (2016). Verkörperter Schrecken. Traumaspuren in Gehirn, Geist, Körper und wie man sie heilen kann (3. Aufl.). Lichtenau: G. P. Probst.

Kühl, J. (1987). Motivation und Handlungskontrolle: Ohne guten Willen geht es nicht. In H. Heckhausen, H., P. M. Gollwitzer & F. E. Weinert (Hrsg.). Jenseits des Rubikon (S. 101–120). Heidelberg: Springer.

Landgraf, M. N. & Heinen, F. (2013). Fetales Alkoholsyndrom: S3-Leitlinie zur Diagnostik. Stuttgart: Kohlhammer.

Landgraf, M. N. & Heinen, F. (2016). Pocket Guide FASD. Think Kids. Don't Drink. Stop FASD. Herausgegeben von Bundesministerium für Gesundheit und Drogenbeauftragte der Bundesregierung. URL: https://jimdo-storage.global.ssl.fastly.net/file/434d5727-cf2e-4a3e-b7a1-88782 f233915/FASD%20 Diagnostik%20Pocketguide%20Landgraf%20 Heinen.pdf, letzter Zugriff am 22.04.2021.

Landgraf, M. & Hoff, T. (2019). Fetale Alkoholspektrumstörungen: Diagnostik, Therapie, Prävention. Stuttgart: Kohlhammer.

Lebenshilfe (2021). Recht auf Teilhabe 2021. Ein Wegweiser zu allen wichtigen sozialen Leistungen für Menschen mit Behinderung (6. Aufl.). Marburg: Bundesvereinigung Lebenshilfe.

Leibson, T., Neuman, G., Chudley, A. E. & Koren, G. (2014). The Differential Diagnosis of Fetal Alcohol Spectrum Disorder. Journal of Population Therapeutics and Clinical Pharmacology, 21 (1), e1-e30.

Lemoine, P., Harousseau, H., Borteyru,J.-P., Lemoine,P., Borteyru, J. P. & Menuet, J. C. (1968). Les enfant des parents alcooliques: anomalies observées á propos de 127 cas. Quest Médicale, 25, 476–82.

Liesegang, J. (2020). Exekutivfunktionen aus systemischer Sicht … Träumen erlaubt. In G. Michalowski, K. Lepke & FASD Deutschland e. V. (Hrsg.), FASD – Träumen erlaubt?! (S. 72–88). 21. FASD-Fachtagung in Dortmund. Idstein: Schulz-Kirchner.

Löser, H. (1995). Alkoholembryopathie und Alkoholeffekte. Stuttgart: Fischer.

Löser H. (2005). Alkohol und Schwangerschaft — Alkoholeffekte bei Embryonen, Kindern und Jugendlichen. In M. V. Singer & S. Teyssen (Hrsg.), Alkohol und Alkoholfolgekrankheiten. Heidelberg: Springer.

Majewski, F. (1987). Die Alkoholembryopathie — eine häufige und vermeidbare Störung. In F. Majewski (Hrsg.), Die Alkoholembryopathie (S. 109–123). Frankfurt a. M.: Umwelt und Medizin.
Majewski, F., Bierich, J. R., Löser, H., Michaelis, R., Leier, B. & Bettecken, F. (1976). Zur Klinik und Pathogenese der Alkoholembryopathie. Bericht über 68 Fälle. Münchner Medizinische Wochenschrift, 118, 1635–1642.
Malbin, D. (2017). Trying differently rather than harder. Albany, Oregon, USA: FASCETS.
Malisza, K. L., Allman, A.-A., Shiloff, D., Jakobson, L., Longstaffe, S. & Chudley, A. E. (2005). Evaluation of spatial work ing memory function in children and adults with fetal alcohol spectrum disorders: A functional magnetic resonance imaging study. Pediatric Research, 58 (6),1150–1157.
Manitoba (2009). What Educators Need to Know about FASD. Working Together to Educate Children in Manitoba with Fetal Alcohol Spectrum Disorder. Healthy Child Manitoba and Manitoba Education, Citizenship and Youth. URL: http://digitalcollection.gov.mb.ca/awweb/pdfopener?smd=1&did=17845&md=1, letzter Zugriff am 22.04.2021.
Miller, T. J., McGlashan, T. H., Rosen, J. L., Cadenhead, K., Cannon, T., Ventura, J. et al. (2003). Prodromal Assessment with the Structured Interview for Prodromal Syndromes and the Scale of Prodromal Symptoms: Predictive Validity, Interrater Reliability, and Training to Reliability. Schizophrenia Bulletin, 29 (4), 703–715.
Muschalla, B., Bengel, J., Morfeld, M. & Worringen, U. (2016). Herausforderungen einer teilhabeorientierten Psychotherapie. Psychotherapeuten-Journal, 1, 37–42.
Nuñez, C. C., Roussotte, F. & Sowell, E. R. (2011) Focus on structural and functional brain abnormalities in fetal alcohol spectrum disorders. Alcohol Research & Health, 34(1), 121–131.
O'Connor, M. J., Frankel, F., Paley, B., Schonfeld, A. M., Carpenter, E., Laugeson, E. A. & Marquardt, R. (2006). A controlled social skills training for children with fetal alcohol spectrum disorders. Journal of Consulting and Clinical Psychology, 74 (4), 639–648.
Ortega, F. (2010). Biopolitik der Gehirne. Neurodiversität als Emanzipationsstrategie. URL: https://www.gen-ethisches-netzwerk.de/biopolitik-der-gehirne, letzter Zugriff am 22.04.2021.
Paley, B. & O'Connor, M. J., (2009). Intervention for individuals with fetal alcohol spectrum disorders: treatment approaches and case management. Developmental Disabilities Research Reviews, 15 (3), 258–267.
Pei, J., Kapasi, A., Kennedy, K. E., & Joly, V. (2019). Towards Healthy Outcomes for Individuals with Fetal Alcohol Spectrum Disorder. Canada FASD Research Network in collaboration with the University of Alberta. URL: https://edmontonfetalalcoholnetwork.org/wp-content/uploads/2019/09/Final-Towards-Healthy-Outcomes-Document-with-links.pdf, letzter Zugriff am 22.04.2021.
Petermann, F. (2010). SET 5-10. Sprachstandserhebungstest für Kinder im Alter zwischen 5 und 10 Jahren. (3. Aufl.). Göttingen: Hogrefe.
Petermann, F. (2015). Movement Assessment Battery for Children – Second Edition. Deutsche Bearbeitung hrsg. von F. Petermann. Göttingen: Hogrefe.
Petermann, F. (2017). Wechsler Intelligence Scale for Children – Fifth Edition. Deutsche Bearbeitung F. Petermann. Frankfurt a. M.: Pearson.
Popper, K. R. (1996). Alles Leben ist Problemlösen: Über Erkenntnis, Geschichte und Politik. München: Piper.
Rittmannsberger, D., Lueger-Schuster, B. & Weber, G. (2019). Traumafolgestörungen. In T. Sappok (Hrsg.), Psychische Gesundheit bei intellektueller Entwicklungsstörung (S. 169–177). Stuttgart: Kohlhammer.
Rauchfleisch, U. (1999) Außenseiter der Gesellschaft: Psychodynamik und Möglichkeiten zur Psychotherapie Straffälliger. Göttingen: Vandenhoeck & Ruprecht.
Römer, P., Reinelt, T., Petermann, F. & Teickner, C. (2019). Alkoholkonsum während der Schwangerschaft. Kindheit und Entwicklung, 28, 6–18.
Rudolf, B. (2017). Teilhabe als Menschenrecht – eine grundlegende Betrachtung. In E. Diehl (Hrsg.), Teilhabe für alle?! (S. 13–43). Bonn: Bundeszentrale für politische Bildung.

Santer, T. (2015). Stigmatisierung von Menschen mit Behinderungen. Veränderungen beginnen im Kopf. URL: http://bidok.uibk.ac.at/library/santer-stigma.html, letzter Zugriff am 22.04.2021.

Sarimski, K. & Steinhausen, H. C. (2008). Psychische Störungen bei geistiger Behinderung. Göttingen: Hogrefe.

Schachinger, H. (2005). Das Selbst, die Selbsterkenntnis und das Gefühl für den eigenen Wert: Einführung und Überblick. Bern: Huber.

Schindler, G. (2017). Die Fetale Alkoholspektrumstörung. Die wichtigsten Fragen der sozialrechtlichen Praxis. Hrsg.: Drogenbeauftragte der Bundesregierung. URL: https://www.bundesgesundheitsministerium.de/fileadmin/Dateien/5_Publikationen/Drogen_und_Sucht/Broschueren/FASD_SozR-Fragen.pdf, letzter Zugriff am 22.04.2021.

Schlachtberger, A. (2020). FASD und Schule: Eine Handreichung zum Umgang mit Schülern mit Fetaler Alkoholspektrumstörung. Idstein: Schultz-Kirchner.

Schultze-Lutter, F. & Koch, E. (2010). Schizophrenia Proneness Instrument, Child and Youth Version (SPI-CY). Roma: Giovanni Fioriti.

SGB VIII (2020). Sozialgesetzbuch. Achtes Buch. URL: https://www.gesetze-im-internet.de/sgb_8/__8a.html und https://www.gesetze-im-internet.de/sgb_8/__8b.html, letzter Zugriff am 22.04.2021.

Sonnenhof (2021). Fachkraft für Fetale Alkoholspektrumstörung. Kooperative Weiterbildung mit FASD-Deutschland und dem FASD-Fachzentrum Sonnenhof. URL: https://fasd-fachzentrum.de/fortbildungen/fachkraft-fuer-fetale-alkoholspektrumstoerung-fasd-2022/, letzter Zugriff am 31.07.2021.

Sowell, E. R., Lu, L. H., O'Hare, E. D., McCourt, S. T., Mattson, S. N., O'Connor, M. J. et al. (2007). Functional magnetic resonance imaging of verbal learning in children with heavy prenatal alcohol exposure. NeuroReport, 18(7), 635–639.

Speck, O. (1996). Frühförderung entwicklungsauffälliger Kinder unter ökologisch-integrativem Aspekt. In F. Peterander & O. Speck (Hrsg.), Frühförderung in Europa (S. 15–21). München: Reinhardt.

Spohr, H. L., Willms, J. & Steinhausen, H. C. (1993). Prenatal alcohol exposure and long-term developmental consequences: a 10-year follow-up of 60 children with fetal alcohol syndrome (FAS). Lancet, 341, 907–910.

Spohr, H. L. unter Mitarbeit von Wolter, H. (2014). Das Fetale Alkoholsyndrom: Im Kindes- und Erwachsenenalter. Berlin: De Gruyter.

Spohr, H.-L. & Steinhausen, H.-C. (2008). Fetale Alkohol-Spektrum-Störungen. Persistierende Folgen im Erwachsenenalter. Deutsches Ärzteblatt, 105 (41), 693–698.

Steinhausen, H. C., Willms, J. & Spohr, H. L. (1993). The long-term psychopathological and cognitive outcome of children with fetal alcohol syndrome. J Am Acad Child Adolesc Psychiatry, 32, 990–994.

Streissguth, A. P., Barr, H. M., Kogan, J. & Bokstein, F. L. (1996). Understanding the Occurrence of Secondary Disabilities in Clients with Fetal Alcohol Syndrome (FAS) and Fetal Alcohol Effects (FAE), Final Report to the Centers for Disease Control and Prevention (CDC), August 1996, Seattle: University of Washington, Fetal Alcohol & Drug Unit.

Sullivan, W. C. (1899). A note on the influence of maternal inebriety on offspring. J Ment Science, 45, 489–503.

Ulmer, A. (2018) Lernen von Patienten. Frankfurt a. M.: Mabuse

Unique (2021). Unique. Understanding Chromosome & Gene Disorders. 22q11.2 duplications. URL: https://www.rarechromo.org/media/information/Chromosome%2022/22q11.2%20microduplications%20FTNP.pdf, letzter Zugriff am 31.07.2021.

Wagner, J. (2013). FASD und Exekutivfunktionen. In R. Feldmann, G. Michalowski, K. Lepke & FASD Deutschland e. V. (Hrsg.), Perspektiven für Menschen mit Fetalen Alkoholspektrumstörungen (FASD) (S. 50–58). Idstein: Schulz Kirchner.

Wells, A. M., Chasnoff, I. J., Schmidt, C. A., Telford, E. & Schwartz, L. (2012). Neurocognitive habilitation therapy for children with fetal alcohol spectrum disorders: An adaptation of the Alert Program®. American Journal of Occupational Therapy, 66, 24–34.

Williams, M. S. & Shellenberger, S. (2009). Wie läuft eigentlich dein Motor? Theorie und Pra-

xis der Selbstregulierung für Menschen mit ADS /HKS – Das »Alert-Program«. Dortmund: Verlag Modernes Lernen.
World Health Organization (WHO). (2005). Internationale Klassifikation der Funktionsfähigkeit, Behinderung und Gesundheit (ICF). PDF-Version Stand Oktober 2005. Hrsg. vom Deutschen Institut für Medizinische Dokumentation und Information, DIMDI WHO-Kooperationszentrum für das System Internationaler Klassifikationen.
World Health Organisation (WHO). (2011). ICF-CY. Internationale Klassifikation der Funktionsfähigkeit, Behinderung und Gesundheit bei Kindern und Jugendlichen. Übersetzt und herausgegeben von J. Hollenweger und O. Kraus de Camargo. Bern: Huber.
World Health Organization (WHO). (2020). ICD-10 GM Version 2020. URL: https://www.dimdi.de/static/de/klassifikationen/icd/icd-10-gm/kode-suche/htmlgm2020/, letzter Zugriff am 22.04.2021.
World Health Organization (WHO). (2021). International Statistical Classification of Diseases and Related Health Problems, 11th revision (ICD-11). URL https://icd.who.int/browse11/l-m/en#/http%3a%2f%2fid.who.int%2ficd%2fentity%2f362980699, letzter Zugriff am 22.04.2021.
Zasler, N. D., Martelli, M. F. & Jacobs, H. E. (2013). Neurobehavioral disorders. Handbook of Clinical Neurology, 110, 377–388.
Zimpel, A. F. (2015). Achtung Andersdenkende! Stärke: gesteigerte Aufmerksamkeit, Problem: Sozialkompetenz. Neuropsychologische Potenziale des Autismusspektrums als soziale Bereicherung. Behinderte Menschen, 1, 31–37.
Zimpel, A. F. & Hurtig-Bohn, K. (2016). Autismusspektrum und Neurodiversitätsforschung. Normal ist doch verschieden – Verschieden ist doch normal. Praxis Sprache, 4, 245–250.
Zimmermann, P. & Fimm, B. (1993). Testbatterie zur Aufmerksamkeitsprüfung TAP. Herzogenrath: Psytest.

Hinweise zum Online-Material

Die Online-Materialien unterstützen Sie in der praktischen Arbeit. Sie stehen Ihnen auf psychotherapie.tools zur Verfügung. Den Freischalt-Code und eine Anleitung, wie Sie sich die Materialien herunterladen können, finden Sie ganz vorne im Buch. Im E-Book sind die Arbeitsblätter (im PDF-Format) bereits enthalten.

Nachfolgend finden Sie eine Übersicht über alle Materialien sowie eine kurze Beschreibung.

Arbeitsblätter

AB 1	Beobachtungsschema FASD
AB 2	Fragebogen zu Fähigkeiten, Verhalten und Selbstbild bei FASD (Fremdeinschätzung durch Helfende – FVS-F)
AB 3	Fragebogen zu Fähigkeiten, Verhalten und Selbstbild bei FASD (Selbsteinschätzung ab einem Entwicklungsalter von ca. 12 Jahren – FVS-S)
AB 4	Fragebogen zu Fähigkeiten, Verhalten und Selbstbild bei FASD (Selbsteinschätzung in Einfacher Sprache – FVS-E)
AB 5	Teilhabe-Ermöglichungs-Modell als Hypothesenschema bei konkreten Schwierigkeiten im Alltag
AB 6	Beratungsschema FASD
AB 7	5-Fragen-Modell nach Asen

Informationsblätter

INFO 1	Denktempo (Gehirne)
INFO 2	Veränderungen durch die neurobehaviorale Perspektive
INFO 3	Gleichbehandlung ist nicht immer fair
INFO 4	Teilhabe-Ermöglichungs-Ausweis
INFO 5	Schema: Hirnfähigkeiten + Umweltbedingungen = Teilhabe
INFO 6	Comic: Veränderung der Kommunikation
INFO 7	Willst du ein ferngesteuerter Wutroboter sein?
INFO 8	Staudamm der Gefühle
INFO 9	Funktionen des Gedächtnisses
INFO 10	Anzeichen von Orientierungsstörungen
INFO 11	Anzeichen von Wahrnehmungsveränderungen
INFO 12	Bewertungssystem
INFO 13	Übersicht FASD-relevanter ICF-Kategorien
INFO 14	FASD-Modellstellungnahme

AB 1 Beobachtungsschema FASD

Dieses Arbeitsblatt bietet ein Beobachtungsschema, das bei Menschen mit Fetalen Alkoholspektrumstörungen eingesetzt werden kann. Beobachtungen von Aktivitäten und Teilhabe und von Umwelteinflüssen werden nebeneinandergestellt. Daraus wird eine Hypothese zu unsichtbarer Einschränkung und Stärken der Person abgeleitet. Das Arbeitsblatt bietet eine neurobehaviorale Perspektive auf diese Störungsbilder. Zur Anwendung wird empfohlen, sich zunächst an einer möglichst kleinen Situation zu versuchen. Je direkter die zu vermutenden Einflüsse sind, desto leichter ist eine Beobachtung. Die Beobachtung sollte zusammen mit den Betroffenen gemacht werden. Viele Menschen mit FASD können sehr genau über sich Auskunft geben, wenn erst einmal die richtigen Wörter gefunden wurden.

AB 2, 3, 4 Fragebogen zu Fähigkeiten, Verhalten und Selbstbild bei FASD

Der Fragebogen für Eltern, Pflegeeltern und Betreuende zu hirnorganischen Fähigkeiten und Verhalten ist ein strukturiertes Interview. Er dient zur Verbesserung der Kommunikation zwischen Ärztinnen bzw. Therapeutinnen und Eltern, Pflegeeltern, Betreuerinnen sowie den Kindern und Jugendlichen mit neurobehavioralen Auffälligkeiten, wie sie z. B. beim Fetalen Alkoholsyndrom vorkommen. Teile des Fragebogens entstanden in Anlehnung an Fragebogenmaterial der kanadisch-amerikanischen Selbsthilfegruppe FASCETS (Malbin, 2017). Des Weiteren finden sich die Konzepte von Streissguth et al. (1996) sowie Manitoba (2009) im Fragebogen wieder. Der Fragebogen liegt in drei Versionen vor, wobei diese sich in der Struktur und der Anzahl der Items ein wenig unterscheiden.

- AB 2 Fragebogen zu Fähigkeiten, Verhalten und Selbstbild bei FASD (Fremdeinschätzung durch Helfende – FVS-F): Die Version FVS-F wird zur Erhebung der Fremdeinschätzung durch helfende Personen eingesetzt.
- AB 3 Fragebogen zu Fähigkeiten, Verhalten und Selbstbild bei FASD (Selbsteinschätzung ab einem Entwicklungsalter von ca. 12 Jahren – FVS-S): Die Version FVS-S wird zur Erhebung der Selbsteinschätzung ab einem Entwicklungsalter von ca. 12 Jahren eingesetzt.
- AB 4 Fragebogen zu Fähigkeiten, Verhalten und Selbstbild bei FASD (Selbsteinschätzung in Einfacher Sprache – FVS-E): Die Version FVS-E wird zur Erhebung der Selbsteinschätzung in Einfacher Sprache eingesetzt.

AB 5 Teilhabe-Ermöglichungs-Modell als Hypothesenschema bei konkreten Schwierigkeiten im Alltag

Dieses Arbeitsblatt kann als Hypothesenschema bei konkreten Schwierigkeiten im Alltag von Menschen mit Fetalen Alkoholspektrumstörungen (FASD) eingesetzt werden. Es ist im Rahmen der Beratung von Menschen mit FASD bzw. deren Angehörigen und Helferinnen einzusetzen und führt die Perspektiven des betroffenen Menschen und seiner Umwelt zusammen.

AB 6 Beratungsschema FASD

Das Arbeitsblatt ist im Rahmen der Beratung von Menschen mit Fetalen Alkoholspektrumstörungen (FASD) bzw. deren Angehörigen und Helferinnen einzusetzen. Das Schema dient der Orientierung aller Beteiligten im Beratungsprozess. Da die Ratsuchenden oft von den Ereignissen überflutet werden, ist es wichtig, die Möglichkeiten und Phasen der Beratung zu erklären, damit keine unerfüllbaren Erwartungen und Enttäuschungen entstehen.

AB 7 5-Fragen-Modell nach Asen

Das Arbeitsblatt ist im Rahmen der Beratung von Menschen mit Fetalen Alkoholspektrumstörungen (FASD) bzw. deren Angehörigen und Helferinnen einzusetzen. Das abgebildete 5-Fragen-Modell nach Asen und Scholz (2012) ist ein Leitfaden für die Beraterin in allen Gesprächssituationen. Insbesondere in Situationen, in den die Beraterin den Eindruck hat, die Verbindung zum Ratsuchenden verloren oder noch nicht aufgebaut zu haben, kann es sehr lohnend sein, mit dem ersten Schritt »von vorne« anzufangen.

INFO 1 Denktempo (Gehirne)

Das Informationsblatt illustriert zwei Sichtweisen auf veränderte Denkfähigkeiten bei FASD. Es ist im Rahmen der Beratung von Menschen mit Fetalen Alkoholspektrumstörungen (FASD) bzw. deren Angehörigen und Helferinnen einzusetzen.

INFO 2 Veränderungen durch die neurobehaviorale Perspektive

Dieses Informationsblatt fasst zusammen, wie sich der eigene Blick auf Verhaltensauffälligkeiten von FASD-Betroffenen und die eigene Situation mit den Verhaltensauffälligkeiten verändern kann, wenn man sich erlaubt, veränderte Hirnfähigkeiten als Erklärungsmodell zuzulassen (erweitert nach Malbin, 2017). Es ist im Rahmen der Beratung von Menschen mit Fetalen Alkoholspektrumstörungen (FASD) bzw. deren Angehörigen und Helferinnen einzusetzen.

INFO 3 Gleichbehandlung ist nicht immer fair

Dieses Infoblatt illustriert die Tatsache, dass Menschen unterschiedliche Stärken und Schwächen haben. Es ist deshalb fair, Menschen mit ihren unterschiedlichen Eigenschaften unterschiedlich zu helfen oder zu fördern. Es ist im Rahmen der Beratung von Menschen mit Fetalen Alkoholspektrumstörungen (FASD) bzw. deren Angehörigen und Helferinnen einzusetzen.

INFO 4 Teilhabe-Ermöglichungs-Ausweis

Dieses Infoblatt ist im Rahmen der Beratung von Menschen mit Fetalen Alkoholspektrumstörungen (FASD) bzw. deren Angehörigen und Helferinnen einzusetzen. Es veranschaulicht einerseits die Sorge vor Stigmatisierung durch eine Diagnose oder z. B. durch den Begriff »Schwerbehindertenausweis«. Andererseits wird der Begriff des »Schubladendenkens« in einen positiven Zusammenhang gesetzt.

INFO 5 Schema: Hirnfähigkeiten + Umweltbedingungen = Teilhabe
Dieses Infoblatt ist im Rahmen der Beratung von Menschen mit Fetalen Alkoholspektrumstörungen (FASD) bzw. deren Angehörigen und Helferinnen einzusetzen. Es veranschaulicht Aktivität und Teilhabe als Ergebnis der Interaktion zwischen einem Individuum und der Umwelt mit ihren jeweiligen Fähigkeiten und Bedürfnissen.

INFO 6 Comic: Veränderung der Kommunikation
Dieses Infoblatt veranschaulicht die Schwäche der Spracherkennung bei Betroffenen mit einer FASD. Es ist im Rahmen der Beratung von Menschen mit Fetalen Alkoholspektrumstörungen (FASD) bzw. deren Angehörigen und Helferinnen einzusetzen.

INFO 7 Willst du ein ferngesteuerter Wutroboter sein?
Dieses Infoblatt ist im Rahmen der Beratung von Menschen mit Fetalen Alkoholspektrumstörungen (FASD) bzw. deren Angehörigen und Helferinnen einzusetzen. Es veranschaulicht die soziale Desorientierung als Schwäche bei Betroffenen mit einer FASD. Soziale Zeichen (prosoziale Aggressionen) anderer werden von den Betroffenen oft starr als Angriff verstanden und die Betroffenen werden zu einem Spielball von expansiv explorierenden Gleichaltrigen.

INFO 8 Staudamm der Gefühle
Dieses Infoblatt ist im Rahmen der Beratung von Menschen mit Fetalen Alkoholspektrumstörungen (FASD) bzw. deren Angehörigen und Helferinnen einzusetzen. Es veranschaulicht die Impulsivität als Schwäche bei Betroffenen mit einer FASD. Illustriert werden die unterschiedlichen Beeinflussungsmöglichkeiten und Auswirkungen vor, während und nach einem Impulsdurchbruch.

INFO 9 Funktionen des Gedächtnisses
Dieses Infoblatt ist im Rahmen der Beratung von Menschen mit Fetalen Alkoholspektrumstörungen (FASD) bzw. deren Angehörigen und Helferinnen einzusetzen. Es veranschaulicht die Funktionen des Gedächtnisses mit möglichen Auswirkungen im Alltag und kann gemeinsam mit Infoblatt 10 »Anzeichen von Orientierungsstörungen« eingesetzt werden.

INFO 10 Anzeichen von Orientierungsstörungen
Dieses Infoblatt ist im Rahmen der Beratung von Menschen mit Fetalen Alkoholspektrumstörungen (FASD) bzw. deren Angehörigen und Helferinnen einzusetzen. Es benennt verschiedene Aspekte der Orientierung. Ziel ist die Ermöglichung von passenden Hilfen im Sinne von Orientierungsmaßnahmen.

INFO 11 Anzeichen von Wahrnehmungsveränderungen
Dieses Infoblatt ist im Rahmen der Beratung von Menschen mit Fetalen Alkoholspektrumstörungen (FASD) bzw. deren Angehörigen und Helferinnen einzusetzen. Es benennt verschiedene Aspekte der Wahrnehmung. Ziel ist das Erkennen der individuellen Besonderheiten, um dann passend Rücksicht nehmen zu können.

INFO 12 Bewertungssystem
Im Rahmen der Beratung von Menschen mit Fetalen Alkoholspektrumstörungen (FASD) bzw. deren Angehörigen und Helferinnen ist dieses Infoblatt einzusetzen. Es veranschaulicht das Bewertungssystem als Fähigkeit des Gehirnes. Die für das Bewertungssystem benötigten Hirnfähigkeiten – Arbeitsgedächtnis und Konsequenzabschätzung – sind bei Menschen mit einer FASD häufig verändert.

INFO 13 Übersicht FASD-relevanter ICF-Kategorien
Dieses Infoblatt gibt häufig vorkommende Einschränkungen und Störungen im Alltag bei Vorliegen einer FASD in den passenden Kategorien der Internationalen Klassifikation der Funktionsfähigkeit, Behinderung und Gesundheit (International Classification of Functioning, Disability and Health, ICF) an (WHO, 2005). Es ist im Rahmen der Beratung von professionellen Helferinnen von Menschen mit einer FASD einzusetzen, die ebenfalls mit der ICF arbeiten. Die Übersicht schafft Orientierung und Überblick im Umgang mit der ICF.

INFO 14 FASD-Modellstellungnahme
Dieses Infoblatt ist im Rahmen der Beratung von Menschen mit Fetalen Alkoholspektrumstörungen (FASD) bzw. deren Angehörigen und Helferinnen einzusetzen. Die aufgeführte Modellstellungnahme zur Vorlage beim Jugendamt, bei der Eingliederungshilfe oder der Schule kann im Rahmen der Diagnostik und Beratung bei FASD, z. B. dem Fetalem Alkoholsyndrom, herangezogen werden. Sie liefert eine Sammlung von Textbausteinen, die als Orientierungshilfe dienen, jedoch niemals in Gänze zu verwenden sind. Es werden mögliche ICD-10-Diagnosen und relevante ICF-Kategorien aufgeführt. Stellungnahme erfolgt aus neurobehavioraler Perspektive, sie fügt sich mit dem Ziel der erfolgreichen Teilhabe nahtlos in die Sprache der Internationalen Klassifikation der Funktionsfähigkeit, Behinderung und Gesundheit (International Classification of Functioning, Disability and Health, ICF) ein. Es empfiehlt sich, die Stellungnahme Punkt für Punkt mit den Betroffenen durchzugehen.

Sachwortverzeichnis